Kathy Rabus
Reset your Body

KATHY RABUS

RESET YOUR *Body*

Erlebe ein vitales Körpergefühl

dank individueller Ernährung

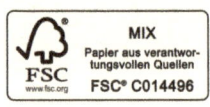

Dieser Titel ist auch als E-Book erschienen.

Originalausgabe

Copyright © 2020 by Bastei Lübbe AG, Köln

Textredaktion: Angela Kuepper, München
Umschlaggestaltung: Manuela Städele-Monverde
Einband-/Umschlagmotiv:© Eric Braune;
© Adobestock: StudioDFlorez
Satz: Helmut Schaffer, Hofheim a. Ts.
Gesetzt aus der Merriweather
Druck und Einband: GGP Media GmbH, Pößneck

Printed in Germany
ISBN 978-3-431-07014-9

5 4 3 2 1

Sie finden uns im Internet unter luebbe.de
Bitte beachten Sie auch: lesejury.de

Inhalt

5. Kapitel

Zum Ende ein Anfang

Danksagung 290

Anhang 293

Vorwort

Hungrig nach mehr Kraft und Energie – Wie ich meinen Weg fand

*Durch Fehler und Irrtümer vervollkommnet
sich der Mensch. Durch das Leid aber lernt er,
dass alle Wege, die in Dunkelheit beginnen,
zum Lichte führen müssen.*

Hippokrates

Ich erinnere mich noch wie heute an die Familienmontage in meiner Kindheit. Ich war vielleicht neun oder zehn Jahre alt. Meine Mama hatte seit einiger Zeit einen neuen Verehrer, Franco, einen Italiener, der in ihrer Lieblingspizzeria arbeitete. Man muss dazu sagen: Meine Mama liebt die italienische Kultur und auch die italienische Küche. Montags war sein Restaurant geschlossen, also führte uns Franco in ein anderes italienisches Lokal aus. Ich bestellte immer Pizza und besonders oft Pizza Diabolo.

Was als netter Abend begann, endete leider immer gleich: Jeden, aber wirklich jeden Montag lag ich nach dem Essen auf Mamas Schoß, die viel zu großen Füße auf der Sitzgarnitur des Lokals, mit der Übelkeit kämpfend. Der romantische Familienabend war mal wieder beendet. Meine Mutter brachte mich, etwas genervt über den nicht ganz unerwarteten Ausgang, nach Hause, und Franco blieb, wie

üblich, allein zurück. Viele Jahre dachte sie, ich wolle mehr Aufmerksamkeit, sei neidisch auf den neuen Mann an ihrer Seite. Wenn ich mich zurückerinnere, weiß ich, dass ich oft ein mulmiges Gefühl vor diesen Montagen hatte. Mochte ich Franco wirklich nicht, war ich neidisch, war ich vielleicht wehleidig oder übertrieb ich gar?

Heute, mit 36 Jahren, weiß ich, dass die Übelkeit echt war. Mein Magen rebellierte gegen irgendetwas in oder auf meiner geliebten Pizza. Nicht selten treten die ersten Symptome von Unverträglichkeiten bereits in der Kindheit auf. Kinder nehmen sie in der Regel noch sehr viel sensibler wahr, nur selbst deuten können sie die Signale meist nicht. Diese werden als gegeben hingenommen, und sie arrangieren sich irgendwie mit dem Schmerz, bis er mit dem persönlichen Körpergefühl verschmilzt. Was jedoch nicht bedeutet, dass er nicht mehr vorhanden wäre. Ähnliches ist bei Menschen zu beobachten, die erst im Erwachsenenalter Allergien oder Unverträglichkeiten entwickeln, was leider immer häufiger der Fall ist. Man nimmt Blähungen, Übelkeit, unreine Haut, schlechte Laune und die morgendliche Müdigkeit nach einer gewissen Zeit als gottgegeben hin, obwohl diese Symptome zu Beginn noch befremdlich waren. Es sind ernst zu nehmende Zeichen des Körpers, quasi ein erster Hilfeschrei.

Meine Symptome »verflogen«, je älter ich wurde; vielleicht habe auch ich mich einfach nur an sie gewöhnt. Blähbauch, Übelkeit, Mattheit, Aggression, Antriebslosigkeit – sind doch irgendwie normal in der Pubertät, oder? Und um ehrlich zu sein, wen interessiert das groß? Mich damals auf jeden Fall nicht.

Mit 21 bekam ich dann die Quittung für meine Ignoranz. Tagelang nicht aufs Klo gehen zu können war bei mir keine Seltenheit. Ich kämpfte mich von Verstopfung hin zum Durchfall und wieder zurück zur Verstopfung. Magen-

schmerzen gehörten genauso zu meinem Alltag wie regelmäßige Kopfschmerzen. Aber auch das ist doch irgendwie normal, redete ich mir fast schon wie ein Mantra ein, denn offen darüber sprechen konnte ich noch immer nicht. Nach knapp einem Jahr zunehmenden Leidensdrucks war es mir unmöglich, die Symptome weiterhin zu verdrängen. Meine Bauchschmerzen waren zu Krämpfen geworden. Jeder dieser Krämpfe zwang mich auf den Boden, wortwörtlich. Ich erinnere mich an einen Abend, als ich mit meinem damaligen Freund und seiner Mutter schick essen war. Thunfischsteak und Gemüse lagen auf meinem Teller – ganz Paleo und LowCarb-konform. Sicherlich gab es auch ein Glas Rotwein dazu. Zehn Minuten nach dem Essen fand ich mich auf der Straße zwischen parkenden Autos wieder. Der Thunfisch wollte ganz klar meinen Körper verlassen, jedoch nicht auf dem einfachen Weg, sondern geradewegs durch meinen Bauchnabel. Ich heulte vor Schmerz und Verzweiflung.

Das war der Warnschuss, den nicht mal ich überhören konnte. Der Ärztemarathon begann. Unzählige Magen- und Darmspiegelungen habe ich auf mich genommen, Pilzbefall getestet, Allergietests durchgeführt – nichts und niemand konnte mir erklären, warum mein Körper so reagierte. Die Enddiagnose der Humanmedizin lautete: Psychosomatisch! Zitat: »Junge Dame, fangen Sie einfach mal an, Ihr Essen zu lieben.« Mit 22 wäre ich dem Gastroenterologen am liebsten ins Gesicht gesprungen. Ich war völlig verzweifelt und komplett hilflos. Die Schmerzen blieben, und ich beschloss, immer mehr auf ausgelassenes Essen zu verzichten. Nahrung war für mich zum Feind geworden.

Viele Menschen, denen ich bisher begegnet bin, beschreiben einen ähnlichen Weg in die Aussichtslosigkeit. In einer Gesellschaft, in der wir hauptsächlich Ärzten das gesamte Wissen über unseren Körper zusprechen, verunsichert uns

eine unklare Diagnose völlig. Der Spießrutenlauf von einem Spezialisten zum nächsten gehört für viele zur bitteren Realität. Denn anhand erster Symptome werden Krankheiten selten erkannt und behandelt, die Chancen stehen oft schlechter als fünfzig zu fünfzig. Unverträglichkeiten, Autoimmunerkrankungen und Stress nehmen zu und verstärken sich gegenseitig. Bis zum Komplettausfall. Doch wie können wir selbst wieder mehr Verantwortung für unsere Gesundheit übernehmen? Wie spüren wir wieder, was unser Körper wirklich braucht?

Meine Odyssee dauerte an, bis mich meine Schwägerin schlussendlich zu ihrer Heilpraktikerin brachte. Mit Pendeln, Blutstropfen und anderen Methoden, die mich durchaus befremdeten, bekam ich zum ersten Mal in meinem Leben eine klare Diagnose: Ich kann tierisches Eiweiß nicht optimal verstoffwechseln. So erhielt ich einen Ernährungsplan und begann, mein Leben danach umzustellen. Angeblich sollte ein Monat strikter Einhaltung ausreichen, um dem Körper zu einem Neustart zu verhelfen. Super, dachte ich mir, ein Monat, das schaffe ich locker. Und danach kann ich zu meinem geliebten Joghurt, Käse & Co. zurückkehren. Denn was macht das Leben schon für einen Sinn, so ganz ohne Käse?

Meine Nahrungsaufnahme gestaltete sich noch spärlicher, aber ich gewöhnte mich daran. Ich verlor zehn Kilo in einem Monat, radelte jeden Tag 30 Kilometer zur Arbeit, hatte Energie und fühlte mich wohl. Magenschmerzen hatte ich keine mehr – gut, ich aß ja auch nicht wirklich viel. Bei meinem nächsten Heilpraktikerbesuch war die Verwunderung groß, dass ich so viel Gewicht verloren hatte. Aber was hatte die Heilpraktikerin denn erwartet? Schließlich hatte sie mir quasi meine komplette Ernährungsgrundlage genommen. Aus Schreck über meinen Gewichtsverlust oder doch aus Überzeugung (das weiß nur sie) gab sie mir das tierische Eiweiß wieder frei. Juchhu, ich war geheilt!

Denkste!

Die Magenschmerzen kamen ohne Vorwarnung zurück, ebenso meine Kopfschmerzen und meine schlechte Laune. Jetzt reichte es! Wahrscheinlich war Wut mein Antrieb, denn die hatte ich zur Genüge. Ich wollte meinen Körper verstehen und endlich aufhören, über mein Essen nachzudenken. Ich wollte einfach unbeschwert genießen können, so wie alle anderen um mich herum auch.

Heute weiß ich, dass mein neidvoller Eindruck, von lauter Genießern umgeben zu sein, ein Trugschluss war. Es geht erschreckend vielen Menschen so wie mir damals. Nicht wenige haben Angst davor, über unangenehme Körperfunktionen zu sprechen, es herrscht eine allgemeine Hilflosigkeit gegenüber den Signalen des Körpers – und dann kommt noch der eigene Druck hinzu, in die optische Norm passen zu müssen.

So begann meine Geschichte vor fünfzehn Jahren mit der verzweifelten Suche nach der einen, alles erklärenden, alles heilenden Ernährungswahrheit. Zuerst wegen meiner eigenen Leiden, dann aus Neugier und wachsendem Interesse. Ich wollte wissen, wie Ernährung wirklich unser Wohlbefinden und unsere Lebensenergie beeinflusst.

Ein Körper, der einige Jahre unentdeckt leidet, pfeift darüber hinaus gerne auf alle Schönheitsideale. Man nimmt zu oder verliert unkontrolliert Gewicht. Besonders Frauen, aber auch mehr und mehr Männer lassen sich dadurch zu immer neuen Diäten verleiten. Sie hoffen, endlich der gesellschaftlichen Norm entsprechen zu können. Ganze Food-Trends werden so kreiert: Vegan, Paleo, LowCarb, HighCarb, Rohkost, Ketogen, Vollwertkost und was es inzwischen nicht alles so gibt. Stets mit dem Anspruch, die einzige Wahrheit zu sein und den Weg aus der Krankheit und Fettleibigkeit zu weisen. Wie ich und sicherlich auch viele andere Menschen

jedoch am eigenen Körper immer wieder erleben, ist es nicht ganz so einfach. Auch wenn der beste Freund begeistert auf die Paleo-Prinzipien schwört, sitzt man selbst immer noch müde und blass hinter dem Schreibtisch – obwohl man alle Ver- und Gebote penibel befolgt hat.

Zu viele unterschiedliche Informationen überfluten uns tagtäglich, und die Verunsicherung steigt. Wenn nach zwei Wochen keine Erfolge zu verzeichnen sind, wird die Flinte ins Korn geworfen. Der nächste neue Trend wird ausprobiert, bis auch dieser nach einiger Zeit wieder durch eine andere Wahrheit ersetzt wird. Wir verlieren mehr und mehr das gesunde Verhältnis zu unserem Körper, unserer Intuition, unserer inneren Stimme.

Auch ich entwickelte eine Faszination, vielleicht gar einen kleinen Fanatismus für meine persönliche Ernährung. Ich muss dazu sagen, im Jahr 2011 gab es in München noch nicht an jeder Ecke einen Biomarkt. Man musste schon genau wissen, was man wo bekam. Menschen mit Gluten- und Laktoseunverträglichkeit galten eher als sozial Aussätzige und wurden mitleidig belächelt.

Doch trotz aller Widerstände wurde ich zur Meisterin meiner eigenen individuellen Verpflegung. Als damalige Barbesitzerin mit einem »Vollzeit«-Nebenjob war ich unentwegt auf Achse. Meine Handtaschen wurden immer größer, damit das Lunchpaket auch ja darin Platz fand. Neben frischem Gemüse hatte ich immer selbst gebackene Brötchen aus frisch gemahlenem Getreide und etwas Butter dabei. Auch durften eine Handvoll Nüsse und eine Schale Birchermüsli aus gekeimten Getreidekörnern für das süße Verlangen am Nachmittag nicht fehlen. Aber es lohnte sich, denn meine Energie wuchs ins Unermessliche. Hatte ich zu viel von ihr, schob ich einfach noch ein Training ein.

Aus heutiger Sicht weiß ich, dass ich für meine damalige Lebensweise mit einer streng eingehaltenen Vollwertkost die

optimale Lösung gefunden hatte. Die Ernährung ermöglichte es mir, meinen Körper mit hochwertigen Nährstoffen zu versorgen und belastende Komponenten wie Zucker, tierisches Protein und Industriefette ausnahmslos zu verbannen. Durch meine hohe körperliche Aktivität war die Zufuhr der vermehrten Kohlenhydrate auch schnell wieder verbrannt. Ich war schmerzfrei, wach, frisch, positiv, voller Energie und hatte das Gefühl, auf nichts verzichten zu müssen. So wie der Körper sich bei ungesunder oder unpassender Lebensweise beschwert, so kann er uns auch deutlich signalisieren, dass wir im Einklang mit unseren Bedürfnissen leben. Wenn wir ihm geben, was er braucht, wonach er sich sehnt, belohnt er uns. Schon morgens fit zu sein, einen klaren, fokussierten und willensstarken Geist zu haben und ganz nebenbei sein Wohlfühlgewicht zu erreichen, sind Nebenwirkungen der perfekten individuellen Ernährung. Und hier ist sie, die große, alles entscheidende Frage: Wie komme ich in den Einklang mit mir und meiner Ernährung?

Von München trieb es mich nach Berlin. In den folgenden Jahren habe ich jedes Buch verschlungen, das ich zum Thema Ernährung und Gesundheit finden konnte. Ich besuchte unzählige Seminare und flog nach Bali, um den Hype der Rohkosternährung am eigenen Körper zu erfahren. Zurück kam ich um einige Erkenntnisse reicher und mit einem Konzept im Gepäck. Es folgten weitere Ausbildungen, unter anderem eine für die Entwicklung von Ernährungskonzepten für Hochleistungssportler.

Schon bald durfte ich all mein Wissen in die Tat umsetzen. Neben der Betreuung von Sportlern wurde ich als Privatköchin und Ernährungsberaterin von deutschen und internationalen Filmprojekten gebucht. Mein Job war es von nun an, Schauspieler wach und gut gelaunt zu machen. Auch die körperliche Verfassung während der gesamten Dreharbeiten aufrechtzuerhalten gehörte zu meinen Aufgaben. Mein

Foodtrailer wurde der Treffpunkt am Set. Maskenbildner, Garderobieren, Produzenten und Schauspieler gaben sich die Klinke in die Hand. Es hatte sich herumgesprochen, dass es bei mir nicht nur köstliches Essen gab, sondern auch, was dieses positiv bewirkte. Selbst wenn das nicht immer ganz einfach war. Eine meiner persönlichen Herausforderungen war es, die Individualität sowie die unterschiedlichsten Bedürfnisse der einzelnen Schauspieler zu wahren und deren gelebten Ernährungsformen täglich gerecht zu werden. Jeder Tag war eine Jonglage, die richtigen Zutaten in den individuellen Speisen zu verarbeiten. Doch genau dafür war ich da.

Bald verteilte ich an die interessierte Crew neben selbst gemachten Müsliriegeln auch Tipps und Tricks für eine gesunde und leistungsorientierte Ernährung. Eines Tages tauchte eine Schauspielerin vor meinem Trailer auf und fragte mich ganz selbstverständlich, ob ich schon ein Buch über mein Ernährungswissen geschrieben hätte, wo sie nachlesen könne, wie es mir gelinge, die Filmcrew jeden Tag aufs Neue zu stärken. Als ich die Frage verblüfft mit »Nein« beantwortete, war sie sichtlich überrascht. Sie sei auf der Suche nach genau so einem Buch: wichtiges Wissen über Ernährung, kompakt zusammengefasst, individuell anwendbar, fern von Trends und Moden. Für mehr Kraft, Lebensfreude und einen wachen Geist. Ich bin ihr bis heute dankbar für ihre direkte Frage, denn so entstand die Idee für dieses Buch.

Durch mein eigenes Leiden, meine Erfahrungen, die Beratung zahlreicher Hochleistungssportler und -denker, meine Seminare und meine praktische Arbeit in der Küche habe ich einen großen Schatz an Wissen angesammelt, den ich nur zu gerne teilen möchte. Denn jeder von uns hat die Chance, mehr Energie und Wohlbefinden zu erlangen. Das Leben ist zu kurz, um sich mit Leiden, Müdigkeit und Stress abzufinden. Ich wünsche mir, dass jede und jeder Einzel-

ne – egal ob Schauspieler, Hochleistungssportler, Manager, Hausfrau oder Student – die Möglichkeit erhält, sein volles Potenzial zu entfalten.

Nach zahlreichen Rückschlägen, aber auch um einige Erkenntnisse reicher, weiß ich inzwischen, dass es um so viel mehr geht als nur um Essen oder eine Diät. Es geht um jeden Einzelnen von uns, um unsere Individualität. Täglich prasseln neue Ernährungswahrheiten auf uns nieder, angeblich für jeden geeignet, die jedoch immer mehr Menschen verwirren. Es wird Zeit, das Thema Ernährung ganzheitlich und individuell zu betrachten, denn den »Pauschal-Menschen« gibt es zum Glück nicht, und somit gibt es auch nicht den einen Königsweg. Der Schlüssel liegt vielmehr in uns selbst, nur leider sind wir durch Leistungsdruck, Alltagsstress, Krankheit und viele andere Ursachen weit davon entfernt, intuitiv zu handeln. Stattdessen rennen wir jedem Hype hinterher, in der Hoffnung, zwei Kleidergrößen weniger zu haben, und dabei steht dann nur selten die Gesundheit im Vordergrund oder gar die Prävention von Krankheiten. Bei der Zahnhygiene haben wir es verstanden, bei Alzheimer, Burn-out, Diabetes & Co. leider noch nicht. Immer wieder sind Menschen überrascht, wenn eine sogenannte altersbedingte Krankheit auch vor ihnen keinen Halt macht.

Doch das muss nicht sein. Mit diesem Buch möchte ich mein Wissen weitergeben und von meinen Erfahrungen berichten. Ich werde dabei auch Ärzte und alternative Mediziner zitieren, die mich auf meiner Reise mit ihren Forschungen und Ergebnissen außerordentlich inspiriert haben. Dank ihnen bin ich zum Fachbuch-Junkie geworden und möchte diese Plattform nutzen, das Wissen aus unterschiedlichsten Quellen zusammenzufassen. Somit kann jeder herausfinden, was zu ihm passt. Denn wir alle sind verschieden, jeder befindet sich in einer anderen Lebensphase oder steht vor neuen Herausforderungen.

Wir wollen möglichst viel erreichen in unserem Leben, in einer Welt, in der uns scheinbar alle Türen offen stehen. Mit zwanzig sind die Träume groß, mit dreißig der Kater am nächsten Tag schon ausgewachsen, und mit vierzig fangen die Knochen an zu schmerzen. Wer kennt sie nicht, die Sprüche: »Seit ich dreißig bin, brauche ich zwei Tage, um mich vom Feiern zu erholen!«, oder das Anklagende: »Werd du erst mal dreißig!« Aber warum ist das so? Ist dreißig die magische Grenze, und geht von nun alles bergab? Muss das sein?

Nein, das muss es nicht! Durch eine individuelle und präventive Ernährungsweise ist Vitalität und Energie in jedem Lebensalter möglich.

Im 1. Kapitel meines Buches wird es um das notwendige Basiswissen gehen, darum, was optimale Ernährung ausmacht und wie diese Körper und Geist stärken kann. Unser Energiesystem, insbesondere der Kohlenhydrat- und der Fettstoffwechsel sowie die drei wichtigsten Bausteine unserer Ernährung – Kohlenhydrate, Fette und Proteine – spielen dabei eine wesentliche Rolle. Unser Gehirn hat andere Bedürfnisse als unser Muskelgewebe. Da liegt es nahe, dass sich Gehirnfutter von dem direkten und kraftvollen Treibstoff für die Muskeln deutlich unterscheidet. Die Kunst besteht darin, den richtigen Treibstoff für die anstehende Herausforderung zu wählen, um möglichst effektiv das Ziel zu erreichen. Die Stoffwechselprozesse, besonders der lange vernachlässigte Fettstoffwechsel, zeigen plausibel, warum für das eigene gute Körpergefühl die individuelle Ernährung maßgeblich ist. Hierbei hilft es, die Sprache des eigenen Körpers aufs Neue verstehen zu lernen.

Wie wir wieder ein Gefühl für unseren Körper und seine Bedürfnisse bekommen, wird im 2. Kapitel behandelt. Viele der körpereigenen Reaktionen sind antrainierte Automatis-

men auf äußere Signale und Reize. Diese nennt man auch Set-Points. So kann es etwa sein, dass es zur persönlichen Routine geworden ist, Essenspausen von maximal drei bis fünf Stunden einzuhalten. Dann wird der Körper sehr wahrscheinlich spätestens nach vier Stunden zu erkennen geben, dass er Hunger hat, zum Beispiel durch lautes Magenknurren. Das funktioniert erschreckend verlässlich, wie ein Schweizer Uhrwerk, egal, ob man sich gerade im Meeting befindet oder nicht. Die erste Herangehensweise besteht darin, diese selbst antrainierten Sollwerte zu identifizieren und zu den eigenen Gunsten neu zu programmieren. Dazu gibt es eine Reihe von Möglichkeiten, die einem helfen, die eigenen Bedürfnisse von schlechten Angewohnheiten zu unterscheiden. Abseits aller Ernährungsweisheiten, Regeln und Trends geht es darum, sich selbst und seinen Körper wieder zu spüren und dem eigenen Gefühl zu vertrauen. Dies fällt leichter, wenn »Manipulatoren« wie Zucker, Koffein, Gluten, Laktose und Alkohol für einen Zeitraum von vier Wochen gleichzeitig aus der Ernährung verbannt werden. Nach dieser kurzen, jedoch intensiven Pause versteht man oft schon sehr viel besser, welche Hauptnahrungsmittelgruppen vertragen werden oder eher nicht.

Des Weiteren möchte ich einige moderne Ernährungstrends wie die Steinzeitdiät, die ketogene oder LowCarb-Ernährungsweise, die vegane, vegetarische und die Vollwertkost zum besseren Verständnis unter die Lupe nehmen. Nicht selten streben Menschen in ihrer Hilflosigkeit nach einem Regelwerk, das ihnen einen Ausweg aus dem eigenen Leid verspricht. Hier, bei deinem Neustart, gehen wir entgegengesetzt vor: Statt unserem Körper Regeln aufzuzwingen, lassen wir ihn selbst seine individuelle Ernährungsweisheit finden.

Daher ist dies auch kein typischer Ratgeber, der dir Woche für Woche einen neuen Plan an die Hand gibt, den du befolgen sollst. Ernährung ist individuell, jeder von uns sollte

sich die Zeit nehmen dürfen, die er oder sie braucht, um sich und die Bedürfnisse des eigenen Körpers wieder zu spüren.

Mit diesem wertvollen, neu erlernten Körperverständnis im Hintergrund stehen im 3. Kapitel die 7 Prinzipien einer vitalen Ernährung im Mittelpunkt. Hier geht es nach den Fakten und Grundlagen der ersten beiden Kapitel sowie der Entwöhnungsphase jetzt endlich an die praktische Entwicklung der eigenen Ernährung. Die allgemein gültigen Stoffwechselprinzipien werden nun mit den eigenen Körpersignalen in Einklang gebracht. So kann man zum Beispiel herausfinden, zu welchem Zeitpunkt am Tag die schnelle und klare Energie aus Kohlenhydraten effektiv und sinnvoll sein kann und wann die lang anhaltende und verlässliche Energie aus gesunden Fetten die bessere Wahl ist.

Da unterschiedliche Lebenssituationen unterschiedliche Maßnahmen erfordern, steht im 4. Kapitel der eigene Bedarf im Vordergrund. Menschen, die körperlich sehr aktiv sind, haben andere Bedürfnisse als Schreibtischhengste. So kann es von Nutzen sein, bei starkem Stress, bei Krankheit oder im täglichen Familienchaos die Ernährung immer wieder anzupassen und durch das eigene Verständnis Abstand von Dogmen und Regeln zu nehmen. Denn manchmal können zum Beispiel genau die verpönten Kohlenhydrate zum erholsamen Schlaf führen, da sie einem dabei helfen, einen hohen Cortisolspiegel für die Bettruhe nach unten zu regulieren.

Doch Ernährung ist nicht alles. Mein Lieblingsmantra lautet: Mit der richtigen Ernährung fängt alles erst an. Sie bildet eine stabile Basis, die uns Kraft schenkt, Neues erschaffen zu können. Auf dem Weg zu einem ausgeglichenen und erfüllten Leben kann ein bewusster Lebensstil ungeahnte Möglichkeiten eröffnen. Atmung, Schlaf, Meditation und Sport stellen wichtige Bestandteile für ein Leben in Balance dar und gelten somit als unsere Wohlfühlhelfer. Wie sich all

das in die Alltagsroutine einbauen lässt, wie man selbstverständlich damit umgeht oder in welchen Lebensphasen oder -situationen uns was guttut, wird im 5. Kapitel zum Thema.

Mehr Energie und Lebensfreude sind möglich. Ich habe es selbst erlebt und bei meiner Arbeit immer wieder erfahren, wie entscheidend ein individuelles Körpergefühl, unsere Ernährung und unser Umgang mit uns selbst dafür sind. So werde ich in diesem Buch nicht nur über meine Geschichte berichten, sondern auch von Menschen, die ich begleitet habe. Es fasziniert mich immer wieder zu sehen, wie viel man mit individueller Ernährung positiv verändern kann. Wir alle können davon profitieren.

Im Anhang befinden sich weitere nützliche Unterlagen für die praktische Umsetzung. Mithilfe der Fragen in der Buchklappe kannst du zum Beispiel direkt zu Beginn dein persönliches »Warum« für eine Ernährungsumstellung herausarbeiten. Die Nahrungs- und Lebensmittellisten können dann bei der Entwicklung der neuen Einkaufsrouten zur Unterstützung hinzugezogen werden. Das Ernährungstagebuch, das du ebenfalls im Anhang findest, sollte wiederum fester Bestandteil deiner Reise sein. All dies, und noch einiges mehr, sind mögliche Tools zum Erreichen der gewünschten Ziele. Nutze hiervon, was zu dir passt.

Ich hoffe, dass mein Buch zu gleichen Teilen aufrüttelt, motiviert und inspiriert. Denn die Prinzipien für eine vitale Ernährung haben nicht nur mir aus einem Leben voller Chaos und Ausweglosigkeit herausgeholfen, sondern auch schon vielen weiteren Menschen mehr Klarheit und ein besseres Körpergefühl ermöglicht.

Viel Spaß auf der Reise in ein Leben voller Energie!
Deine Kathy

1. Kapitel

Was uns nährt: Die wichtigsten Bausteine im Überblick

Alles sollte so einfach wie möglich gemacht werden, aber nicht einfacher.

Albert Einstein

Der menschliche Körper ist ein Wunderwerk an Komplexität. Je besser wir ihn verstehen, desto mehr Fragen stellen sich uns. In einem sind sich jedoch alle modernen Ernährungsforscher einig: Wenn sich der Körper im Gleichgewicht befindet, kann er fast alle Reparaturaufträge selbstständig durchführen. Um diese Balance herzustellen und aufrechtzuerhalten, ist es unumgänglich, ihm alle essenziellen Nährstoffe zur Verfügung zu stellen und ihm die nötige Zeit zu geben.

Oft, besonders in jungen Jahren, stehen der Genuss und die Realisierung von Lebensträumen im Vordergrund, während die körpereigenen Bedürfnisse eher vernachlässigt werden. Der Körper gerät aus seiner Balance. Meist sind die ersten Auswirkungen der eigenen Ignoranz erst später im Leben sicht- und spürbar und lassen dann den Wunsch nach dem Finden der körperlichen Mitte und die Sehnsucht nach der jugendlichen Leichtigkeit aufkommen.

Hier kann die Ernährungsforschung helfen. Die Experten wissen heute recht genau, welche Nährstoffe der Körper für

eine einwandfreie Funktion und seine Regeneration benötigt und in welchen ganzheitlichen Lebensmitteln wir diese Bausteine in welcher Konzentration finden. Davon soll dieses 1. Kapitel handeln.

Zur gesunden Ernährung gehören aber nicht nur die geeigneten Substanzen. Mindestens ebenso relevant ist das Thema Zeit für das Zurückerobern der Vitalität. Denn es sind ja zumeist schon einige Jahre in einem gewissen Lebenswandel verbracht worden, bevor der Körper die Flinte ins Korn geworfen hat. Das lässt sich nicht von heute auf morgen revidieren. Was aber bedeutet es, sich Zeit zu geben? Der Ungeduldige möchte in Tagesfrist Verbesserungen spüren, der Naive mag dafür vielleicht einen Monat veranschlagen, und der Realist gibt sich ein Jahr, um wieder topfit zu werden. Ob dieser Zeitraum ausreicht, wird sich zeigen, es ist bei jedem unterschiedlich. Als Faustregel kann jedoch gelten: Um zum Beispiel die überflüssigen Pfunde wieder loszuwerden, braucht der Körper oft mindestens so lange, wie es gedauert hat, diese anzulegen.

Ich persönlich muss akzeptieren, dass ich ganze zweiundzwanzig Jahre lang recht unachtsam mit meinem Körper umgegangen bin. Und es gab nicht wenige Momente auf meinem Weg der Genesung, in denen ich schier die Hoffnung – und somit auch mich – verlor. So brach eine unreflektierte Lebensweise mit Alkohol, Nikotin, durchzechten Nächten in Berliner Clubs und schlechten Essgewohnheiten ab und an bei mir durch. Einfach mal wieder unbeschwert *leben*, dachte ich mir. Die Balance konnte ich damals nur schwer halten. Entweder ließ ich es krachen oder lebte ein asketisches Leben mit klar formulierten Zielen. Familie und Freunde waren verunsichert – und so auch mein Körper.

Ein Sprichwort besagt, dass wir die Mitte über die Extreme finden. Es kann nicht die Lösung sein, übermäßig streng

mit sich umzugehen, um dann wieder Vollgas geben zu können. Ein ausgeglichenes Leben sollte das klare Ziel darstellen, um dem Körper die für die Regeneration erforderliche Zeit zuzugestehen. Dass es dabei viele Ups und Downs geben wird und immer wieder auch Rückschritte zu verzeichnen sein werden, sollte einen nicht verunsichern. Denn nur durch diese Erfahrungen kann ein neuer und dauerhafter Lebenswandel mit Freude und Leichtigkeit umgesetzt werden. Jeder wird auf seiner eigenen Reise feststellen, was es ganz persönlich bedeutet, sich Zeit zu geben.

Anders verhält es sich mit dem Thema Prävention. Nehmen wir mal mein Lieblingsbeispiel, das Zähneputzen. Durch die richtigen Befürworter hat es die Zahnhygiene geschafft, ein fester Bestandteil in unserem Alltag zu sein. Diabetes, Fettleibigkeit, Alzheimer, Krebs, Burn-out, Autoimmunerkrankungen und Antriebslosigkeit werden immer noch als naturgegeben hingenommen. Aber auch hier können und sollten wir vorbeugen! Mittels präventiven Handelns können wir uns Jahre des Heilungsprozesses und unnötiges Leid ersparen und ein energetisches und gesundes Leben bis ins hohe Alter führen. Das ist möglich durch eine dauerhaft gute Nährstoffversorgung und ein Leben in Balance, denn dann reguliert sich der Körper wieder selbst.

Es gibt zwei essenzielle Hauptarten von Nährstoffen, nämlich Mikro- und Makronährstoffe. Unter dem Begriff Mikronährstoffe versteht man Vitamine, Mineralien und Spurenelemente, die über natürliche Nahrungsmittel aufgenommen werden und für die allgemeine Gesundheit erforderlich sind. Makronährstoffe sind Kohlenhydrate (Carbs), Fette und Proteine (Eiweiß). In diesem Kapitel widmen wir uns diesen Makronährstoffen, da sie für die Bereitstellung von Körperenergie (ATP) sowie für die physische Regeneration verantwortlich sind.

Nehmen wir Nahrung zu uns, verteilt der Organismus alle darin enthaltenen Nährstoffe, selbstständig und auf den aktuellen Bedarf angepasst, im Körper. Die meisten natürlichen Nahrungsmittel bestehen aus einer unterschiedlichen Zusammensetzung aller drei Makronährstoffe. Die Süßkartoffel zum Beispiel weist etwa 20 Gramm Kohlenhydrate, 1,6 Gramm Protein und 0,1 Gramm Fett pro 100 Gramm auf. Aufgrund der deutlich höheren Konzentration von Kohlenhydraten im Vergleich zu den anderen Nährstoffen zählt dieses Gemüse zu den Kohlenhydratlieferanten.

Um die Eigenschaften der drei Hauptakteure Kohlenhydrate, Fette und Protein besser zu verstehen, sehen wir uns diese im Folgenden genauer an. Achtung, es wird etwas theoretisch. Aber dieses Grundwissen stellt die Basis für eine erfolgreiche Ernährungsumstellung dar.

Kohlenhydrate: Alles auf Zucker

Kohlenhydrate gelten als die Hauptenergielieferanten schlechthin. Unterteilt werden sie in Zucker, Stärke und Ballaststoffe. Zucker und Stärke werden im Körper in ihre einzelnen Zuckermoleküle aufgespalten und liefern die bekanntlich schnelle Energie. Ballaststoffe, auch Faserstoffe genannt, dagegen sind Nahrung für die gesunden Darmbakterien.

Zucker, den wir über die Nahrung etwa in Form von Nudeln, Kartoffeln, Obst und Gemüse aufnehmen, besteht vereinfacht ausgedrückt aus einer Kombination von Zuckermolekülen und wird, je nach Zusammensetzung, als Einfach-, Zweifach-, Mehrfach- oder Vielfachzucker bezeichnet. Da der Körper längere Zuckerketten erst in ihre jeweiligen Bestandteile zerlegen muss, liefern diese entsprechend länger eine gleichbleibende Energie. Das spiegelt sich in einem nur langsam ansteigenden Blutzucker wider und hat den Ruf,

somit länger satt zu machen. Besonders trifft dies bei Vielfachzucker zu, bei dem es sich um eine Mehrfachzuckerkette in Verbindung mit Faserstoffen handelt, welche die Abgabe des Zuckers in den Blutkreislauf nochmals verlangsamen. Genau gegenteilig verhält es sich beim Konsum von Einfachzucker wie zum Beispiel dem Traubenzucker (reine Glukose). Einfachzucker liefert schnelle und direkt verfügbare Energie und lässt den Blutzucker dadurch rasant ansteigen.

Die folgende Aufstellung gibt einen Überblick über die Zuckerarten und worin sie zu finden sind.

Kohlenhydrate (Saccharide)

Einfachzucker (Monosaccharide)	Vorkommen
Dextrose = Traubenzucker = Glukose	Obst, Gemüse, Honig uvm.
Fruktose = Fruchtzucker	Obst, Gemüse uvm.
Galaktose (Schleimzucker) = Milchzucker	Milchprodukte

Zweifachzucker (Disaccharide)	Vorkommen
Laktose = Milchzucker	Milch, Milchprodukte
Maltose = Malzzucker	Bier

Mehrfachzucker (Oligosaccharide)	Vorkommen
Maltodextrin	Oftmals in Nahrungsergänzungen
Maltotriose	Zwieback, Knäckebrot

Vielfachzucker (Polysaccharide)	Vorkommen
Stärke	Pflanzen- und Getreideprodukte, Vollkornbrot, Kartoffeln, Maisstärke
Ballaststoffe, wie Zellulose	Vollkorngetreide, Gemüse, Obst, Hülsenfrüchte uvm.
Glykogen	Tierische Produkte, Fleisch

Mittels Enzymen werden die Zuckerketten zuallererst in der Mundhöhle und dann im Dünndarm in ihre Bestandteile aufgespalten. Von nun an hat der Körper vorrangig die zwei Monosaccharide Glukose und Fruktose zur Energieverteilung verfügbar. Diese durchlaufen unterschiedliche Stoffwechselvorgänge und erfüllen somit unterschiedliche Rollen im Körper. Beide Zuckerformen dieses Energielieferanten sind gleichermaßen überlebensnotwendig und belasten den Organismus bei übermäßigem Konsum. Somit ist Zucker nicht gleich Zucker und Kohlenhydrate sind nicht gleich Kohlenhydrate.

Der Weg der Glukose

Für Kraft in den Zellen, insbesondere in der Muskulatur, verwendet der Körper bevorzugt den schnell verfügbaren Brennstoff aus Glukose. Dieser liefert zwar nur kurzweilige Energie, die jedoch rasch zur Verfügung steht und höchst effizient ist. Je weniger Zuckermoleküle vorhanden sind (Einfachzucker), desto direkter die Energiebereitstellung. Wir kennen ihn alle, den Traubenzucker nach der Blutentnahme, um schnell wieder auf die Beine zu kommen. Dabei handelt es sich um reine Glukose und somit schnell verfügbare Energie. Ohne umständliche Umwandlungsprozesse kann das Blut direkt mit diesem Energieträger angereichert werden.

Das Essen von glukosehaltigen Lebensmitteln hat immer einen Anstieg des Blutzuckerspiegels zur Folge. Anschließend steht dem Organismus, abhängig von der aufgenommenen Kohlenhydratmenge, die für die Energiebereitstellung in den Zellen benötigte Glukose im Blutkreislauf zur Verfügung. Damit diese auch genutzt werden kann, wird der Transportstoff Insulin benötigt, der die Zuckerenergie mittels Schlüssel-Schloss-Prinzip in die bedürftigen Zellen

verfrachtet. Insulin wird in der Bauchspeicheldrüse gebildet und über die sogenannten Langerhans-Inseln in den Blutkreislauf abgegeben. Zuallererst wird der aktuelle und lebensnotwendige Bedarf an Energie im Organismus sichergestellt. Insbesondere die Muskulatur, das Gehirn sowie die roten Blutkörperchen brauchen diesen Treibstoff aus Glukose. Wird aktuell weniger Energie benötigt, als durch die Aufnahme von Zucker im Blutkreislauf zur Verfügung steht, werden mit der Unterstützung des Einlagerungshormons Insulin die Muskelspeicher für einen späteren Bedarf aufgefüllt. Dies hat den Abfall des Blutzuckerspiegels zur Folge.

Einen großen Teller Nudeln in der Mittagspause zu verputzen, bevor fünf weitere Stunden am Schreibtisch verbracht werden, könnte zum Beispiel solch eine Überversorgung an Kohlenhydraten darstellen. Wogegen der Teller Nudeln während einer langen Wanderung erschöpfte Lebensgeister wieder weckt und neue Kraft für den restlichen Marsch liefert.

Die überflüssige Glukose aus dem Blutkreislauf wird mittels der Glykogensynthese zu Glykogen umgewandelt. Glykogen ist die Speicherform von Glukose und wird hauptsächlich in der Muskulatur gespeichert. Diese Speicher liefern Energie bei Nahrungsmittelknappheit oder aber bei extremer körperlicher Betätigung. Die Speicherkapazität der Muskeln beträgt je nach Trainingsstatus zwischen 1200 und 1800 kcal. Neben der Muskulatur ist die Leber ein weiterer Speicherort, nimmt jedoch deutlich weniger Glykogen auf. Ohne Nahrungsaufnahme stehen dem Körper somit durchschnittlich 1600 kcal an Energie aus den Muskelspeichern zur Verfügung, was den Tagesbedarf einer wenig aktiven und gesunden Frau deckt.

Sind diese Speicher voll und ist noch immer zu viel Zucker im Blut, wird Glykogen von der Leber zu Fettsäuren und anschließend zu Triacylglycerinen verstoffwechselt. Diese

werden abschließend in Form von Körperfett in den Zellen abgelagert. Der Einlagerungsvorgang wird ebenfalls durch Insulin koordiniert, das man deshalb auch das »Masthormon« nennt.

Bei dem Namen bekommt man gleich Lust auf einen großen Teller Pasta, oder? Andererseits konnte die Menschheit nur durch solche Fettreserven Phasen von langer Nahrungsmittelknappheit, etwa durch Ernteausfälle oder Dürreperioden, überhaupt überleben. Meine Uroma hat das noch gewusst und die Reste vom Teller immer in eine Serviette für schlechte Zeiten gepackt. Es war ihr Überlebensinstinkt, die Unsicherheit der Kriegsgeneration, nicht zu wissen, wann es das nächste Mal etwas zu essen geben würde. Genauso können wir uns das Prinzip in unserem Körper vorstellen: Es ist gut, immer eine Notration dabeizuhaben.

Insulin spielt also eine taktgebende Rolle in der effizienten Versorgung der Zellen mit dem essenziellen Brennstoff. Auch die Regulierung der Blutzuckerwerte liegt somit in dessen Verantwortung. Es ist deshalb folgenschwer, wenn die Zellen des menschlichen Körpers resistent gegen dieses Hormon werden. Und die Ursache hierfür ist auch noch das Insulin selbst. Ein regulär erhöhter Blutzuckerspiegel fordert von der Bauchspeicheldrüse ununterbrochen eine Ausschüttung an Insulin, um den Blutzucker zu senken. Durch diesen ständigen Reiz schalten die Insulin-Rezeptoren an den Zellwänden ihre Sensitivität herunter, wodurch weniger Glukose in die Körperzellen gelangt. Der Blutzuckerspiegel bleibt erhöht. Gleichzeitig kommt es zum Energiemangel in genau diesen Zellen, obwohl im Blut ausreichend Glukose vorhanden wäre. Dieses Phänomen nennt man Insulinresistenz, es gilt als sichere Vorstufe von Diabetes Typ 2 und erhöht somit das Risiko, an weiteren Krankheiten des metabolischen Syndroms zu erkranken. Üblicherweise wird die Resistenz durch zu seltene und zu kurze Essenspausen

begünstigt – kurzum durch die weitverbreiteten und von Ernährungsberatern empfohlenen fünf Mahlzeiten am Tag. Auch eine Dauerernährung, die reich an Kohlenhydraten ist, ein damit in Verbindung gebrachter anhaltend hoher Blutzuckerspiegel und somit prall gefüllte Speicher gelten als weitere Auslöser. Auf die Entstehung von Diabetes werde ich im 4. Kapitel näher eingehen.

Das Besondere an Glukose ist, dass der Stoff von beinahe jeder Zelle des Körpers als Energielieferant genutzt werden kann. Fruktose hingegen wird fast vollständig von der Leber verstoffwechselt und eingelagert. Somit steht Fruchtzucker nicht unmittelbar für die Generierung von Muskelkraft zur Verfügung, sondern dient vielmehr als Reserve, um den Blutzucker bei Unterzuckerung wieder zu stabilisieren.

Der Weg der Fruktose

Während Glukose Insulin für den Transport benötigt, geht der Fruchtzucker eigene Wege. Fruktose wird insulinunabhängig im Darm absorbiert und kommt in der Leber als Glykogen an, wo es direkt in die Leberspeicher transportiert wird. Die Reserven aus der Leber dienen einzig und allein der Blutzuckerregulation bei Unterzucker. Das heißt, wenn der Blutzuckerspiegel unter eine kritische Marke fällt, wird mittels des Hormons Glukagon Glykogen aus der Leber in Glukose umgewandelt und ins Blut abgegeben, um die Versorgung der zuckerabhängigen Organe, wie etwa des Gehirns, sicherzustellen. Glukagon wird auch als Gegenspieler des Insulins bezeichnet, denn wenn der Blutzucker zu niedrig ist, handelt Glukagon genau entgegengesetzt zu Insulin: Es setzt die in den Speicher eingelagerte Zuckerenergie wieder frei, wogegen Insulin die Speicherung von

Zucker veranlasst. Das zur Stabilisierung des Blutzuckers benötigte Enzym steht nur in der Leber zur Verfügung, nicht in den durchaus reich gefüllten Muskelspeichern, weshalb die Speicher in der Leber tatsächlich lebensnotwendige Reserven darstellen. Sind diese Speicher ausreichend gefüllt, geht überschüssiges Glykogen (Zucker) aus der Nahrung, so wie auch schon im Glukosestoffwechsel, direkt in die Fettzellen über. Da die Leberspeicher nur eine geringe Kapazität haben, kann ein dauerhaft erhöhter Fruktosekonsum von über 30 Gramm täglich noch schädlicher als Glukose wirken, da die Einlagerung von Fett unmittelbar gefördert wird und überschüssige Energie nicht durch Muskelkraft verbrannt werden kann. Somit fördert übermäßiger Fruktosekonsum Fettleibigkeit (insbesondere um den Bauch herum) und die sogenannte nichtalkoholische Fettleber (NAFLD), welche mittlerweile auch schon bei Kindern keine Seltenheit mehr ist. Ursache dafür sind die übermäßig mit Fruchtzucker angereicherten Süßigkeiten, da dieser eine hohe Süßkraft aufweist und kostengünstig hergestellt werden kann.

Zusätzlich verhindert Fruktose die Ausschüttung von Leptin. Leptin ist ein Hormon, mit dem die Fettzellen dem Gehirn mitteilen, dass genug gegessen wurde und die Speicher bereits voll sind. Wenn wir also Lebensmittel mit hohem Fruktosegehalt essen wie etwa Agavendicksaft, High Fructose Corn Syrup (Glukose-Fruktose-Sirup), Fruchtsäfte, Trauben und Ähnliches, empfinden wir erst ein Sättigungsgefühl, wenn der Magen randvoll ist, jedoch keines, wenn wir bereits genügend Energie aufgenommen haben. Dies ist wieder ein überaus kluger Trick der Natur. Denn was eignet sich besser als die süßen und reifen Früchte im Sommer, um sich Polster für den Winter anzulegen? Da kann die Befriedigung des Appetits schon nach ein paar Früchten eher kontraproduktiv wirken. Die Folgen sind zumeist unerwünscht: zunehmen durch Obst, und das auch noch im Sommer, wenn

wir uns eigentlich alle nach dem Beachbody sehnen. Und wer kennt ihn nicht, den berühmten Apfel für zwischendurch? Ich musste einige Tonnen Äpfel in meinem Leben verdrücken, um zu lernen, dass mich ihr Genuss niemals sättigen wird.

Fruktose ist übrigens nicht nur in Früchten vorhanden, sondern findet sich unter anderem auch in vielen Gemüsesorten. Eine rote Paprika beispielsweise hat einen Fruktosegehalt von 3,7 Gramm auf 100 Gramm, der somit höher liegt als bei einer Banane mit 3,4 Gramm Fruchtzucker pro 100 Gramm (Werte können je nach Reifegrad variieren). Den süßen Geschmack verdankt die Banane somit auch ihrem hohen Glukosegehalt. Oft werden Früchte nur mit Fruchtzucker in Verbindung gebracht, sie bestehen jedoch aus einem Fructose-Glukose-Mix.

Die Funktion, den Blutzucker auch in extremen Situationen stabil zu halten, zeigt aber auch die Relevanz von Fruchtzucker in der Ernährung. Oft schießt man jedoch über das Ziel hinaus, da das Wissen um die richtige Menge fehlt.

Übrigens: Die aktuell modernen Quetschies (Obstbrei in Plastikbeuteln) sollten keine Alternative zu frischem Obst für unsere Kinder darstellen. Leider nutzen die Supermarktketten besonders die untersten Regale, um dieses Fertigprodukt anzupreisen und auf Augenhöhe der kleinsten Konsumenten dafür zu werben. Die Verbraucherzentrale Niedersachsen warnt zum Beispiel vor diesem gesundheitsschädlichen Trend. Es bestehe »durch das leichte und ständige Nuckeln die Gefahr, mehr Kalorien als nötig aufzunehmen. Gleichzeitig steigt das Kariesrisiko, da die Zähne von stark zuckerhaltigem Fruchtpüree umspült werden.« Ohne panisch zu werden, sollten Lebensmittel, auf deren Zutatenliste High Fructose Corn Syrup, Fruktosesirup, Agavendicksaft, Fruchtsüße, Fruktose, Fruchtzucker stehen, für Kinder und Erwachsene eher gemieden werden. Reifes Obst und Gemüse sind die bessere Wahl.

Die Back-up-Energie aus Muskel- und Leberspeicher

Der Überlebensfreund und gleichzeitige Figurfeind »Insulin« sorgt also dafür, dass die Speicher voll sind und die überschüssige Energie in den Fettzellen landet. Im Ergebnis sinkt dadurch der Blutzuckerspiegel wieder. Um sicherzustellen, dass wir rechtzeitig neue Nahrung zu uns nehmen, ist das Gehirn mit einem Frühwarnsystem ausgestattet. Wenn der Blutzuckerspiegel fällt – was er übrigens immer nach einem Anstieg tut –, sendet das Gehirn Signale aus, dass in absehbarer Zeit wieder gegessen werden muss. Das ist ein Schutzmechanismus, um nicht unnötig die Energiespeicher anzapfen zu müssen. Denn solange Nahrung vorhanden ist, wie zum Beispiel im Sommer, wenn die Bäume voller Früchte sind, müssen die Wintervorräte ja nicht angetastet werden. Der Körper ist nämlich nicht an der Strandfigur oder an einem Sixpack interessiert, sondern daran, alle Körperfunktionen möglichst effizient und stabil am Laufen zu halten.

Der Normwert für den Nüchternblutzucker am Morgen liegt zwischen 70 bis 100 Milligramm pro 100 Milliliter Blut (mg/dl) und zwei Stunden nach dem Essen bei unter 140 mg/dl. Diese Angaben dienen jedoch nur als Richtwerte und können je nach Ernährungsform stark schwanken. Wiederholte Werte über 100 im nüchternen Zustand und über 140 nach dem Essen gelten aktuell als erhöht und ebnen den Weg für Diabetes. Ist es ein Körper gewohnt, einen konstant hohen Blutzuckerwert zu haben, was übrigens eine der Ausgangssituationen für viele Krankheiten darstellt, wird er auch schon bei einem Wert, der noch weit über der Norm liegt, erste Anzeichen einer leichten Unterzuckerung zeigen. Wogegen sich Menschen, die auf ihre Kohlenhydrataufnahme achten, auch mit Nüchternwerten um die 70 bis 80 mg/dl sehr wohlfühlen.

Symptome für eine Unterzuckerung können unter anderem folgende sein: Unkonzentriertheit, Heißhunger, Zittern, Gereiztheit, kalter Schweiß, Herzrasen, Blässe um Mund und Nase. Diese Symptome treten interessanterweise oft schon vor der tatsächlichen Unterzuckerung auf. Der Grund hierfür ist unser sensibles Gehirn. Es bekommt es mit der Angst zu tun, dass es nicht mit ausreichend Zucker versorgt werden könnte, und sendet schon früh entsprechende Signale aus. Denn vor noch nicht allzu langer Zeit musste sich der Mensch erst körperlich betätigen, um an Nahrung zu gelangen; da war es notwendig, frühzeitig die Alarmglocken zu läuten. Besonders die roten Blutkörperchen, die Netzhaut und auch das Gehirn gelten als große Glukoseverwerter.

Gelangt man in das Stadium eines niedrigen Blutzuckers (umgangssprachlich Unterzuckerung), gibt es zwei Möglichkeiten:

1. *Keine* direkte Nahrungsaufnahme: In der Übergangszeit, bis wieder Nahrung aufgenommen wird, zapft der Körper dann seine vorher akkurat aufgefüllten Speicher an, um eine stabile Energiebereitstellung zu gewährleisten. Das in der Muskulatur vorhandene Glykogen kann ausschließlich dem Muskel, in dem es gespeichert ist, Energie zur Verfügung stellen. Aufgrund von fehlenden Enzymen können diese Speicher keine Glukose in den Blutkreislauf zurückgeben. Von dort erhält das Gehirn also keinen Zucker. Für diese Aufgabe sind die Speicher in der Leber zuständig. Sie stellt mithilfe der Bauchspeicheldrüse die passgenaue Abgabe von Glykogen in den Blutkreislauf sicher. Glykogen wird wieder zu Glukose umgewandelt, stabilisiert somit den Blutzuckerspiegel und versorgt Organe und das Gehirn mit dem lebensnotwendigen Zucker. Es besteht keine Gefahr, der Körper hat vorgesorgt.

2. *Direkte* Nahrungsaufnahme (Snack): Die weitaus üblichere Reaktion, wenn die Konzentration nachlässt, der Magen knurrt oder wir gar launisch werden, ist die Nahrungsaufnahme. Wir essen. Bewusst oder unbewusst landet eine Handvoll Nüsse im Mund, wird ein Milchkaffee getrunken oder zum Obstkorb gegriffen. Der sogenannte Snack rettet unser Gehirn vor dem Aus. Ganz so drastisch ist es vielleicht nicht, aber es fühlt sich zumindest so an. Dementsprechend bleiben die Speicher voll, und der Blutzucker steigt erneut an. Der ganze Prozess geht wieder von vorne los: Das Gehirn und die Muskeln werden mit Zucker versorgt, und der überschüssige Zucker wird zu Glykogen umgewandelt. Da die Speicher aufgrund der direkten Nahrungsaufnahme noch voll sind, landet die nicht benötigte Energie direkt in den Fettpolstern. Der Blutzucker fällt erneut ab, der Hunger kommt wieder, und wir sind Gefangene in der Endlosspirale des Zuckerstoffwechsels.

Unser Körper ist ein ausgeklügeltes Überlebenssystem, das auf unsere Schönheitsideale keine Rücksicht nimmt – meine Mutter würde sagen »ein Schlawiner«. Im Zuge der Industrialisierung wurde uns genau das zum Verhängnis. Hungersnöte kennen wir in der westlichen Welt nicht mehr, und religiöses Fasten ist bei den meisten nicht mehr wirklich angesagt. Vielmehr ist Essen ein wesentlicher Teil unserer sozialen Kultur, unseres Alltags geworden. Immer und überall gibt es ein vielfältiges Angebot, auf dem Weg zum nächsten Termin versorgen uns Imbissbuden, Bäcker und Cafés. Ernährungsberater und Ärzte raten zu drei bis fünf kleinen Mahlzeiten am Tag, um den Blutzuckerspiegel konstant zu halten. Da stellt sich nur die Frage, was mit konstant gemeint ist. Konstant hoch?

Oft gleichen sich unsere Tage, denn der Mensch ist ein Gewohnheitstier. Wir entwickeln immer wiederkehrende Abläufe und richten den gesamten Tag auf die antrainierte Essensaufnahme aus, und nicht selten sind dies auch die wichtigen sozialen Momente, welche im Kreis der Familie und Freunde verbracht werden.

7:00 Uhr

Ohne Frühstück wird das Haus nicht verlassen, das hat Mama schon immer gepredigt. Zumindest der Caffè latte to go und die Butterbrezel vom Bäcker nebenan, die man später am Arbeitsplatz beim Checken der ersten Mails isst, sind obligatorisch.

10:00 Uhr

Kundenmeeting: Die gute Seele aus dem Büro hat Säfte und Knabberzeug als Nervennahrung im Konferenzraum bereitgestellt. Einmal langt man dann doch zu, so ganz in Gedanken vertieft. Oder waren es zwei Mal?

12:00 Uhr

Mittagessen mit den Kollegen, um noch nebenbei das Meeting kurz durchzusprechen. 30 Minuten Zeit, im Stechschritt eilt man zum Italiener, Tagestipp bestellen, anschließend wieder ins Büro.

14:00 Uhr

Mittagstief: Milchkaffee und ein Stückchen Kuchen vom Kollegen, der heute Geburtstag hat. »Genau das, was ich jetzt brauche.«

16:00 Uhr

Das Mittagstief hält an. Der Tag will nicht enden. Kaffee und noch eine Banane.

⚲ *19:00 Uhr*

Abendessen, die einzige Zeit am Tag, um mit der Familie gemeinsam am Tisch zusammenzusitzen und sich über das Erlebte auszutauschen. Nahrung für Körper und Seele.

⚲ *21:00 Uhr*

Kinder sind im Bett, Gläschen Wein oder Bier und noch eine Kleinigkeit zum Knabbern. Geschafft!

Hunger kennt fast niemand mehr. Ist das Luxus oder doch eher ein Luxusproblem? Den kleinsten Anflügen von Hunger oder besser Appetit können wir immer und nahezu überall nachgeben. In jeder Ecke steht ein Kühlschrank, und unser Bedürfnis kann ohne jeglichen Aufwand befriedigt werden. Doch das war nicht der Plan der Natur, was sich in den steigenden Gewichtsstatistiken und der menschlichen Krankheitsgeschichte deutlich widerspiegelt.

Was wir gerade über Kohlenhydrate gelernt haben, verdeutlicht, dass ein Alltag in der Kohlenhydratmast keine Basis für ein aktives, vitales und glückliches Leben sein kann. Das Muffeln am Morgen gilt zwar als witzige Charaktereigenschaft und das Mittagstief als eine sozial anerkannte Unproduktivität am frühen Nachmittag, jedoch wird beides nur selten mit der eigenen Ernährungsweise in Verbindung gebracht. Besonders Lebensmittelhersteller verkaufen uns den Gemütszustand »Hangry« (Hungry + Angry) als witzige Macke einer jeden Diva. Das Essen ist von etwas Lebensnotwendigem zu etwas Lebensbestimmendem geworden. Der Bezug zu den körpereigenen Bedürfnissen ist uns verloren gegangen. Und verantwortlich dafür sind zum größten Teil die immer verfügbaren billigen Kohlenhydrate, die doch so schnell glücklich machen und einen ins Hormonchaos stürzen. Die Snack-Industrie hat das schon lange erkannt und ihre Vorteile daraus gezogen. Nicht zu unterschätzen

sind auch die vorgegebenen Pausenzeiten von Schulen und Arbeitgebern. Diese verführen einen unbewusst zur Nahrungsaufnahme und stellen eine doppelte Herausforderung dar, zu überprüfen, ob man nun wirklich Hunger hat oder ob es einfach nur im Kollektiv »Zeit« zum Essen ist. Selten ist da Platz für Individualität.

Erschwerend kommt hinzu, dass Kohlenhydrate durch den enthaltenen Zucker das Belohnungszentrum und somit die Dopaminausschüttung im Gehirn stimulieren. Dieser Neurotransmitter trägt den Spitznamen »Glückshormon« und wird durch Rezeptoren auf der Zunge sowie des Magen-Darm-Trakts zur Ausschüttung stimuliert. Wir fühlen uns gut nach einem Stück Kuchen, verdammt gut sogar. Die Frage nach einem weiteren Stück wird unbewusst ganz klar mit »Oh ja, und ob« beantwortet. Ähnliche Reize lösen gute Gespräche, Sex, Zigaretten, Alkohol und Drogen in uns aus und erhöhen somit den Dopaminspiegel im Blut. Wir wollen mehr, denn es tut uns gut. Wer kennt es nicht, sich in einer anregenden Unterhaltung zu verlieren, sich wünschend, dass dieser Abend nie endet? Einmal angeregt streben wir nach mehr und immer mehr.

Zucker katapultiert uns also in ein Zucker-High durch die hervorgerufene Dopaminausschüttung. Das wohlige und zufriedene Gefühl nach einem Teller Pasta ist der Verdienst der Kohlenhydrate im Getreide. Sind wir gestresst, erinnern wir uns daran und entwickeln ein Verlangen nach genau so einem Teller Nudeln. In einer Welt, in der wir viel außer Haus essen, verlieren wir mehr und mehr die Kontrolle darüber, wie viel Zucker oder Kohlenhydrate sich in unserem Essen befinden. Schon die Tomatensauce zu den Nudeln ist häufig mit Zucker gesüßt. Ein Reiz folgt dem nächsten, und ohne es zu realisieren, schnellt der Blutzuckerspiegel wieder nach oben.

Je höher der Dopamingehalt im Körper ist, umso sensibler reagiert man auf ein Absinken des Glückshormons. Wir brauchen Süßes, und in diesem Fall ist es noch nicht mal der niedrige Blutzucker, der das Verlangen hervorruft, denn Zucker im Blut ist noch zur Genüge vorhanden. Nein, diesmal ist es das Belohnungszentrum, das schreit. Die Sucht nach Dopamin. Das Verlangen nimmt zu. Durch konstant hohe Dopaminlevel stumpfen diese Sensoren, wie auch schon beim Insulin, ab. Es wird mehr und mehr von diesem Glückshormon benötigt, um das gleiche Gefühl der Befriedigung zu erlangen. Nach schon drei Wochen erhöhtem Zuckerkonsum sind Entzugserscheinungen deutlich erkennbar. Betroffene beschreiben, dass sie immer mehr Süßes benötigen, um ein Gefühl der Befriedigung zu erreichen. Waren es früher vielleicht zwei Riegel Schokolade, wird daraus schon bald eine halbe Tafel, und mitten in der Zuckersucht ist dann schon eine komplette Tafel Schokolade nicht mehr genug.

Eine Studie aus dem Jahr 2007 verdeutlichte dieses Verhalten noch mal drastisch an Ratten: Und zwar hatten die Tiere, die ein ähnliches Bedürfnis nach Zucker haben wie der Mensch, die Wahl zwischen mit Zucker (Glukose-Fruktose-Mix) gesüßtem Wasser und Wasser, welches mit Kokain versetzt war. Erstaunlicherweise entschieden sich 94 Prozent der Ratten für das gesüßte Wasser und nicht für das mit Kokain angereicherte – sogar dann, wenn sie bereits eine Kokainsucht aufwiesen. Zucker macht süchtig, emotional und körperlich.

Und als wäre das nicht schon übel genug, hat das starke Verlangen nach Zucker noch eine weitere, psychologisch tief verwurzelte Ursache. »Süßes« ist für viele ein Symbol von Liebe und Geborgenheit, was ebenfalls mit der Stimulierung des Belohnungszentrums im Zusammenhang steht. Für ein Baby ist die erste Nahrung in der Regel die Muttermilch, also Laktose (= Milchzucker), die in den sicheren Armen

der Mutter genossen wird. Und auch später werden Kinder von ihren Eltern mit süßen Snacks belohnt. Obgleich es Mama und Papa damit nur gut meinen, werden wir so schon früh darauf konditioniert, etwas Süßes zu brauchen, um uns gelobt und zufrieden zu fühlen. Im Erwachsenenalter wird diese Selbstmedikation dann fortgesetzt, um kurzfristig einen Stimmungs- oder Energieschub zu bekommen. Welche Frau – auch der eine oder andere Mann mag sich angesprochen fühlen – kennt den Moment nicht, an dem man am liebsten mit einem Becher Eis den Abend verbringen möchte? Aber wie jeder Süchtige weiß: Eine schnelle Lösung zieht schon bald die nächste kurzweilige Lösung nach sich, und man steckt fest im Teufelskreis der Zuckersucht.

▨ Fazit

Kohlenhydrate sind Freund und Feind zugleich. Bewusst und genussvoll in den Tag integriert, können sie zu einem ausgeglichenen Leben beitragen und uns optimal mit schneller Energie versorgen. Im Übermaß konsumiert, können Kohlenhydrate jedoch schwerwiegende Folgen für den persönlichen Gesundheitszustand und die emotionale Stabilität mit sich bringen. Neben der Entstehung von Diabetes fördern sie auch das Risiko, an Demenz, Krankheiten des metabolischen Syndroms und Alzheimer (auch Diabetes Typ 3 genannt) zu erkranken.

Im 2. Kapitel sprechen wir im Detail über die Entwöhnung des Zuckers. Jetzt geht es erst mal weiter mit dem zweiten Energielieferanten, den Fetten. Dabei handelt es sich um einen besonderen, jedoch lange Zeit vernachlässigten Baustein auf dem Weg zur Energiebalance.

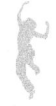

Fette: Verkannte Helden

Ganz zu Beginn die alles entscheidende Frage: Macht Fett wirklich fett? Die Antwort hierzu lautet ganz klar »JEIN«, denn wie auch schon bei den Kohlenhydraten sind es nicht die Fette an sich, die uns fett machen, sondern – genau – die Überversorgung und das überaus fürsorgliche Hormon Insulin, das auch hier seine Finger mit im Spiel hat. Aber fangen wir von vorne an.

In der Entwicklung zum Homo sapiens hat die Nahrungsmittelknappheit eine wichtige Rolle für uns Menschen gespielt. Getrieben durch Hunger haben wir Werkzeuge entwickelt, um Tiere effektiver zu erlegen. Waffen und Fallen wurden erfunden und stetig weiterentwickelt. Das Feuer wurde entdeckt. Wir lernten, Lebensmittel haltbar zu machen und somit lange Phasen der Nahrungsmittelknappheit zu vermeiden. Der Überlebenstrieb verbesserte unsere Werkzeuge und Methoden stetig. Worauf wir uns darüber hinaus in harten Zeiten immer verlassen konnten und können, ist der Fettstoffwechsel. Das Überstehen von Dürreperioden, einem kalten Winter oder extremer körperlicher Anstrengung haben wir ganz klar ihm zu verdanken. Er springt immer dann ein, wenn der Zuckergehalt im Blut nicht mehr hoch genug ist, die Kohlenhydratspeicher leer sind und das Leben von uns noch Höchstleistung fordert. Aber um den Fettstoffwechsel zu aktivieren, müssen wir heutzutage nicht erst in Not geraten. Mittlerweile wissen wir so viel über dieses besondere Stoffwechselprinzip, dass wir es ganz bewusst steuern und nutzen können, auch ohne Überlebensangst.

Geht die Energie aus den Kohlenhydratreserven zur Neige, schaltet der Körper in den sogenannten Fettstoffwechsel um. In der Theorie klingt das wie eine durchaus simple Wechselwirkung. Der Mechanismus folgt allerdings keiner einfachen

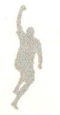

Schalterlogik, denn der Organismus tut alles, um an seinen Reserven festzuhalten und die Fettspeicher nur im äußersten Notfall anzapfen zu müssen.

Früher, als wir öfter vom Kohlenhydratstoffwechsel auf den Fettstoffwechsel umschalten mussten, da Nahrung immer mal wieder knapp wurde, lief der Übergang recht reibungslos und schnell. Man bezeichnet dies schlicht als Anpassungsfähigkeit, auch metabolische Flexibilität genannt. Im 21. Jahrhundert, in dem uns fünf Mahlzeiten am Tag empfohlen werden, sieht das etwas anders aus. Unser Körper hat es verlernt, effektiv Fett zu verbrennen, und diesen als Treibstoff für Zellen, Gehirn und Muskeln zu nutzen. Vielmehr reagiert er mit einem Herunterdrosseln der eingesetzten Zuckerenergie, und der Stoffwechsel verlangsamt sich, anstatt auf die eingelagerten Reserven zurückzugreifen.

Nun mag man vielleicht denken, dass das System des Fettstoffwechsels, zumindest für uns in der westlichen Welt, veraltet sei und allein die Energie aus den Kohlenhydraten berücksichtigt werden könne. Doch selbst wenn das möglich wäre, dürfte man es sich nicht so einfach machen, denn ein gesunder Organismus benötigt den Wechsel vom Kohlenhydrat- zum Fettstoffwechsel und wieder zurück. Auf ihn zu verzichten wäre, wie wenn man die Nacht abschaffen würde, um Strom zu sparen. Wir könnten nicht mehr erholsam schlafen, würden aus dem Gleichgewicht geraten, kurz, es hätte weitreichende Folgen. Genauso verhält es sich mit dem Fettstoffwechsel. Denn er hilft uns nicht nur, lästige Pfunde loszuwerden und uns vor dem Verhungern zu schützen. Vielmehr ermöglicht uns die Energie aus Fett, ungeahnte körperliche wie geistige Höchstleistungen zu erbringen und unseren Körper regelmäßig von Umweltgiften zu befreien. Die körpereigenen Depots sind nämlich nicht ausschließlich für die Lagerung von Körperfett angelegt, vielmehr bieten diese auch eine überaus effektive Deponie für Gifte aus Pestiziden, Abgasen, Drogen, Alkohol, Medikamenten und Stress. Dieses Großreinemachen ist nur möglich, wenn wir uns im Fettstoffwechsel befinden, denn dann produziert der Körper Ketonkörper, die eigentlichen Helden im Alltag.

Saubere Energie durch Ketonkörper

Haben wir schon länger nichts gegessen und sind die Zuckerspeicher aus der Muskulatur und der Leber leer, wie während des Fastens, nach einem Marathon oder bei einer sehr kohlenhydratarmen Ernährung (ketogen), ist bei einem gesunden Menschen der Blutzuckerspiegel und damit der Insulinspiegel sehr niedrig. Dies ist die Basis dafür, dass eingelagerte Fette als Energieträger mobilisiert werden. Dabei handelt es sich insbesondere um Fettsäuren und Glyzerin. Beide Stoffe werden aus den eigenen Fettzellen freigesetzt. Dem Glyzerin kommt dabei eine doppelte Funktion zu. Entweder dient es der direkten Energiebereitstellung, oder aber es wird bei Glukoseknappheit dazu verwendet, den Blutzuckerspiegel anzuheben und damit das Gehirn und die roten Blutkörperchen mit Energie in Form von Zucker zu versorgen. Somit können auch im Fettstoffwechsel dem Gehirn ausreichend Kohlenhydrate bereitgestellt werden. Wir müssen also gar keinen Zucker essen, um Zuckerenergie für das Gehirn zu haben.

Die mobilisierten Fettsäuren wiederum versorgen einige Zellen direkt mit Energie oder werden zu den hoch effektiven Ketonkörpern umgewandelt. Dabei handelt es sich um einen Brennstoff, der dem Körper sehr effizient Energie in Form von ATP (Adenosintriphosphat ist der universelle und unmittelbar verfügbare Energieträger in Zellen und wichtiger Regulator energieliefernder Prozesse) zur Verfügung stellt.

Er unterstützt ebenfalls die Bildung neuer Mitochondrien, kleine Kraftwerke in unseren Zellen, die wiederum die Basis der effektiven ATP-(Energie-)Produktion sind.

Während allen Stoffwechselvorgängen, die der Energiebereitstellung dienen, entstehen immer sogenannte freie Radikale – instabile, kurzlebige und hochreaktive Moleküle. Es gibt unterschiedliche Ursachen für deren Entstehung. Man unterscheidet zwischen endogenen und exogenen Auslösern. Zu den *endogenen* (von innen kommenden) Faktoren gehören alle Stoffwechselprozesse, die mithilfe von Sauerstoff in unserem Körper ablaufen. Freie Radikale entstehen dabei ständig als Abfallprodukt. Dies ist ein ganz normaler Vorgang, der uns nicht direkt schadet. Bei einer erhöhten Bereitstellung von Körperenergie, wie es etwa beim Sport oder bei anderen körperlichen Aktivitäten der Fall ist, werden zum Beispiel vermehrt freie Radikale gebildet. *Exogene* (von außen kommende) Trigger sind Einflüsse unserer Umwelt auf den Körper, welche chemischen oder physikalischen Ursprung haben können. Dazu gehören unter anderem UV-Strahlung und Ozonbelastung, aber auch unsere Ernährung, Zigarettenrauch, Pestizide, Abgase sowie viele weitere Umweltgifte, denen wir ständig und unbewusst ausgesetzt sind.

Der menschliche Organismus wird täglich mit einer Vielzahl solcher endogener und exogener Stoffe konfrontiert. Jedoch verfügt er über eigene schützende, antioxidative Ressourcen. Vitamin C und E gelten beispielsweise als besonders wirksame Radikalenfänger. Freie Radikale werden erst dann zur Gefahr, wenn diese gegenüber den Antioxidantien im Körper überwiegen. Ein solches Ungleichgewicht wird als oxidativer Stress bezeichnet. Diese besondere Form von Stress macht nicht nur krank und müde, sondern kann auch für graue Haare verantwortlich sein und den Alterungsprozess beschleunigen. Oxidativer Stress entsteht unabhängig

davon, ob Ketonkörper oder Glukose als Brennstoff genutzt werden. Jedoch weiß man mittlerweile, dass ATP aus Ketonkörpern (Fett) weniger dieser Abfallprodukte produziert als die Energiebereitstellung im Zuckerstoffwechsel. Das ist auch das Geheimnis, warum Fastende nach einer Kur immer so viel jünger aussehen.

Des Weiteren sind Ketonkörper bei der Regulierung des unkontrollierten Zellwachstums involviert. Wenn der Organismus über einen gewissen Zeitraum keinen Zucker zur Energiebereitstellung verfügbar hat, verursacht dies positiven Stress und aktiviert den Überlebensmodus. Dieser äußert sich durch die sogenannte Autophagie, ein Phänomen, bei dem der Körper buchstäblich seine eigenen Zellen und Gewebe verzehrt – aber auf eine gute und nützliche Weise. Das Wort leitet sich aus dem Griechischen ab und bedeutet »selbst fressen«. Es beschreibt den Mechanismus, verbrauchte und krankhafte Zellbestandteile zu verwerten (»zu fressen«) und daraus den fehlenden Zellbestandteil gesund und effektiv wiederaufzubauen. Anders als beim Zelltod, in dem die kranke Zelle abgestoßen wird, handelt es sich bei der Autophagie eher um eine Instandsetzung. Unkontrollierte Wucherungen können dadurch erkannt und verhindert werden. Dieser durchaus etwas kannibalistische »special effect« spielt insbesondere bei der Krebsprävention eine große Rolle.

Nicht nur jünger, gesünder und aktiver lassen uns die Ketone werden, sondern auch noch fruchtbarer. Und in diesem speziellen Fall geht es mal um die Männer. Denn Ketonkörper erhöhen die Mobilität von Spermien und somit auch deren Trefferquote. Kurz, sie sind reine Wunderwerke an Energie, die es auch noch schaffen, die wohl gehütete Blut-Hirn-Schranke zu passieren und ihre effektive Energie di-

rekt ins Gehirn weiterzuleiten. Das ansonsten von Zucker abhängige Gehirn kann tatsächlich bis zu 75 Prozent seiner Leistung allein mittels dieser Ketonkörper effektiv abdecken. Die fehlenden 25 Prozent vermag der Körper durch Stoffwechselprozesse selbstständig aus körpereigenem Material herzustellen. Wäre dies nicht möglich, hätte eine vierundzwanzigstündige Nahrungsmittelknappheit gravierende Folgen für den Menschen und seinen Verstand. Wir wären wohl schon lange ausgestorben.

Ketonkörper finden sich übrigens in jedem Organismus, jedoch meistens nur in sehr geringen Mengen. Ihre Selbstheilungs- und Reinigungskräfte werden durch die westliche Kohlenhydratmast stark beeinträchtigt. Ein zeitweilig niedriger Blutzuckerspiegel und ein damit abfallender Insulinwert sind die Grundvoraussetzungen für eine Aktivierung dieser Kräfte.

Wer sich nach einem aktiven und vitalen Leben sehnt, dem ebnet die Fettverbrennung den Weg. Im 21. Jahrhundert nehmen uns deren Stimulierung nicht die Naturgewalten ab, vielmehr müssen wir diesen Stimulus durch Willenskraft und veränderte Essgewohnheiten, durch ein gewissermaßen bewusst herbeigeführtes Energiedefizit selbst erzeugen. Aber was bedeutet das? Wie so oft führen unterschiedliche Wege zum Ziel – in unserem Fall zum Fettstoffwechsel. Die drei bekanntesten sind Fasten, sportliche Höchstleistung sowie eine strikte ketogene Ernährung, bekannt auch unter dem Namen LCHF (LowCarb-HighFat). Ich werde auf die beiden erstgenannten Methoden im 5. und auf die letztgenannte im 2. Kapitel näher eingehen.

Der Fettstoffwechsel ist ein wahrer Segen. Leider ist die Sache jedoch, wie auch schon beim Zucker, etwas komplizierter, als es scheint. Denn Fett ist nicht gleich Fett. Hier gibt es markante Unterschiede in der Wirkung wie auch in

der richtigen Handhabung. Eine der größten Herausforderungen, wenn es um die richtige Fettwahl geht, ist die Qualität. Ranzige und alte Fette können zu Entzündungen im Körper führen, wogegen hochwertige Fette genau das Gegenteil bewirken. Leider sind insbesondere Fertigprodukte voll von schlechten und billigen Ölen. Wie auch schon bei den Kohlenhydraten befinden sich in natürlichen Produkten verschiedene Fettsäuren. Eine Variation unterschiedlicher Quellen kann einen so mit dem benötigten Fettspektrum versorgen.

Keine Panik, man muss sich nicht alle Fett-Bezeichnungen oder deren Verbindungen merken, um zu wissen, dass Olivenöl und Butter gesund sind. Einmal verstanden, reicht es fürs ganze Leben. Grundsätzlich unterscheidet man zwischen gesättigten und ungesättigten Fettsäuren und den industriellen Transfetten.

Gesättigte Fettsäuren

Wenn sich ein Mythos aus der Ernährungslehre in die Köpfe der Konsumenten eingebrannt hat, dann der, dass gesättigte Fettsäuren das schlechte Cholesterin (LDL) erhöhen und als Ursache für Herzerkrankungen gelten. Neue Forschungen haben diesen langjährigen Mythos des 20. Jahrhunderts nun endlich widerlegt. Unser Körper braucht besonders dieses Fett, beispielsweise um Organe an dem für sie vorgesehenen Platz zu fixieren und zu schützen. Einzelne gesättigte Fettsäuren haben sehr spezifische Aufgaben im Körper. Sie sind essenziell für den Hormon- und Immunstoffwechsel.

Richten wir die Aufmerksamkeit auf das Produkt, das für gesättigte Fettsäuren schlechthin steht und mit Abstand den schlechtesten Ruf erlangt hat: die *Butter*. Dieses ganzheitliche und natürliche Produkt besteht aus etwa 400

verschiedenen Fettsäuren, die auch noch saisonal variieren. Das Fettsäurespektrum ist zudem stark vom Futtermittel der Tiere abhängig. Die Sommerbutter von Weidevieh ist zum Beispiel klar erkennbar durch die gelbliche Farbe. Diese entsteht durch einen erhöhten Karotingehalt, der durch die reine Fütterung von Gras zustande kommt. Dadurch befinden sich auch mehr fettlösliche Vitamine in dem gelben Gold. Leider ist auch hier die Industrie mit allen Wassern gewaschen. So reichert diese in Massentierhaltung produzierte Milch künstlich mit Beta-Carotin an, um die leicht gelbliche Farbe in der Butter zu imitieren. Bei tierischen Produkten ist es daher umso wichtiger, auf gute Qualität zu achten. Nur so kann man sicherstellen, auch all die gesundheitsförderlichen und nicht die zugeführten gesundheitsschädigenden Anteile zu erhöhen. Wird also auf höchste Qualität bei dem Butterkauf geachtet, ist diese deutlich besser als ihr Ruf, und das wussten auch schon Oma und Opa.

Gesättigte Fettsäuren haben die Eigenschaft, unempfindlich gegenüber Licht zu sein. Dies bedeutet, dass auch unter Lichteinwirkung keine freien Radikale gebildet werden. Wir erinnern uns, dass ein übermäßiges Vorkommen von freien Radikalen im Organismus zu oxidativem Stress führt und Entzündungen begünstigt. Des Weiteren sind gesättigte Fettsäuren hitzestabil und eignen sich daher perfekt zum Braten.

Gesättigte Fettsäuren

Name	Natürliche Quellen
Buttersäure / Butansäure / Butyrat (C4)	Butter, Milchfett, Endprodukt des Ballaststoffabbaus im Darm
Capronsäure (C6)	Butter, Milchfett, Kokosöl
Caprylsäure (C8)	Butter, Milchfett, Kokosöl, Palmkernöl
Caprinsäure (C10)	Kokosöl, MCT-Öl
Laurinsäure (C12)	Kokosöl, MCT-Öl
Myristinsäure (C14)	Kokosöl, Milchfett, Butter, Palmkernöl
Palmitinsäure (C16)	Palmöl, Fleischfett, Milchfett, Butter
Stearinsäure (C18)	Fleischfett, Kakaobutter
Archinsäure (C20)	Erdnuss- und Sojaöl , Kakaobutter

Fettsäuren bestehen immer aus einer Aneinanderkettung von Kohlenstoffen. Im Fall von gesättigten Fettsäuren unterscheidet man zwischen kurz- und mittelkettigen Fettsäuren. Kurzkettige (C4) kommen in der Nahrung nur in geringen Mengen vor, zum Beispiel im Milchfett (Butter), und werden im Darm als Endprodukt des Ballaststoffabbaus gebildet.

Ein sehr wertvolles Quartett an gesättigten Fettsäuren stellen die mittelkettigen (C6–C12) Fettsäuren dar, die sogenannten Medium-Chain Triglycerides, besser bekannt als MCTs.

- C6 der Capronsäure
- C8 der Caprylsäure
- C10 der Caprinsäure
- C12 der Laurinsäure

Übrigens, je länger die Kohlenstoffketten sind, umso hitzebeständiger sind die Fette. Dies macht Kokosöl zu einem optimalen Bratfett. Denn es besteht zu etwa 50 Prozent aus Laurinsäure (C12), zu fünf bis zehn Prozent aus Caprylsäure (C8) und zu fünf bis acht Prozent aus Caprinsäure (C10).

Bei den MCTs C6, C8 und C10 handelt es sich um sehr effektive Quellen zur Energiebereitstellung. Je kürzer eine Kohlenstoffkette ist, umso schneller kann der Körper aus ihr Ketonkörper bilden. Diese wiederum können für die Energiebereitstellung genutzt werden.

Um von den Vorteilen der mittelkettigen Fettsäuren auch ohne das Durchführen einer strikten ketogenen Ernährung zu profitieren, wird neben Produkten, die reich an verschiedenen Fettsäuren sind (zum Beispiel Kokosöl, Butter und Nüsse), auch gern zu Nahrungsergänzungsmitteln gegriffen. Hierzu zählen zum Beispiel die sogenannten MCT-Öle. Die meisten Öle auf dem Markt bestehen aus einer Kombination von C8- und C10-Säuren oder nur aus Caprylsäure (C8).

MCT-Öl Wissen

Einige Hersteller verwenden für ihre Öle ausnahmslos Kokosnüsse, andere Raps- und Palmöl für das Extrakt. Am wichtigsten ist hier die eigene Verträglichkeit. Wenn zu viele verschiedene Fettsäuren in dem Öl vorkommen oder es sich um ein unreines Produkt handelt, kann es zu Unverträglichkeiten wie Nervosität, Übelkeit, Aufstoßen oder Durchfall kommen. In diesem Fall lohnt es sich, ein anderes Produkt zu probieren. Leider gibt es noch immer Anbieter, die Palmöl verwenden. Auch das extra Plus für einen biologischen Anbau ist Augenwischerei. Denn für Palmöl muss immer Regenwald weichen, egal ob Bio oder nicht. So werden auch bei Palmöl aus nachhaltiger Landwirtschaft wertvolle Waldbestände abgerodet oder sogar illegal abgebrannt. Aus ökologischer Sicht sollte daher auf palmölfreie Produkte zurückgegriffen werden.

Für die Gehirngesundheit und -entwicklung spielen gesättigte Fettsäuren eine maßgebliche Rolle. Wir kommen im

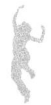

Fettstoffwechsel auf die Welt. Abgetrennt vom Energiekreislauf der Mutter, schützt uns als Neugeborene insbesondere Laurinsäure (C12) vor Viren, Pilzen und Bakterien, da diese Fettsäure antimikrobiell wirkt. Zum Glück wissen das die Körper unserer Mütter instinktiv, und so ändert sich die Zusammensetzung der Muttermilch je nach den Bedürfnissen des Kindes. Das Gehirn eines Säuglings besteht kurz nach der Geburt zu 28,5 Prozent aus Palmitinsäure (C16) und zu 18,2 Prozent aus Stearinsäure (C8). Diese Verhältnisse verändern sich zwar im Laufe des Lebens, jedoch sieht man daran, wie wichtig besonders gesättigte Fettsäuren für uns und unsere Entwicklung sind.

Was gut für den Aufbau ist, kann auch einem Abbau entgegenwirken. So verhält es sich mit den mittelkettigen Fettsäuren, welche insbesondere den Zustand von Alzheimer- und Demenzpatienten verbessern können. Bereits vor dem Auftreten der ersten Symptome können MCTs durch die Bildung neuer Mitochondrien prophylaktisch wirken. Mitochondrien sind kleine Zellorganellen, die in den jeweiligen Zellen Energie in Form von ATP bereitstellen. Funktionieren die Mitochondrien nicht richtig oder sind sie nicht in ausreichender Zahl vorhanden, läuft die Energiebereitstellung nicht optimal – unabhängig davon, wie viel Energie durch Nahrung verfügbar ist. Somit steht ein hoher Energiehaushalt bis ins hohe Alter in direkter Verbindung mit der Mitochondrien-Gesundheit.

Ungesättigte Fettsäuren

Diese Fettsäuren sind im Gegensatz zu den gesättigten äußerst lichtempfindlich und bilden beim Kontakt mit Sauerstoff schnell freie Radikale. Da wir abhängig von unse-

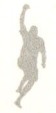

rem Lebensstil unterschiedliche Mengen dieser Stoffwechsel-Zwischenprodukte selbst bilden und versteckt über die Nahrung zu uns nehmen, ist es besonders schwierig, hier das richtige Maß zu finden. Gründe für die eigene erhöhte Bildung von freien Radikalen sind zum Beispiel Zigarettenrauch (aktiv sowie auch passiv), Schlafmangel, Stress und eine kohlenhydratlastige Ernährung (wie bereits beim Fettstoffwechsel erläutert).

Wenn Öle freie Radikale bilden, sagen wir: »Das Öl ist ranzig!« So kann man es sich übrigens auch im eigenen Körper vorstellen. Denn freie Radikale fördern Alterung. Sie machen uns also ranzig. Dem schnellen Verderben der Öle kann man entgegenwirken, indem diese ausschließlich in dunklen Flaschen aufbewahrt sowie dunkel und kühl gelagert werden. Ist die Flasche einmal geöffnet, sollte diese möglichst schnell aufgebraucht werden.

Neben Licht und Sauerstoff schadet auch Hitze den sehr empfindlichen Fettsäuren. Dies ist auch der Grund, warum ungesättigte Fettsäuren nicht zum Braten geeignet sind, jedoch perfekt zum Salat passen. Nach dem Öffnen sollten diese Öle ihren Platz im Kühlschrank haben, um die positiven Auswirkungen, wie etwa die entzündungshemmende und cholesterinsenkende Wirkung, zu erhalten. Und sie sollten recht schnell verbraucht werden. Sechs Monate altes Leinöl aus dem eigenen Kühlschrank ist mit ziemlicher Sicherheit bereits eher gesundheitsschädlich als wertvoll für den Omega-3-Haushalt und kann mit gutem Gewissen entsorgt werden. Ich rate gern dazu, kleine Flaschen an ungesättigten Fettsäuren zu kaufen, da man diese schneller aufbraucht.

Auf Grundlage der Menge an Doppelbindungen wird zwischen den einfach und mehrfach ungesättigten Fettsäuren unterschieden. Die Anzahl ist ausschlaggebend für die Reaktionsfreudigkeit der Fettsäure. Je mehr solcher Verbindungen eine Fettsäure hat, desto empfindlicher sind diese.

Mehrfach ungesättigte Fettsäuren haben im Vergleich zu den einfach ungesättigten die meisten Doppelbindungen, sind demzufolge am reaktionsfreudigsten und werden dadurch schneller ranzig. Der Körper wiederum braucht diese reaktive Eigenschaft der Fettsäuren und nutzt sie bei vielen internen Prozessen wie zum Beispiel der Reparatur und Erneuerung von Zellen. Auch das Gehirn profitiert von der Reaktionsfähigkeit, da durch eine optimale Versorgung mit den richtigen Fettsäuren der Austausch von Botenstoffen effektiver möglich ist.

Die wichtigsten einfach ungesättigten Fettsäuren

Omega-Fettsäure	Natürliche Quellen
Omega-5	Muskatnussgewächs
Omega-7	Macadamia, Sanddorn, Avocado, Innereien, Pflanzenfett
Omega-9	In allen natürlichen Fetten wie Oliven, Avocado, Haselnüsse uvm.
Omega-9	Im menschlichen Nervengewebe

Wir kennen einfach ungesättigte Fettsäuren unter den Namen Omega-5 bis Omega-9. Ihr übliches Vorkommen ist in Natur- und Pflanzenfetten. Unser Körper kann aus gesättigten Fettsäuren einfach ungesättigte Fettsäuren selbst generieren. Daher handelt es sich bei ihnen um nichtessenzielle Fettsäuren, die also nicht übermäßig über die Nahrung aufgenommen werden müssen. Vor allem kommen sie in Olivenöl, Rapsöl, Avocados, Nüssen und Saaten vor. Sie haben den Ruf, das »schlechte Cholesterin« (LDL) im Blut zu senken und dadurch vor Herz-Kreislauf-Erkrankungen und Schlaganfällen zu schützen. Übrigens ist das Gehirn ein großer Verwerter von einfach ungesättigten Fettsäuren.

Die wichtigsten mehrfach ungesättigten Fettsäuren

Fettsäuren-Name	Omega-Fettsäuren-Familie	Natürliche Quellen
alpha-Linolensäure (ALA)	Omega-3	Lein-, Hanf- und Chiasamen, Walnüsse, Rapsöl
Eicosapentaensäure (EPA)	Omega-3	Kaltwasserfisch, Antarktischer Krill, Algen(-Öl), Eigenproduktion im Körper aus Alpha-Linolensäure
Docosahexaensäure (DHA)	Omega-3	Kaltwasserfisch, Antarktischer Krill, Algen(-Öl), Eigenproduktion im Körper aus Alpha-Linolensäure
Linolsäure (LA)	Omega-6	Saaten, Nüsse, Sonnenblumenkernöl, Maiskeimöl, Distelöl, Sojaöl, Sesamöl, Fleisch, Wurstwaren
gamma-Linolensäure (GLA)	Omega-6	Saaten, Nüsse, Borretschöl, Hanföl, Nachtkerzenöl, Weizenkeime, Eigenproduktion im Körper aus Linolsäure
Arachidonsäure (AA)	Omega-6	Schweinefett, andere tierische Fette, Milchfett, Eier, Fleisch, Wurstwaren, Eigenproduktion im Körper aus Linolsäure

Man unterscheidet bei den mehrfach ungesättigten Fettsäuren zwischen den Omega-3- und Omega-6-Fettsäuren. Bei der Alpha-Linolensäure (ALA) sowie bei der Linolsäure (LA) handelt es sich jeweils um essenzielle Fettsäuren, die über die Nahrung zugeführt werden müssen. Mithilfe von Enzymen kann die Omega-3-Fettsäure Alpha-Linolensäure (ALA) zu Eicosapentaensäure (EPA) und Docosahexaensäure (DHA) umgewandelt werden. Gleiches gilt auch für die Umwandlung von der Omega-6-Fettsäure Linolsäure (LA) zur gamma-Linolsäure (GLA) und Arachidonsäure (AA). Ein übermäßiges Vorkommen von Arachidonsäure steht in direktem Zusam-

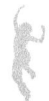

menhang mit steigenden Blutfettwerten, verringerter Gefäßflexibilität, dem Anstieg von Entzündungswerten sowie einer Thrombosegefahr.

Nüsse, Saaten und Öle aus diesen Früchten sind grundsätzlich besonders Omega-6-haltig. Omega-3 dagegen findet sich vorwiegend in Algen (der Nahrung von Fischen und Krebstieren), Kaltwasserfischen, Walnüssen und teilweise im Leinöl (ALA) wieder, wovon insbesondere die Herzgesundheit profitiert. Mehrfach ungesättigte Fettsäuren haben durch ihre vermehrte Anzahl an Doppelbindungen eine extrem hohe Oxidationsrate, die durch den Kontakt mit Luft und Licht hervorgerufen wird. Wie bereits erläutert, begünstigt dies die Bildung von oxidativem Stress im Körper. Besonders Nüsse ohne Schale und der meist günstigere Nussbruch sind stark von solchen Beeinträchtigungen betroffen. Auch Öle aus diesen Ölfrüchten erleiden den gravierenden Qualitätsverlust, da diese oft ungekühlt, in durchsichtigen Flaschen wochen- oder gar monatelang die Regale des Supermarkts schmücken.

Um dem entgegenzuwirken und von den gesundheitlichen Vorteilen dieser Fettsäuren zu profitieren, ist hier besonders auf die Qualität zu achten. Es gibt bereits einige Anbieter, die ihre Öle erst bei Bestellung frisch pressen und in dunklen Flaschen ausliefern. Werden diese dann im Kühlschrank gelagert und zügig aufgebraucht, kann eine Oxidation verringert werden. Die höchste Qualität an mehrfach ungesättigten Fettsäuren erhält man, indem das gesamte Naturprodukt unbeschadet konsumiert wird. Die Walnüsse erst direkt vor dem Verzehr zu knacken, anstatt sie abgepackt und ohne Schale im Supermarkt zu kaufen, oder aber frischen Fisch zu bevorzugen, anstatt mit Fischöl-Kapseln zu supplementieren, sind die besten Strategien, ein Ranzigwerden zu verhindern. Werden die Fettsäuren richtig aufbewahrt, sind sie insbesondere in der kalten Jahreszeit sehr wichtig, um den

Stoffwechsel zu drosseln und die Lichtabsorption zu steigern. Beide Fettsäuren tragen einen wichtigen Baustein zur körperlichen Ausgeglichenheit bei.

Damit sie ihr volles Potenzial entfalten können, ist das Verhältnis von Omega-3 und Omega-6 zueinander ausschlaggebend. Omega-6 sollte im Verhältnis von maximal 3:1, noch besser 1:1 zu Omega-3-Fettsäuren konsumiert werden. Und genau hier liegt die Herausforderung der heutigen Zeit. Während die gesättigten Fettsäuren zu den schlechten Fetten geworden sind, haben die Pflanzenfette, reich an Omega-6, an Popularität gewonnen. Margarine, Sonnenblumenkern-, Maiskeim- und Sesam-Öl werden bevorzugt in der Küche verwendet und treiben somit die Omega-6-Werte in die Höhe. Auch die Verteilung der Fettsäuren von Fleisch aus Massentierhaltung hat sich drastisch zugunsten von Omega-6-Säuren entwickelt, da die Tiere industriell hergestelltes Futter bekommen, das ebenfalls reich an dieser Fettsäure ist – im Gegensatz zum natürlichen Gras. Der parallel sinkende Konsum von Omega-3-haltigen Lebensmitteln führt zu einem Auseinanderklaffen des Verhältnisses. Ein Verbannen von Omega-6-Bomben aus dem Speiseplan kommt der Balance dieser Fettsäuren und somit der eigenen Gesundheit zugute. Besonders hervorzuheben ist, dass die Umwandlung der Omega-3-Fettsäure ALA in EPA und DAH effektiver vonstattengeht, wenn das Gleichgewicht der Fettsäuren gewahrt wird. Dies liegt daran, dass dieselben Enzyme ebenfalls bei der Umwandlung der Omega-6-Fettsäuren beteiligt sind, welche wiederum die Omega-6-Fettsäuren begünstigen.

Transfette

Bei den Transfetten handelt es sich um künstlich hergestellte Fettsäuren. Hierbei wird zum Beispiel pflanzliches Öl aus-

gehärtet, damit es nicht mehr flüssig ist. Solche Fette haben einen höheren Schmelzpunkt und sind dichter gepackt. Diesen Umstand macht sich die Lebensmittelindustrie zunutze, um streichfähige Fette herzustellen, insbesondere als vegane Käse- und Butteralternative. Diese Fette sind komplett zu meiden. Hierzu gehören alles Frittierte, Margarine oder verarbeitete Produkte wie Nuss-Nougat-Creme, Backwaren, Cracker, Müsliriegel und Chips. Der Begriff »gehärtete« oder »zum Teil gehärtete Fette« lässt erahnen, dass Transfette in den Lebensmitteln enthalten sind, allerdings leider nicht, in welcher Menge. Diese reaktiven Fette erhöhen das schlechte Cholesterin (LDL) und verringern das gesundheitsförderliche (HDL). Zu hohe LDL-Werte im Blut führen dazu, dass sich Cholesterin an den Wänden der Gefäße ablagert und so zu Arterienverkalkung (Arteriosklerose) führt, dem Vorboten von Bluthochdruck, Herzinfarkt und Schlaganfall.

Nicht nur Kohlenhydrate hindern uns also an Fokus, Flow und Motivation. Auch schlechte Fette können unseren Körper so belasten, dass er keine Energie für geistige Höchstleistung oder gar Heilung bereitstellen kann.

■ Fazit

Der Fettstoffwechsel ist die in Vergessenheit geratene Superkraft, die in jedem von uns schlummert. Einmal aktiviert, verleiht er Konzentration, gleichbleibende Energie und, noch viel wichtiger, Gesundheit. Allerdings sollte man sich ein wenig kundig machen, da schlechte Fette den Körper belasten und deshalb weitestgehend aus der Ernährung verbannt und durch gesunde Fette ersetzt werden sollten. Besonders hervorzuheben sind die mehrfach ungesättigten Fettsäuren Omega-6 und Omega-3. Im richtigen Verhältnis konsumiert, können diese chronische Entzündungen eindämmen und

daraus resultierende Krankheiten in Schach halten. Auch ungesättigte Fettsäuren sollten einen Bestandteil in der ausgewogenen Ernährung einnehmen, hier ist besonders auf die Quelle und den maßvollen Konsum zu achten.

Neben den Kohlenhydraten und Fetten als Energieträger fehlt noch ein weiterer unersetzlicher Baustein zur Nährstoffbalance. Eiweiß, auch Protein genannt, liefert das Material zum Aufbau körpereigener Proteine und für die Erneuerung von Zellen und Gewebe. Diese Funktion kann von keiner alternativen Nährstoffgruppe übernommen werden.

Proteine: Die Menge macht's

Es gibt kaum ein Thema, das im Bereich der Ernährungswissenschaften umstrittener diskutiert wird. Die Ansätze reichen von einer sehr hohen Proteinzufuhr durch intensiven Fleisch-, Fisch- und Ei-Konsum sowie zusätzliche Proteinshakes; insbesondere bei Sportlern, in der Paleo-Szene (oft ebenfalls Sportler) sowie bei Anhängern der extremen Carnivore-Diät (reine Fleisch-»Fresser«) finden sich immer mehr Befürworter. Andere Studien betonen hingegen den hohen Mehrwert pflanzlicher Proteine, die auch gesundheitsbewussten Veganern sportliche Höchstleistungen ermöglichen. Darüber hinaus werden sehr kritische Ansätze laut, die beschreiben, wie ein erhöhter Proteinkonsum maßgeblich zur Alterung beiträgt und den Körper somit schneller anfällig für Krankheiten machen soll. Alles ist vertreten.

Wenn man von Proteinen spricht, sind eigentlich Aminosäuren (Amino Acids) gemeint. Es gibt 21 Aminosäuren, die während der Proteinbiosynthese zu Proteinen verknüpft werden. Daher werden diese auch als proteinogene Amino-

säuren bezeichnet. Daneben gibt es mehrere Aminosäuren, die im menschlichen Körper keine Proteine ausbilden. Proteine aus unserer Nahrung bestehen aus einer unterschiedlichen Zusammensetzung solcher proteinogenen Aminosäuren. Sie sind Bausteine für Muskeln, Bänder, Sehnen, Haut und Haar, bilden Enzyme, Neurotransmitter und Hormone, werden für Transportfunktionen benötigt, schützen die Nervenbahnen und sind Träger von Erbinformationen.

Durch den beständig ablaufenden Aufräumprozess im Körper, auch Proteinbiosynthese genannt, werden körpereigene Proteine immer wieder recycelt. Hierfür werden die durch die Nahrung zugeführten Aminosäuren benötigt, um neues und gesundes Gewebe zu bilden. Auch zum Muskelwachstum wird neben dem richtigen Trainingsreiz der optimale Aminosäuren-Cocktail gebraucht.

Acht Aminosäuren gelten als essenziell (lebensnotwendig), da der Körper diese nicht selbst herstellen kann. Dies bedeutet, sie müssen durch die Nahrung zugeführt werden. Dabei handelt es sich um *Isoleucin, Leucin, Lysin, Methionin, Phenylalanin, Threonin, L-Tryptophan und Valin*. Fehlt eine dieser Aminosäuren chronisch, kann dies zu schwerwiegenden Stoffwechselstörungen führen. Dreizehn der Aminosäuren werden als nichtessenziell deklariert, da diese im Organismus durch die Proteinsynthese selbst generiert werden können: *Arginin, Alanin, Asparagin, Asparaginsäure, Cystein, Glutaminsäure, Glutamin, Glycin, Histidin, Hydroxyprolin, Prolin, Serin, Tyrosin*. Fehlen dem Körper Bausteine für die Synthetisierung der nichtessenziellen Aminosäuren, kann ein möglicher Mangel nur durch die Nahrungsaufnahme verhindert werden. Bei Säuglingen und Schwangeren sind die Aminosäuren *Arginin* und *Histidin* von besonderer Bedeutung. Der Körper kann diese zwar selbst synthetisieren, jedoch nicht in der benötigten Menge für die Zielgruppe. Sie müssen daher zusätzlich über die Nahrung mit aufgenom-

men werden und gelten dadurch als semi-essenziell (bedingt lebensnotwendig).

Es bringt einen schon ins Staunen, wenn man überlegt, welche komplexen Prozesse der Körper ganz ohne das Zutun unseres bewussten Geistes bewerkstelligt. Zusammenfassend kann man sagen, dass in proteinhaltigen Lebensmitteln eine unterschiedliche Verteilung der essenziellen Aminosäuren zu finden ist. Hier ermöglicht eine Variation an Eiweißlieferanten, ein möglichst großes Spektrum an Aminosäuren aufzunehmen. Für einen besseren Überblick werden im Folgenden die essenziellen Aminosäuren und ihre Lieferanten noch mal im Detail beschrieben.

Wenn von essenziellen Aminosäuren gesprochen wird, handelt es sich im Detail um die folgenden acht Amino Acids:

Isoleucin

Isoleucin gehört zu den verzweigtkettigen Aminosäuren (Branched Chain Amino Acids; BCAAs), die besonders beim gezielten Muskelaufbau zum Einsatz kommen. BCAAs sind auch bei der Neusynthese von nichtessenziellen Aminosäuren beteiligt. Neben der Hauptrolle bei Muskelaufbau und Regeneration kann Isoleucin bei Unterzuckerung auch zu Glukose (Zucker) verstoffwechselt werden und somit schnelle Energie für Muskeln und das Gehirn liefern.

Isoleucin-Lieferanten:

Cashewkerne, Erdnüsse, Erbsen, Garnelen, Hanfsamen, Hühnchen, Hüttenkäse, Käse, Linsen, Mangold, Rindfleisch, Spinat, Sonnenblumenkernmehl.

Leucin

Leucin ist ein weiteres Mitglied der BCAAs. Es ist beim Aufbau von neuem Gewebe sowie beim Proteinstoffwechsel in Muskulatur und Leber beteiligt. Gleichzeitig hemmt es den Abbau von Muskelgewebe und fördert hierdurch den Heilungspro-

zess. Leucin stimuliert die Ausschüttung von Insulin und hilft damit bei der Blutzuckerregulierung und der daraus verbesserten Aufnahme von Aminosäuren in den Muskelzellen.

Leucin-Lieferanten:

Brunnenkresse, Erbsen, Kidneybohnen, Rinderfilet, Sesammehl, Sonnenblumenkernmehl, Thunfisch, Weizenkeime.

Lysin

Diese Aminosäure trägt zur Bildung von Enzymen, Hormonen und Antikörpern bei. Lysin unterstützt zudem das Wachstum der Knochen, die Zellteilung und Wundheilung und ist maßgeblich für die Stabilität des Bindegewebes (Aufbau von Kollagen) verantwortlich. Säuglinge, Kleinkinder und Jugendliche haben im Vergleich zu Erwachsenen einen erhöhten Bedarf an der essenziellen Aminosäure.

Lysin-Lieferanten:

Erbsen, Hühnerei, Kürbiskerne, Linsen, Parmesan, Rindfleisch, Schweinefleisch, Thunfisch, Weizenkeime.

Methionin

Methionin trägt über seine aktive Bildung von Hormonen, Neurotransmittern und Nukleinsäuren zu vielen Körperfunktionen sowie zur Synthese der semi-essenziellen Aminosäure Cystein bei. Methionin verhindert eine übermäßige Fetteinlagerung in der Leber und unterstützt deren Regeneration. Es wirkt antioxidativ und kann Schwermetalle, beispielsweise Blei oder Ammoniak, entgiften. Besonders Allergiker können von der Wirkung von Methionin profitieren, da es histaminsenkend wirkt und somit Allergien verbessern kann. Da dies eine sehr wärmeempfindliche Aminosäure ist, wird sie durch Braten und Kochen zerstört.

Methionin-Lieferanten:

Brokkoli, Cashewkerne, Erbsen, Fleisch, Paranüsse, Reis, roher Lachs, Rosenkohl, Sesam, Spinat.

Phenylalanin

Aus Phenylalanin wird in der Leber die semi-essenzielle Aminosäure Tyrosin gebildet. Phenylalanin und Tyrosin tragen zur Synthese von Insulin, Melanin und dem Schilddrüsenhormon Thyroxin bei. Phenylalanin kann in die vom Gehirn benötigten Botenstoffe Dopamin, Serotonin und Tyramin umgewandelt werden, die dafür verantwortlich sind, wie wir unsere Umgebung wahrnehmen. Ein stressiger Lebenswandel führt zu einem erhöhten Phenylalanin-Bedarf, da diese Aminosäure als Ausgangsstoff vieler Substanzen gilt, welche bei körperlicher und seelischer Belastung gebildet werden.

Phenylalanin-Lieferanten:

Cashewkerne, Emmentaler, Erbsen, Forelle, Haferflocken, Lima-Bohnen, Linsen, Mandeln, Quark, Rindfleisch, Thunfisch, ungeschälter Reis.

Threonin

Threonin ist ein wichtiger Baustein für das Nerven- und das Immunsystem, insbesondere im Kollagen des Bindegewebes kommt es häufig vor. Kollagen ist eine wichtige Substanz der Knochen, Zähne, Sehnen und Bänder.

Threonin-Lieferanten:

Cashewkerne, Gouda, Hartkäse, Lachs, Rindfleisch, Schweinefleisch, Sojabohnen, Thunfisch.

L-Tryptophan

Tryptophan bildet den Ausgangsstoff für das Glückshormon Serotonin. Dieses Hormon reguliert unter anderem viele Funktionen des Herz-Kreislauf-Systems, vor allem den Blutdruck. In Niere und Lunge fördert Serotonin die Verengung der Blutgefäße, während es diese in der Muskulatur weitet. Tryptophan beschleunigt die Wundheilung und die Blutgerinnung, ebenso hat die Aminosäure eine positive Wirkung auf die Darmbewegung und das Immunsystem. Auch die Re-

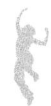

gulierung des Schlaf-Wach-Rhythmus (Circadian Rhythm) ist abhängig von dieser Aminosäure. Denn aus dem durch Tryptophan synthetisierten Serotonin bildet der Körper wiederum Melatonin, das Schlafhormon.

Tryptophan-Lieferanten:

Cashewkerne, Erbsen, Haferflocken, Hühnerei, Hühnerbrust, Rohkakao, Sojabohnen, Walnüsse.

Valin

Valin ist die Letzte im Bund der Branched Chain Amino Acids. Indem Valin die Insulinausschüttung anregt, sorgt es für eine Regulation des Blutzuckers und somit zusätzlich für eine schnelle Aufnahme aller Aminosäuren in die Muskulatur und die Leber. Wie auch das Isoleucin kann Valin bei Nahrungsmittelknappheit in Zuckerenergie umgewandelt werden. Valin fördert die Ausschüttung des Wachstumshormons Somatotropin. Dieses ist für das Längenwachstum in der Pubertät essenziell und begünstigt zusätzlich die Aminosäureverwertung in Muskeln, Leber und Knochen. Gleichzeitig regt Somatotropin den Fettabbau an. Im Zentralnervensystem wirkt Valin außerdem als wichtige Vorstufe der Botenstoffe, welche Informationen und Reize von einer Nervenzelle auf die andere übermitteln.

Valin-Lieferanten:

Geflügel, Getreide, Hülsenfrüchte, Hühnerei, Lachs, Rindfleisch, Walnüsse.

Um eine ausreichende Versorgung von Arginin und Histidin auch in der Schwangerschaft und bei Säuglingen zu gewährleisten, sollten diese ebenfalls mit über die Nahrung aufgenommen werden.

L-Arginin

L-Arginin ist unter den Aminosäuren besonders, denn es enthält mehr Stickstoff als alle anderen. L-Arginin steuert die Weitung der Gefäße und somit die Durchblutung und

den Blutdruck. Daher gilt L-Arginin auch als blutdrucksenkend sowie potenzstärkend und fördert die Durchblutung des Gehirns, wodurch Alzheimer und Demenz vorgebeugt werden kann.

L-Arginin-Lieferanten:

Buchweizen, Garnelen, Haferflocken, Hähnchenfleisch, Meeresfrüchte, Pinienkerne, Walnüsse.

L-Histidin

Diese semi-essenzielle Aminosäure wird nur zu sehr geringen Mengen im eigenen Körper produziert, weshalb sie eigentlich schon fast zu den essenziellen gerechnet werden könnte. Histidin erfüllt im menschlichen Körper zahlreiche lebensnotwendige Funktionen und ist unter anderem an der Synthese des Blutfarbstoffs, der Wundheilung und der Stärkung des Immunsystems beteiligt.

Histidin-Lieferanten:

Getreidesprossen, Hähnchenbrust, Lachs, Rindfleisch, Sojabohnen, Thunfisch.

Lehrbücher und Studien sprechen von einer absolut ausreichenden Versorgung zwischen 0,6 bis 0,8 Gramm Protein pro Kilogramm fettfreier Körpermasse, ausgehend von einem gesunden Erwachsenen mit einem aktiven Lebenswandel, der kein Gewicht verlieren und keine Muskeln aufbauen möchte. Bei Normalgewicht und leichtem Übergewicht können Männer durchschnittlich 20 Prozent und Frauen 25 Prozent Körperfett von ihrem aktuellen Körpergewicht abziehen, um die richtige Kalkulationsbasis zu ermitteln. Bei extremem Übergewicht ist es ratsam, den genauen Körperfettanteil messen zu lassen. Bei Untergewicht sollte das aktuelle Körpergewicht als Maßeinheit gelten oder ebenfalls durch den Schritt auf die Körperfettwaage geprüft werden, da es

immer wieder auch das sogenannte SkinnyFat-Syndrom gibt. Darunter versteht man einen hohen Körperfettanteil trotz geringem Körpergewicht. Dieses Syndrom findet man oft bei Frauen, die unter einer Proteinunterversorgung leiden und gleichzeitig mit Kohlenhydraten überversorgt sind. In diesem Fall lagert sich viel Fett um die Organe herum an, das zwar nicht sichtbar, jedoch gesundheitlich sehr schädlich ist.

Berechnungsbeispiel

Ein gesunder Mann, Ende dreißig, wiegt 100 Kilogramm. Der gemessene Körperfettanteil beträgt 35 Prozent und entspricht somit 35 Kilogramm. Die fettfreie Körpermasse ist dementsprechend 65 Kilogramm und stellt die Berechnungsgrundlage dar.

$$65 \text{ kg} \times 0{,}6/0{,}8 \text{ g} = 39–52 \text{ g Protein pro Tag}$$

Diese Menge mag zu Beginn schwer zu greifen sein, denn was sind denn eigentlich 50 Gramm Protein?

100 Gramm Hühnerbrust	=	30,0 Gramm Protein
100 Gramm Wildlachs	=	25,5 Gramm Protein
1 Dose weiße Bohnen	=	18,4 Gramm Protein
50 Gramm geräucherter Lachs	=	9,1 Gramm Protein
50 Gramm Feta-Käse	=	7,1 Gramm Protein
50 Gramm Haferflocken	=	6,6 Gramm Protein
1 gekochtes Ei	=	5,5 Gramm Protein
10 Mandeln	=	2,6 Gramm Protein

Ich empfehle, zu Beginn einer Ernährungsumstellung ein besonderes Augenmerk auf die Proteinzufuhr zu richten, denn oft verschätzt man sich bezüglich der aufgenommenen Mengen. Zum einen können Lebensmitteletiketten Aufschluss über die enthaltene Proteinmenge geben, zum anderen gibt es hilfreiche Apps, die einem mühseliges Rech-

nen abnehmen und einen schnellen Überblick ermöglichen. Allerdings können die Angaben je nach App oder Quelle variieren und sind daher als Durchschnittswerte zu verstehen.

Laut Dr. Jason Fung (www.dietdoctor.com) kann bei gewünschtem Gewichtsverlust die tägliche Proteinzufuhr unter 0,8 Gramm bleiben. Das bedeutet, der Körper kann während des Abnehmens bereits durch die Verstoffwechselung von überflüssigen körpereigenen Proteinen seinen Bedarf decken. Warum? Es gibt alle Arten von nicht mehr benötigtem Protein. Aufgrund des Gewichtsverlustes werden weniger Haut, Bindegewebe, Kapillaren, Blut und Muskelmasse benötigt; hier wird also »zurückgebaut«. Besonders herunterhängende Hautlappen, die oft das ästhetische Selbstbild nach einem großen Gewichtsverlust stören, können so verhindert werden. Ganz nach dem Motto »Use it or lose it!«. Natürlich gibt es zu jeder Studie auch Gegenstimmen, die alleinig die Teilnehmer der jeweiligen Fastenkuren belegen oder widerlegen können, und somit bleibt dieser Ansatz aktuell nur eine These. Parallel zu den Erfahrungen von Dr. Jason Fung ist jedoch die Wichtigkeit von Proteinen auch bei einer gewünschten Gewichtsreduktion nicht von der Hand zu weisen. Denn neben überflüssigen Proteinlagern gibt es auch einige Proteinquellen im Körper, die unter einem Muskelschwund extremen Schaden erleiden würden, wie zum Beispiel das Herz. Somit sollten, insbesondere in einer gesunden Ernährung, Proteine, neben ausreichender Bewegung, immer einen wichtigen Stellenwert einnehmen.

Krebspatienten, Bodybuilder, Schwangere und Stillende tun dagegen gut daran, ihren täglichen Proteinanteil auf 0,8 bis 1 Gramm pro Kilo fettfreier Körpermasse zu erhöhen. Ausdauersportler benötigen entgegen der Annahme vieler Kraftsportler noch mal mehr Protein als Bodybuilder und können sich an einem Wert von 1,5 Gramm pro Kilo fettfreier

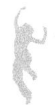

Körpermasse orientieren, so Dr. Jason Fung, der als weltweit führender Experte für intermittierendes Fasten gilt. Bei Kindern sieht es wieder anders aus. Man spricht hier von einem täglichen Bedarf von bis zu 2 Gramm. Dies unterstützt Zell- und Muskelwachstum und nährt den Körper bei erhöhtem Bedarf an Aminosäuren.

Ab dem 65. Lebensjahr ist ein leicht erhöhter Proteinanteil von zusätzlichen 5 bis 10 Gramm pro Tag gesundheitsförderlich. Optimale Quellen für den erhöhten Proteinbedarf bei gesunden Senioren sind laut Studien Fisch, Joghurt, Schafs- und Ziegenkäse sowie pflanzliche Proteine aus Hülsenfrüchten. Neben dem Eiweiß werden so noch weitere wichtige Nährstoffe für einen gesunden Körper mitgeliefert.

Ein chronisch erhöhter Konsum an Protein kann neben all dem Guten auch viel Schaden im Körper anrichten. Es ist bekannt, dass Proteine in den meisten Organismen Alterung begünstigen, da der Insulin-like-growth-factor-I (IGF1) und mTor (mechanistic Target of Rapamycin) ansteigen, welche in Verbindung mit Alterung und altersbedingten Krankheiten stehen. Ist mTor aktiv, stoppt der Körper die Selbstreinigungsprozesse, und seine ganze Aufmerksamkeit gilt dem neuen Bauen und Wachsen (Altern). Dies ist auch der Grund dafür, dass ein konstant erhöhter mTor-Wert in Verbindung mit dem Wachstum von Tumorzellen steht.

Auf der anderen Seite reagiert der Körper mit dem Abbau körpereigener Proteine, wenn zu wenig Protein über die Nahrung aufgenommen wird. Dadurch kommt es zu Muskelschwund, was insbesondere in jungen Jahren, bei Krankheit sowie im Alter gravierende Schäden hervorrufen kann. Neben den möglichen gesundheitlichen Nebenwirkungen der »Eiweißmast« ist ein Mangel also ebenso fatal. In einer ausgewogenen, natürlichen und bewussten Ernährung sollten jedoch beide Szenarien nicht eintreten.

Neben der Frage nach der optimalen Menge ist auch die Frage nach der richtigen Proteinquelle heiß umstritten. Denn in der Theorie besitzen Fleisch sowie auch Hülsenfrüchte ein breites Aminosäurenprofil. Hier steht insbesondere die körpereigene Verwertbarkeit (Bioverfügbarkeit) von tierischen und pflanzlichen Proteinen zur Diskussion. Ob es dabei eine Wahrheit gibt, wage ich aufgrund der unterschiedlichsten Studienergebnisse zu bezweifeln. Für die persönliche Entscheidungsfindung sollten neben dem ethischen ebenfalls der ökologische und gesundheitliche Aspekt miteinbezogen werden.

Steak versus Bohnen

Die Frage nach dem richtigen Protein beschäftigt Gesundheitsbewusste, Sportler und Veganer schon seit Langem. Das Fazit vieler Studien ist sehr unterschiedlich. Warum nur? Eine Antwort darauf könnte sein, dass sich die Ziele der Menschen deutlich unterscheiden. Der Pumper strebt nach maximalem Muskelwachstum, der Marathonläufer nach bestmöglicher Regeneration, der Veganer möchte genügend Protein zu sich nehmen, ohne dabei Tierleid zu verursachen, und der Gesundheitsbewusste achtet darauf, dass er nicht zu viel und nicht zu wenig von den am besten verwertbaren Aminosäuren konsumiert. Wenn dann noch individuelle Krankheiten, wie etwa ein Nierenleiden, vorliegen oder aber das 65. Lebensjahr erreicht ist, kommen zusätzliche Besonderheiten für einen gesunden und leistungsstarken Alltag hinzu. Die durchaus wichtigen und individuellen geschmacklichen Vorlieben sind hier noch nicht einmal berücksichtigt.

Wie bereits am Anfang des Abschnitts über Proteine deutlich wurde, geht es vor allem um eine ausreichende Versorgung mit essenziellen Aminosäuren. Neben tieri-

schen Quellen liefern auch pflanzliche Produkte ein optimales Spektrum. Zwar haben pflanzliche Lebensmittel im direkten Vergleich mit Proteinen aus tierischem Ursprung oft eine etwas geringere Bioverfügbarkeit. Dies stellt jedoch keinen Nachteil dar, wenn pflanzliche Lebensmittel optimal und abwechslungsreich kombiniert werden. Über den Tag hinweg benötigt der Körper alle für ihn essenziellen Aminosäuren. Wie wir ihm diese zuführen, bleibt unseren ethischen, gesundheitlichen und auch geschmacklichen Vorlieben überlassen. Proteine aus Getreide (besonders aus gekeimtem Getreide), Nüssen, Saaten, Hülsenfrüchten (eingeweicht und gekocht), Tofu, Gemüse, Milchprodukten, Ei, Fleisch und Fisch können hier als Quelle genutzt werden. Eine Diversität an proteinreichen Lebensmitteln ist nicht nur für das Aminosäurenprofil wichtig, sondern auch für Vitamine, Spurenelemente und das Mikrobiom, die Bakterien im menschlichen Darm.

Niko Rittenau hat in seinem Buch *Vegan-Klischee ade* studienbasiert einige Mythen über pflanzliche Ernährung und insbesondere Proteine aufgedeckt. Ebenfalls empfiehlt Valter Longo in der *Diät für Langlebigkeit,* dass ein Großteil der Proteine einen pflanzlichen Ursprung haben sollte, da schon unsere Vorfahren ihren erhöhten Proteinbedarf wegen harter körperlicher Arbeit gut über diese Quellen sichern konnten.

■ Fazit

Eine ausgewogene Proteinbilanz ist unumgänglich für einen gesunden, aktiven und bewussten Lebenswandel. Zu viel des Lebenselixiers kann jedoch Alterung und Krankheit fördern. Auch nehmen wir mit den Aminosäuren viele schädliche Substanzen zusätzlich auf, wie zum Beispiel Pestizide, Antinährstoffe sowie Antibiotika (Milch- und Viehwirtschaft), was einen guten Ursprung und die richtige Verarbeitung un-

umgänglich werden lässt. Ob wir unseren Proteinbedarf rein pflanzlich, tierisch oder vegetarisch decken, bleibt neben unseren geschmacklichen Vorlieben unserer ethischen und ökologischen Positionierung vorbehalten.

Fassen wir die wesentlichen Informationen der Makronährstoffe zu guter Letzt noch einmal gebündelt zusammen.

Kohlenhydrate

- werden im Körper zu Zucker verstoffwechselt
- sind in fast allen natürlichen Lebensmitteln zu finden, besonders in stärkehaltigen wie Getreide, Wurzelgemüse und Reis, in allem Süßen wie Zucker, Honig, Obst, in Milchprodukten in Form von Milchzucker und im Übermaß in industriell hergestellten Produkten
- liefern direkte Energie für die Muskulatur und das Gehirn
- haben eine geringe Speicherkapazität in Muskulatur und Leber von circa 1600 kcal
- verbrennen recht schnell und haben bei übermäßigem Konsum Unterzuckerung zur Folge
- werden, sofern sie nicht zur Energiebereitstellung benötigt werden, von der Leber in Form von Körperfett eingelagert

Fette

- dienen als alternative Energiequelle bei Nahrungsmittelknappheit oder beim Fasten
- sind in Nüssen und Saaten zu finden sowie in Fisch und Fleisch. Auch Milchprodukte und tierische Fette wie Butter und Schmalz dienen als Quelle
- haben eine große Speicherkapazität von durchschnittlich circa 20.000 kcal in Form von Körperfett
- liefern lange und gleichbleibende Energie
- sind als industriell hergestellte sogenannte Transfette schwer gesundheitsschädlich

- werden in Kombination mit Kohlenhydraten und bei Überschuss in der Nahrung als Körperfett eingelagert

Proteine

- sind sowohl in pflanzlichen (Getreide, Hülsenfrüchte, Nüsse, Saaten) als auch in tierischen Produkten (Fisch, Fleisch, Milchprodukte, Eier) zu finden
- werden in einzelne Aminosäuren aufgespalten, um dem Körper zur Verfügung zu stehen
- dienen der Zell- und Gewebeerneuerung, der Regeneration und dem Muskelaufbau
- Richtwerte für einen Erwachsenen liegen bei 0,8 Gramm pro Kilogramm fettfreie Körpermasse. Bei Sportlern und Menschen über 65 sollte der Wert auf 1 Gramm angehoben werden
- beschleunigen, im Übermaß konsumiert, den Alterungsprozess und begünstigen unkontrolliertes Zellwachstum
- bilden bei der Verstoffwechslung giftige Abbauprodukte, welche durch die Leber gefiltert und ausgeschieden werden müssen

Moderne Ernährungstrends machen sich unterschiedliche Vorteile der einzelnen Nährstoffgruppen zunutze, vergessen jedoch, dass, wie so oft, die Balance den Unterschied macht. Die 360-Grad-Beleuchtung aller Hauptnährstoffgruppen kann jedem zukünftig dabei helfen, nicht nur die negativen Seiten zu sehen, sondern auch die positiven, die dem Körper vorenthalten werden, wenn eine Nährstoffgruppe komplett eliminiert wird oder aber übermäßig zur Verfügung steht. Auf die eigenen Bedürfnisse zu hören ist natürlich das Optimum, jedoch benötigt man nicht allzu selten für den Start eine Richtungsanzeige, welche einem bei einer Lebensumstellung den Weg weist.

Tipps für Wissenshungrige

Internet

- Fed Up – Dokumentarfilm von Stephanie Soechtig / 2014
  http://fedupmovie.com
- Cronometer (digitales Ernährungstagebuch auf Englisch),
  auch als App
  https://cronometer.com/
- FDDB (digitales Ernährungstagebuch auf Deutsch), auch
  als App: https://fddb.info/

Bücher

- Anja Leitz: *Better Body – Better Brain. Das Handbuch zur
  Selbstoptimierung von Körper und Geist.* München 2016
- Anja Leitz: *Fett. Das Handbuch für einen optimierten Stoff-
  wechsel.* München 2017
- Prof. Dr. Valter Longo: *Iss dich jung.* München 2018
- Dr. Robert Lustig: *Die bittere Wahrheit über Zucker.* Mün-
  chen 2016
- Niko Rittenau: *Vegan-Klischee ade!* Mainz 2018

Quellen

- Penny M. Kris-Etherton: *Monounsaturated Fatty Acids and
  Risk of Cardiovascular Disease,* in: *Circulation* 100:1253–1258,
  1999
- Magalie Lenoir et al.: *Intense Sweetness Surpasses Cocoaine
  Reward,* in: *PLoS One* 2(8): e698, 2007
- Verbraucherzentrale Niedersachsen: *Kinderlebensmittel –
  Der Quatsch mit den Quetschies nimmt kein Ende,* in: Ernäh-
  rung & Lebensmittel – Verbraucherzentrale Niedersach-
  sen, 5. März 2020

2. Kapitel

Spüren & vertrauen

Sich selbst zu kennen ist der Anfang aller Weisheit.

Aristoteles

Aus Sicht des klaren Menschenverstands sind die im vorigen Kapitel geschilderten Zusammenhänge vermutlich einleuchtend. Psychologisch sieht die Sache jedoch anders aus, insbesondere wenn es an die Umsetzung der physiologischen Einsichten geht. Man ist ja schließlich nicht einfach so an einen Punkt gelangt, an dem Erschöpfung, Burn-out, Übergewicht und Krankheiten den Alltag bestimmen. Man ist über seine eigenen Grenzen gegangen, und das wahrscheinlich nicht nur einmal. Der Körper kann erstaunlich viel wegstecken. Das bedeutet jedoch nicht, dass er nicht auf Dauer Schaden nimmt. Neben Einflüssen aus unserem Umfeld und der Umwelt machen wir meist über viele Jahre sehr vieles falsch, um schweren Krankheiten überhaupt die Chance zu geben, sich zu entwickeln. Dabei soll mitnichten der Fokus auf das Versagen des Einzelnen gerichtet werden, vielmehr gilt es zu bewundern, wie der Körper so lange in der Lage ist, die Belastungen, welchen wir stetig ausgesetzt sind, für uns zu kompensieren.

In diesem Zusammenhang hilft es zu verstehen, dass der

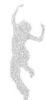

75

Körper, evolutionär bedingt, nur an zwei Dingen interessiert ist: an der Fortpflanzung und daran, wie er die nächsten Minuten oder Stunden überlebt.

Unromantisch? Ja, leider, aber das ist die Realität. Jedoch hat genau dieses Prinzip unser Überleben gesichert. Würden wir bereits beim ersten Zug an einer Zigarette vergiftet sterben, hätten uns das Nikotin und viele andere natürliche Gifte schon lange erbarmungslos ausgerottet. Zum Glück besitzt der Körper die Fähigkeit, Schadstoffe auszuscheiden, zu binden und, wenn nötig, im eigenen System zu verteilen und abzulagern. So wird eine Vergiftung verhindert, mindestens jedoch hinausgezögert. Das Beispiel des Zigarettenkonsums zeigt diesen Mechanismus eindrucksvoll auf. Mit jedem Zug an einer Zigarette laufen unzählige Schutzprozesse im Körper ab, um die eingedrungenen Gifte zu bekämpfen. Da der Körper nicht alle Schadstoffe effektiv ausscheiden kann, lagert er sie ein, um zu überleben, wodurch jedoch auf lange Sicht Probleme entstehen. Die Raucherlunge und das Raucherbein sind nur zwei Beispiele für mögliche »Deponien«. Die Ursache für ein Raucherbein ist eine Arterienverkalkung, auch Arteriosklerose genannt, die außer durch Rauchen durch Diabetes, Bluthochdruck, Bewegungsmangel, einen gestörten Fettstoffwechsel oder Übergewicht entstehen kann. Das Nikotin, das mit jedem Zug in den Organismus gelangt, setzt im Blut Stoffe frei, die die Gefäße verengen. So steigt der Blutdruck. Schadstoffe wie Teer lagern sich an den Gefäßwänden ab und führen zu Entzündungsreaktionen. Das Fazit: Die Gefäßwände verlieren ihre Elastizität, wodurch der Blutfluss gestört wird. Zwar ist der Körper unfassbar lange in der Lage, mit einer solchen Vergiftung umzugehen, aber irgendwann ist das Maß voll.

Krankheiten und Leiden entstehen also nicht aufgrund einer aktuell falschen Lebensweise, sie sind vielmehr meist ein Resümee der bereits gelebten Jahre. Besonders wenn man

jung ist, geht man davon aus, dass man alles verkraften kann. Der Mythos, wonach all die durchzechten Nächte keinen bleibenden Schaden hinterlassen, hält sich wacker in vielen Köpfen, nicht nur bei Teenagern. Das Gegenteil ist jedoch der Fall, auch wenn dies mit Anfang 20 nicht direkt sichtbar und spürbar wird. So weiß man mittlerweile, dass etwa die Ursachen von Alzheimer und Demenz bereits Jahrzehnte vor dem medizinisch indizierten »Ausbruch« gelegt worden sein können. Neben Boxern zum Beispiel sind auch Footballspieler besonders gefährdet, an Hirnleiden zu erkranken. Grund dafür sind die mehrfach erlittenen Gehirnerschütterungen während ihrer Profikarriere. Das ist sicherlich ein extremes Beispiel, es versinnbildlicht jedoch die Wichtigkeit eines präventiven Verhaltens. Denn oft sind es die gelebten Jahre, die uns dorthin gebracht haben, wo wir uns heute befinden, und nicht der Lebenswandel der letzten Wochen und Monate. Sind wir uns dessen bewusst, können wir oft besser akzeptieren, dass eine Linderung oder gar Heilung der Symptome ebenfalls nicht in ein paar Wochen eintreten können. Es gilt die Faustregel, dass die Überwindung einer Krankheit oder das Verlieren von überflüssigen Pfunden mindestens so lange dauert wie ihre Entstehung. Man sollte also keine Wunder erwarten.

Auch ich hatte ein Darlehen bei meinem Körper aufgenommen, was ich später mit hohen Zinsen zurückzuzahlen hatte. Anfang zwanzig war der Traum, eine eigene Bar zu besitzen, in mir allgegenwärtig. Durch harte Arbeit und viel Leidenschaft konnte ich diesen Wunsch Jahre später tatsächlich realisieren. Ich eröffnete zusammen mit einem Geschäftspartner meine erste Bar, und das auch noch im Herzen von München. Kurze Zeit war ich der stolzen Überzeugung, es geschafft zu haben. Aber die Gäste blieben aus, und mein Bankkonto war schnell leer geräumt. Um dennoch an meinem Traum festzuhalten, arbeitete ich aus Kosten-

gründen viele Schichten allein. Meinen Lebensunterhalt sicherte ich mir durch einen Vollzeitjob als Vertriebsassistentin ab. Kurz gesagt legte ich von Montag bis Freitag meine Schürze um zwei Uhr nachts ab und schaltete um acht Uhr morgens meinen Computer im Büro ein. Samstag und Sonntag waren die Nächte in der Bar länger und die Tage gefüllt mit Erledigungen. Drei Stunden Schlaf waren für mich alltäglich, aber zu klagen kam mir nicht in den Sinn, denn ich war jung und fit und wusste, warum ich das alles auf mich nahm – für meinen Traum. Niemand hatte behauptet, es würde leicht sein.

Meine Ernährung war ausgeklügelt und der perfekte Energiegeber für solche Höchstleistungen. Nichtsdestotrotz fing der Büroalltag fast schleichend an, sich elendig in die Länge zu ziehen, und dank meiner inzwischen gut besuchten Bar wurden auch die Nächte immer zehrender. Den letzten Gin Tonic reichte ich nun oft auch unter der Woche erst nach drei Uhr über den Tresen. Erste Anzeichen von Antriebslosigkeit machten sich in mir breit, ich überspielte sie jedoch gekonnt. Schminke und ein chronisches Lächeln ließen selbst mich denken, es gehe mir gut. Meine zwischenmenschlichen Kontakte erlahmten, denn enge Freunde erkannten sehr deutlich den Unterschied zwischen guter Laune und dem Fake-Grinsen auf meinem Gesicht. Mir war unwohl, dabei ertappt zu werden, sodass ich meine Freunde eher mied. Und auch an allem anderen, was mir früher Spaß und Leichtigkeit beschert hatte, verging mir zunehmend die Freude. Nicht nur mein Geist streikte, auch mein Körper zeigte deutliche Erschöpfungserscheinungen. Ich erlitt einen Bandscheibenvorfall, verlor an Gewicht und büßte schlussendlich all meine Kraft ein. Eine allgegenwärtige innere Leere an einem Tag voller Aufgaben – einfach ausgebrannt. Mein Arzt, den ich zu dieser Zeit wöchentlich mit grippeähnlichen Symptomen aufsuchte, legte mir nahe,

es mit Stimmungsaufhellern zu versuchen, nachdem mich nicht mal die hochdosierten intravenösen Vitamin-C-Bomben wieder auf die Beine gebracht hatten. Ich war geschockt bei dem Gedanken daran, eine Pille gegen mich selbst zu schlucken. Die unzerstörbare Powerfrau auf Antidepressiva?

Ich erinnere mich noch wie heute an den Wendepunkt in meinem Leben. Ich war mit dem Rad auf dem Weg in die Bar nach einem, wie üblich, anstrengenden Tag im Büro. Die Ampel in der Sendlinger Straße schaltete auf Rot, was ich aus Zeitmangel meist ignorierte, an diesem Tag jedoch nicht. Ich starrte wie hypnotisiert auf das rote Männchen vor mir. Auf einmal erschien mir alles glasklar, als hätte ich es schon immer gewusst. »F**K – es ist zu viel! Die Bar! Das Büro! Die Hunde! Meine Partnerschaft! Ich! Einfach alles!« In den folgenden Wochen trennte ich mich von meinem langjährigen Partner und somit von einem der Hunde, verkaufte meine Bar, kündigte meinen Job und floh aus München nach Berlin.

Mein Leben war eine Ruine, ich todmüde, und das alles mit gerade mal dreißig. Na bravo!

Mein Gespür für mich war weg, das Vertrauen in meine Selbsteinschätzung verloren. Ich wusste nicht, was ich essen wollte, ob ich schlafen oder wach sein wollte, geschweige denn, was die berufliche Welt für mich noch bringen sollte. Leere, Antriebslosigkeit und Lustlosigkeit dominierten meinen Alltag. Nichtstun war für einen bisher getriebenen Menschen wie mich jedoch auch keine Lösung. Wilder, erschöpfter Aktionismus, eine hilflose Mischung. Heute würde ich sagen, ein klassischer Burn-out, damals konnte ich das weder realisieren, noch hätte ich es akzeptiert. Nach der verzweifelten Flucht aus München brach alles zusammen. Als ob die lang verteidigten Stadtmauern nach einem erfolgreich abgewehrten Angriff einfach so einstürzten. Nach nur drei Jahren als Barbesitzerin verharrte ich ein ganzes

Jahr in dieser erschöpften Willenlosigkeit. Es hat mich also ein Drittel meiner investierten Zeit gekostet, um aus meiner Schockstarre zu erwachen.

Bei vielen Menschen beobachte ich seither ein ähnliches Verhalten. Diese allgegenwärtige Leere. Kein Platz für eigene Intuition und keine Kraft für Selbstliebe. Morgens steht man fast roboterartig auf, mit der Furcht in den Augen, den heutigen Aufgaben nicht gewachsen zu sein. Da diese Vorahnung dann wie eine sich selbst erfüllende Prophezeiung und wegen mangelnder Kraft auch bedenklich oft eintritt, gerät man schnell in eine Abwärtsspirale. Häufig ist der erschöpfte Geist schon ein deutliches Zeichen für einen kranken Körper. Denn besonders bei großen Herausforderungen, wie bei mir die eigene Bar, geht der Geist, evolutionär bedingt, über die körperliche Erschöpfung zunächst hinweg. Kurze bis mittelfristig extreme Anstrengungen mussten schon immer für die Sicherung des Überlebens überstanden werden. Danach konnte sich der Körper in der Regel erst mal regenerieren, um für die nächste Extremsituation gewappnet zu sein. Hier und heute sieht das jedoch anders aus. Bei unseren Stresssituationen handelt es sich immer öfter um lange bis hin zu dauerhaften Lebenssituationen. Nicht selten enden diese schlagartig in einer kompletten Erschöpfung, Krankheit oder Depression.

Meinen persönlichen Antrieb fand ich erst wieder, als ich realisierte, dass nach einem Tief auch immer ein Hoch kommen muss – das ist ein Naturgesetz. Veränderung ist Teil jeden Lebens, und heute bin ich so dankbar, dass ich dies genau zu diesem Zeitpunkt auch wieder fühlen durfte. Ich wusste zwar nicht, wie groß dieses Tal war, in dem ich mich befand, aber ich war mir sicher, wenn ich einfach immer weitergehe, werde ich an den Fuß eines Berges kommen und diesen Schritt für Schritt wieder hinaufsteigen.

Mein Mut kehrte zurück, und ich begann wieder mit offenen Augen durchs Leben zu gehen. Zwar war ich noch weit entfernt von einem dauerhaften Hoch, von frischer Energie und Optimismus. Jedoch hatte sich meine Sicht auf das Leben geändert, als ob Licht in die Dunkelheit kam. Endlich verspürte ich wieder Hoffnung und den Drang nach Veränderung. In der darauffolgenden Zeit probierte ich vieles aus und war offen für Neues, nahm jedoch nur wenig Besserung in meiner körperlichen und, erschreckender noch, in meiner psychischen Verfassung wahr. Erst als ich wieder in der Lage war, zu sehen, was ich für mich und mein Leben möchte, und somit Ziele definierte, merkte ich, dass ich den ersten Schritt bergauf ging.

Finde dein persönliches Warum für eine Lebensumstellung

Ziele sind die Anker unserer Träume. Sich selbst Ziele zu setzen, insbesondere in schweren Zeiten, kann einen unfassbaren Antrieb geben und Stabilität schaffen. Wenn ich weiß, warum ich etwas tue, kann ich Berge versetzen, und zwar nicht nur in der Arbeitswelt oder für die Familie. Nein, auch für mich, ganz egoistisch. Um solche Berge zu versetzen, um unser Leben und unsere Ernährung umzustellen, brauchen wir alle ein starkes persönliches »Warum«. Erst die Antwort darauf sorgt für den nötigen inneren Antrieb. Denn wie das Wort »Antrieb« so schön sagt, handelt es sich dabei um den Treibstoff, die eigenen Ziele auch tatsächlich zu erreichen. Die treibende innere Kraft also.

Aus meiner Coaching-Erfahrung weiß ich, dass Essensroutinen, die jahrelang einstudiert wurden, nicht einfach so von heute auf morgen aufgegeben und mal eben schnell

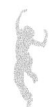

durch andere ersetzt werden können. Da muss schon ein tieferer Grund dahinterliegen, um hier nachhaltig erfolgreich zu sein. Einige benötigen dafür erst eine eigene Krankheit oder den alles erfüllenden Schmerz, einen geliebten Menschen im Kampf gegen eine Krankheit verloren zu haben, um am eigenen Lebensstil etwas zu verändern. Andere verspüren den Drang ganz intuitiv, etwas ändern zu wollen. Soll die Änderung dauerhaft sein und zu einem gesünderen, energetischeren Lebensstil führen, ist eine zeitlich begrenzte Diät, die im Wesentlichen auf Verzicht beruht, keine Lösung. Deshalb ist es ganz zentral, das eigene »Warum« zu finden und den eigenen Antrieb genau zu kennen, um eine langfristige Veränderung herbeizuführen. Hier seinen Anfang zu nehmen ist auch deshalb sinnvoll, weil der mentale und der chemische Zustand des Menschen engmaschig miteinander verknüpft sind, sodass jede Veränderung des einen immer auch zu einer Veränderung des anderen führt.

In der Buchklappe vorn findest du Fragen, die dich dabei unterstützen, genau dieser Frage auf den Grund zu gehen. Sie helfen dir ebenfalls, zu definieren, wann du dein Ziel erreicht hast. Aussagen wie »Ich möchte abnehmen« oder »Ich möchte mehr Energie« sind keine klar definierten Ziele. Messbare Definitionen wie »Ich möchte sechs Kilo in den nächsten sechs Monaten abnehmen« oder »Ich möchte morgens leicht aus dem Bett kommen und den Tag energetisch mit nur einer Tasse Kaffee beginnen« sind sehr viel zielführender. Denn nicht selten sind wir mit den erzielten Erfolgen vor allem deshalb unzufrieden, weil wir nie ein messbares Ziel definiert haben. Wie ist das eigene Wunschgewicht? Und was bedeutet Wohlbefinden für einen ganz persönlich? Erst wenn dies klar ist, stellt man die individuellen Weichen auf Erfolg. Es kann Stunden, Tage oder gar Wochen dauern, sich über die eigenen Ziele klar zu werden, insbesondere wenn man bis dahin noch nie wirklich ernst-

haft darüber nachgedacht hat. Deshalb können sich deine Definitionen mit der Zeit auch immer wieder verändern, bis du schlussendlich mit ihnen zufrieden bist.

Die Probe aufs Exempel gab mir einer der von mir betreuten Schauspieler. Wir waren verabredet auf einen Kaffee, um uns über Ansätze und Ideen auszutauschen. Diese Treffen sind für mich immer eine besondere Inspiration. Bei dem besagten Kaffee-Termin wirkte er verändert, anders als sonst. Seine Ausstrahlung war ruhig, unaufgeregt und entspannt, was ungewöhnlich für einen getriebenen Menschen wie ihn war. Er schwebte förmlich. Wir kamen auf das Thema »Erfolg«, wie so oft, und ich verstand, was mit ihm passiert war. Er erzählte mir, dass er vor Kurzem einen seiner eigenen Notizzettel gefunden habe, auf dem er vor Jahren vermerkt habe, was für ihn persönlich finanzieller Erfolg bedeute. Er definierte für sich damals eine ganz spezifische Summe als Erkennungsmerkmal. Nun stellte er erstaunt fest, dass er dieses Ziel längst erreicht hatte. Damit wichen der Druck, seine Verbissenheit und alles, was damit zusammenhing. Plötzlich gerieten andere Werte in den Fokus, das Schauspiel ist noch immer wichtig, aber mit einer anderen Priorität versehen. Und diese für ihn so wunderbar befreiende Erkenntnis hätte er ohne das einst definierte Ziel vielleicht niemals erlangt.

Es ist ein stärkendes Gefühl, zu erkennen, was der eigene Antrieb ist, und gleichzeitig zu wissen, worauf man zusteuert. Denn Vorfreude ist bekanntlich ja die schönste Freude. Oft sieht der Weg, dessen Ende man vor Augen hat, auch gar nicht mehr so schwierig aus. Das Ungewisse, Unbekannte ist es, was uns zurückschrecken lässt und nicht selten lähmt. Den eigenen Antrieb zu kennen kann da zum benötigten Mut und zu eigener Stärke verhelfen.

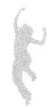

Der kleine Entzug von alten Gewohnheiten

Meine eigene Ernährungsfindungsphase kostete mich etwa zehn Jahre, da ich mich vor dem so wichtigen Schritt des Entzugs immer wieder gedrückt hatte. Von geliebten Gewohnheiten Abstand zu nehmen, seine Komfortzone zu verlassen und vielleicht auch die Nebenwirkungen des Entzugs für einen kurzen Zeitraum in Kauf zu nehmen, ist sicher für die meisten ein Gräuel. Um es mit den Worten von Sigmund Freud, dem bekanntesten Neurophysiologen des 20. Jahrhunderts, zu beschreiben, unterliegt das gesamte Tun unseres Unbewussten (oder »Es«) dem Lustprinzip. Laut Freud versuchen wir ständig und zwanghaft, Freude *(pleasure)* zu erlangen und um jeden Preis Unwohlsein *(pain)* zu vermeiden. Das Paradoxe daran ist jedoch, dass viele Dinge, die uns kurzfristig Freude verschaffen, langfristig oft schaden, während Dinge, die uns kurzfristig Unbehagen bereiten, uns langfristig guttun. Ich bin mir ziemlich sicher, dass mindestens eines der folgenden Beispiele auf alle Leser hier zutrifft. Auf mich persönlich treffen sie allesamt zu.

Ernährung

Das kross gebratene Schnitzel, der würzige Burger und das gar so cremige Eis stimulieren zweifellos das kurzfristige Pleasure-Zentrum in vielen von uns, sofern wir diese Lebensmittel vertragen. Langfristig gesehen führen jedoch genau diese Leckereien zu Übergewicht, Energielosigkeit und Krankheit. Gegenteilig verhält es sich oftmals mit einer gesunden Mahlzeit, die kurzfristig bei vielen nur wenig Freude auslöst, jedoch langfristig zu einem gesunden Körper und dem damit verbundenen Wohlbefinden beiträgt.

Bewegung

Die bloße Vorstellung daran, morgens anstelle des Autos das Fahrrad für den Weg zur Arbeit zu nutzen, ruft bei vielen Menschen schlagartig Unlust hervor. Sich trotz des frühmorgendlichen Schweinehundes auf den Sattel zu schwingen führt aber bekanntermaßen langfristig zu mehr Kraft und besserer Gesundheit durch die regelmäßige körperliche Betätigung an der frischen Luft – und nicht zuletzt zu guter Laune, mit der man dann in den Arbeitstag startet.

Finanzen

Ob man bereit ist, monatlich etwas weniger für Luxusgüter zur Verfügung zu haben und dafür Geld zu sparen oder gar zu investieren, macht sich langfristig buchstäblich bezahlt. »Saving before spending« ist ein Leitsatz, der von Finanz-Gurus immer wieder gepredigt wird. Die Freude, einen finanziellen Puffer zu haben, dürfte das kurzfristige Unwohlsein, den Lebensstandard auf ein etwas kleineres Budget auszurichten, deutlich übersteigen.

Leider hat die Freud'sche Erkenntnis in unserer heutigen Gesellschaft keinen hohen Stellenwert. Im Gegenteil, das kurzfristige Vergnügen gilt mehr als die langfristige Freude, die oftmals sogar als uncool angesehen wird. Fast Food, Kekse, Alkohol, der schnelle Konsum von Dingen und Erlebnissen bereitet uns Freude, wogegen gesundes Essen, Fasten, körperliche Anstrengungen oder die sprichwörtliche kalte Dusche allesamt Dinge sind, die wir als unangenehm empfinden.

Fast Food und materielle Güter verschaffen allerdings immer nur ein kurzes Glücksgefühl. Natürliches Essen, körperliche Anstrengung oder ein klärendes Streitgespräch unter Freunden mögen vielleicht kurzzeitig Unbehagen auslösen,

führen jedoch langfristig zur Zufriedenheit. Denn im eigenen Wohlfühlkörper zu stecken, gesund bis ins hohe Alter zu sein oder gar den Menschen des Lebens getroffen zu haben, weil man sich getraut hat, ihn oder sie anzusprechen, sind alles Dinge, die in unserem Allgemeinverständnis als »unbezahlbar« gelten.

Die Entscheidung, sich um seine Gesundheit kümmern zu wollen, wird oftmals belächelt und nicht selten durch falsche Vorbilder konterkariert. Das beginnt schon in der Schule, wo die Raucher die coolen Kids sind, mit denen jeder befreundet sein will, während der Rest als Langweiler abgestempelt wird. Im Freundes- und Kollegenkreis sind oft die Trinkfesten die Gefeierten und diejenigen, die wenig Alkohol konsumieren, weil sie einfach gesünder leben, die Spaßbremsen. Wo du auch hinschaust, gilt derjenige, der sich für die kurzzeitigen Freuden entscheidet, als cool. Von allen Seiten werden wir dazu angeregt, im Hier und Jetzt unseren Spaß zu haben. In Vergessenheit gerät dabei, dass wir im Hier und Jetzt unsere Zukunft gestalten.

Natürlich kann und muss jeder solche Entscheidungen für sich selbst treffen. Und niemand braucht auf kurze Genüsse komplett zu verzichten. Für ein langfristiges Wohlbefinden ist es jedoch unerlässlich, hier die richtige Balance zu finden. Die einstudierte Morgenroutine, mit einer großen Schale Cornflakes den Tag zu starten, den Kaffee am Nachmittag mit etwas Süßem abzurunden oder den Tag mit einem Glas Wein zu beenden: All das sind wunderschöne Rituale, solange wir noch in der Lage sind, die Routinen auch zu durchbrechen. Wenn wir darauf auf keinen Fall mehr, und sei es für einen begrenzten Zeitraum, verzichten mögen, sollte sich jeder persönlich fragen, ob es sich dabei noch um Genuss oder schon um eine Sucht handelt.

Ich erinnere mich noch gut: Mein erster Kaffee-Entzug war die Hölle. Ich selbst war mir nicht mal bewusst, dass es

so etwas wie Kaffeesucht überhaupt gibt. Mit meinen zwei bis drei großen »Tassen« Kaffee am Tag nahm ich locker einen Liter davon zu mir. Als ich die Menge realisierte, wollte ich einfach mal vier Wochen auf mein Lieblingsgetränk verzichten. Sollte doch kein Problem sein, dachte ich mir – und war nicht im Geringsten darauf vorbereitet, dass meine Gedanken nur noch um Kaffee kreisen würden. Als ich das schwarze Gold absetzte, fühlte ich mich sofort hundeelend. Zu den Tageszeiten, an denen ich üblicherweise einen Kübel Kaffee in mich reinschüttete, plagten mich wahnsinnige Kopfschmerzen, Antriebslosigkeit, ja, schon fast depressionsähnliche Zustände. Doch nach einer Woche körperlichen Leidens verbesserte sich meine Verfassung schlagartig. Ich erlitt tagsüber keine Müdigkeitsattacken mehr, sodass mein Verlangen nach Kaffee komplett ausblieb. Auch waren meine Gereiztheit und die Kopfschmerzen wie weggeblasen, und ich verstand gar nicht mehr, warum ich zuvor eigentlich so viel Kaffee gebraucht hatte, um überhaupt zu funktionieren.

Oft weiß man erst, wie man zu bestimmten Lebensmitteln steht und was diese mit einem machen, wenn man sie eine gewisse Zeit vom Speiseplan gestrichen hat. Und dabei geht es nicht um ewige Verdammnis, sondern um einen Realitätscheck. Handelt es sich noch um Genuss oder um Sucht, ruft man mit den Essgewohnheiten Hautirritationen hervor, oder ist die eigene Stimmung gar von einem gewissen Lebenswandel abhängig? Wenn man selbst erlebt hat, dass Akne, die einem seit der Jugend viele peinliche Momente verschafft hat, von einem zu hohen Milchkonsum kommt, handelt es sich ruckzuck um keinen Verzicht mehr, sondern vielmehr um eine Erlösung, wenn die Milch vom eigenen Speiseplan verschwindet. Merkt man hingegen in der Phase der Abstinenz keinen Unterschied, kann man selbst entscheiden, in welchem Maße man gewisse Nahrungsmittel wieder in das

Leben integrieren möchte und welche man auch in Zukunft eher meidet.

Ich nutze heute selbst noch die Hilfe der Eliminierungsdiät, um mich immer mal wieder rückzuversichern, denn in einem anspruchsvollen Alltag kann man schnell die Verbindung zu sich verlieren oder gar neue Unverträglichkeiten ausbilden. Um den Körper einmal komplett zu entlasten, werden alle Lebensmittelgruppen, die Entzündungen im Körper fördern, für vier Wochen strikt gemieden. Diese sind Gluten, Milchprodukte (Laktose und Casein), Zucker und Alkohol. So ermöglicht man sich, die eigenen Körpergefühle wieder besser wahrzunehmen und die Verbindung zum Körper wiederherzustellen.

Lebensmittelübersicht

✖ Gluten

Gluten ist ein Eiweiß, das sich aus Bestandteilen der sogenannten Prolamin- und Glutenin-Gruppe zusammensetzt. In allen Getreidesorten (Weizen, Gerste, Dinkel, Hafer – von Natur aus glutenfrei, jedoch durch Verarbeitung glutenhaltig –, Roggen, Kamut, Emmer, Urkorn und Einkorn) kommt dieses Eiweiß vor. Des Weiteren findet man Gluten in verarbeiteten Lebensmitteln, die mit Getreide zubereitet werden, also beispielsweise Nudeln, Pizza, Brot, Bier, Gebäck, Saucen, Fertiggerichte wie Seitan. Insbesondere beim Verarbeiten von Backwaren wird Gluten sehr geschätzt, da es in Verbindung mit Wasser für Elastizität sorgt. Diese Eigenschaft hat Gluten auch den Namen »Klebereiweiß« verschafft. Brötchen & Co. erlangen dadurch ihren fluffigen Charakter.

Was dieses besondere Protein mit Backwaren anstellt, passiert aber auch im Darm. Aufgrund der Klebeeigenschaft

gelingt es den Verdauungsenzymen nicht, Gluten ordnungs-
gemäß zu zerlegen. Das Ergebnis sind Eiweißpartikel, die zu
groß sind, um von den Darmzellen aufgenommen zu werden. Aus noch nicht geklärter Ursache bleiben diese Eiweißklumpen an der Darmwand hängen, was zu einer erhöhten
Ausschüttung von Zonulin führt. Zonulin ist dafür verantwortlich, dass sich die Zwischenräume der Darmzellen für
eine Nährstoffaufnahme öffnen. Im Fall von Gluten gelangen
so die unerwünschten Eiweißpartikel unkontrolliert in die
Darmwand und somit ins Körperinnere. Unser Immunsystem
erkennt diese Eiweißklumpen als Fremdkörper und reagiert
mit einem Angriff, um die Eindringlinge unschädlich zu
machen. Das ist eine Routinereaktion des Körpers, die bei
jedem Menschen einsetzt, sobald glutenhaltige Lebensmittel
konsumiert werden.

Bekommt das Immunsystem die Angriffe nicht unter Kontrolle, da zum Beispiel Erkrankungen, Stress oder
Belastungen durch Gifte vorliegen oder schlicht zu viele
glutenhaltige Lebensmittel konsumiert werden, findet es
nicht mehr zur Ruhe. In diesem Fall spricht man von einer chronischen Entzündung im Körper, die sich nicht nur
auf den Darm, sondern auch auf das Gehirn und die eigene
Leistungsfähigkeit, auf Stoffwechselprozesse und sogar auf
die Fruchtbarkeit und den Gemütszustand auswirken kann.

Bei einem etwa durch Schadstoffe geschwächten Darm
kann die wiederholte Öffnung der Darmbarriere zu chronischer Durchlässigkeit führen, bekannt als Leaky-Gut-Syndrom. Die Folge davon ist, dass gute wie auch schädliche
Stoffe, unabhängig von Gluten, mehr oder minder ungehin-
dert in die Darmwand eindringen können und das Immunsystem zusätzlich konstant reizen. Dies ist eine weitverbrei-
tete und viel zu oft nicht erkannte chronische Erkrankung,
die einen Nährboden für viele Folgeerkrankungen, Allergien
und Kreuzallergien darstellt. Nicht zu verwechseln ist die-

se Reaktion mit der sogenannten Zöliakie. Bei dieser erbarmungslosen Reaktion des Körpers wird das Eiweiß aus Weizen & Co., sprich Gluten, von einem Tag auf den anderen als bösartiger Eindringling identifiziert. Erkrankte reagieren bereits auf kleinste Mengen mit schwerwiegenden Symptomen wie blutigem Stuhl, Durchfall, Autoimmunerkrankungen und anderen Beschwerden, da das komplette System »Körper« aufgrund des dauerhaften Angriffs gestört ist.

Wie gut oder schlecht Gluten vom Einzelnen verarbeitet werden kann, ist bis zu einem gewissen Grad genetisch bedingt. Umwelteinflüsse, Alkohol, Zigaretten, Zucker, übermäßiger Konsum von Weißmehlprodukten und Stress sind aber in jedem Fall einflussnehmende Faktoren. Letztlich setzt Gluten bei allen Menschen dieselben Mechanismen im Körper frei. Der eine kann damit besser umgehen als der andere. Doch auch wer mit diesem Protein vermeintlich gut zurechtkommt, sollte sich deshalb nicht in Sicherheit wiegen. So kann man, basierend auf einem ungünstigen Lebenswandel, auch im Erwachsenenalter trotz günstiger Gene von heute auf morgen sensibel auf Gluten reagieren oder sogar an Zöliakie erkranken.

Wie vermeidet man glutenhaltige Lebensmittel?

Die Lebensmittelindustrie und gastronomischen Betriebe sind mittlerweile dazu verpflichtet, Auskunft über Allergene wie Gluten auf Produktverpackungen und Speisekarten zu geben. So findet man auf Lebensmitteletiketten alle nötigen Informationen für eine bewusste Entscheidung. Befinden sich auf der Zutatenliste Getreidesorten wie Weizen, zum Beispiel in Form von Kleie, Mehl oder Grieß, handelt es sich um ein glutenhaltiges Produkt.

Der Vermerk »glutenfrei« oder die durchgestrichene Ähre sprechen dagegen für ein Produkt, das frei von Gluten

ist. Bei Zutaten wie »modifizierte Stärke«, »hydrolysiertes Pflanzenprotein« und »hydrolisiertes pflanzliches Eiweiß« ist nicht ganz klar, ob sie aus Getreide stammen. In der Regel steht jedoch in Klammern dahinter, ob es sich um eine glutenhaltige Quelle handelt. In der Entwöhnungsphase sollte man weitestgehend auf solche weiterverarbeiteten Produkte verzichten, bei denen man nicht sicher weiß, was sie enthalten. Natürlich glutenfreie Produkte wie Reis, Kartoffeln und Pseudogetreide sind hier von deutlich höherer Wertigkeit als Convenience-Produkte wie Nudelalternativen aus Maismehl oder Pizza-Nachbauten.

Auch ein Restaurantbesuch fordert in dieser Zeit eine klare Haltung. Den Kellner darüber zu informieren, dass man sich glutenfrei ernährt, ist oft nur ein kurzer unangenehmer Moment. Wogegen das Rumstochern im Essen einem selbst wie auch den Begleitern den ganzen Restaurantbesuch verderben kann. Eine klar kommunizierte Bestellung hilft auch dabei, verstecktes Gluten in Gerichten zu meiden. Fische beispielsweise werden von Köchen gern vor dem Ausbraten in Mehl gewendet, um eine schöne Kruste zu erlangen, und Soßen mit Mehl abgebunden. Besondere Vorsicht ist übrigens in veganen Restaurants geboten, denn zum Beispiel Seitan, aus dem viele Fleischersatzprodukte bestehen, ist reinstes Weizeneiweiß (Gluten).

Inspiration für glutenfreie Beilagen

- Pseudogetreide und glutenfreie Getreidearten wie:
  Amaranth, Buchweizen, Hirse, Mais, Polenta, Quinoa, Reis (Natur, Jasmin, schwarz, wild).

- Stärkehaltiges Wurzelgemüse wie:
  Kartoffeln, Kürbis, Möhre, Pastinake, Petersilienwurzel, Rote Bete, Sellerie, Süßkartoffeln.

Und wenn es einmal gar nicht ohne Pasta geht, kann auch ab und an mal zu einem glutenfreien Nachbau gegriffen werden. Ratsam ist es, auf die Verträglichkeit zu achten. So können Nudeln aus Hülsenfrüchten zu Blähungen führen, wogegen Reis- oder Buchweizennudeln besser verträglich sein können. Einfach ausprobieren.

✖ Milchprodukte

Bei Laktose handelt es sich um den sogenannten Milchzucker, wie er in der Milch von Kühen, Schafen, Ziegen, Pferden & Co. in variabler Menge zu finden ist. Auch alle Produkte, die aus Milch oder Milchbestandteilen hergestellt werden, wie Joghurt, Quark, Buttermilch, Käse, Sahne, Milchschokolade, Pudding und vieles andere mehr, enthalten von Natur aus Laktose. Tierische Fette, wie etwa Butter, weisen hingegen produktionsbedingt fast keinen Milchzucker mehr auf.

Zum Thema Milch findet man unzählige kontroverse Informationen und Meinungen online. Dafür, dass Milch gesund für Muskelwachstum und Knochenstabilität ist, gibt es ebenso wissenschaftliche Belege wie dafür, dass Milch karzinogen (krebsfördernd) wirkt, Osteoporose fördert, Entzündungsprozesse im Körper anheizt und einzig und allein für die Aufzucht der eigenen Art vorgesehen ist.

Fakt ist, dass weltweit acht von zehn Menschen an einer Schwäche leiden, Milch aufzuspalten. Dies kann durch das tierische Protein Casein verursacht sein oder durch einen Mangel an dem Enzym Laktase, das zum Verstoffwechseln von Laktose benötigt wird. Je älter wir werden, umso mehr kann sich die körpereigene Bereitstellung von Laktase zurückbilden, da der Zucker, der einst aus der Muttermilch kam, nicht mehr verarbeitet werden muss. Insbesondere in Asien, wo die Standardernährung relativ frei von milchhaltigen Produkten ist, lässt sich dieses Phänomen der verän-

derten Laktasebildung deutlich nachweisen. Die Industrie- und Pharmakonzerne reagieren darauf, indem sie das einst natürliche Lebensmittel zu milchzuckerfreien Alternativen verarbeiten oder das Problem durch die Empfehlung zur Einnahme des Enzyms Laktase lösen, um auf ja nichts verzichten zu müssen.

Das Milchprotein Casein gilt darüber hinaus als stark insulinogen, was bedeutet, dass nach dem Verzehr von Milchprodukten mit einem hohen Casein-Anteil eine erhöhte Ausschüttung von Insulin stattfindet. Ein erhöhter Insulinspiegel ohne entsprechend hohen Blutzuckerspiegel stimuliert jedoch Entzündungen, die wiederum zu Autoimmunerkrankungen oder chronischen Magen-Darm-Problemen (Blähungen, Durchfall, Verstopfung) führen können. Und da die Haut als Spiegelbild des Darms gilt, stehen Pickel und Hautirritationen zweifellos in Zusammenhang mit solchen Entzündungen, die durch Milchkonsum ausgelöst werden können.

Die tolerierte Menge an Laktose und Casein variiert von Mensch zu Mensch. Laktoseintoleranz tritt häufig als Kreuzreaktion mit einer bereits durchlässigen Darmwand auf und geht somit oft mit einer Glutensensitivität einher. Ähnliche Kreuzreaktionen können bei einem durchlässigen Darm übrigens Hülsenfrüchte, Nachtschattengewächse sowie Nüsse und Saaten hervorrufen.

Wie vermeidet man laktosehaltige Lebensmittel?

Vegane Lebensmittel sind immer frei von Laktose und daher eine gute Alternative. So kann man während der Entwöhnungsphase auf Milch- und Joghurtalternativen aus Kokos, Mandel und Lupine zurückgreifen. Soja sollte nur in Bioqualität und in geringen Mengen konsumiert werden, da dies bei übermäßigem Konsum die körpereigene Hormonregulierung aus dem Gleichgewicht bringen kann.

Lebensmitteletiketten bieten auch hier wieder die nötigen Informationen für eine bewusste Entscheidung gegen Laktose. Befinden sich laktosehaltige Zusatzstoffe in einem Produkt, so ist dieses selbst ebenfalls laktosehaltig. Auch Milch- und Sahnepulver beinhalten Milchzucker. Mittlerweile gibt es Milchprodukte, die mit dem Zusatz »laktosefrei« gekennzeichnet sind. Hier wurde mithilfe des Enzyms Laktase der Milchzucker bereits gespalten, sodass diese Produkte für laktoseintolerante Menschen besser verträglich sind. Da in der Eliminationsdiät das ganzheitliche Produkt betrachtet wird, empfiehlt es sich jedoch, auch auf solche Produkte zu verzichten, denn das Milchprotein Casein kann ebenfalls zu Unverträglichkeiten führen. So nehmen Bodybuilder oft lachend in Kauf, dass sie nach ihrem Protein-Shake pupsen müssen. Dass es sich dabei um eine Überreaktion des Darms handelt, wird gern übersehen.

Inspiration für laktosefreie Produkte

Milch-Alternativen:
- Milchersatz aus Hafer (glutenfreie Alternative), Mandel, Buchweizen, Kokos, Reis, Hirse oder Haselnuss. In der Entwöhnungszeit unbedingt darauf achten, dass kein zusätzlicher Zucker, Agavendicksaft oder Süßungsmittel unter anderer Bezeichnung (siehe Zucker) zugefügt sind. Diese werden oft für einen weicheren Geschmack beigemischt. Eine Ausnahme stellen ebenfalls Sahne und Butter dar, da diese als einzige Milchprodukte als arm an Laktose und Casein gelten und somit in der Entwöhnungsphase in geringen Mengen konsumiert werden können. Verspürst du jedoch bereits in der Entwöhnungsphase ein Unbehagen nach dem Konsum von Sahne oder Butter, dann eliminiere diese ebenfalls. Sehr sensible Menschen reagieren schon auf diese geringen Mengen.

Joghurt-Alternativen:

- Mandel- und Kokosjoghurt. Auf Zuckerzusatz achten. Die Sorten mit Geschmacksrichtungen sind, wie auch bei Fruchtjoghurt aus Kuhmilch, in der Regel mit Zucker zusätzlich gesüßt. Am besten, man greift zu einem Naturjoghurt und reichert diesen mit den gewünschten Früchten an.

Käse-Alternativen:

- Nuss-, Cashewkern- und Mandelkäse. Wer sich hier jedoch das klassische Käsearoma erhofft, wird eher enttäuscht. Ab und zu kann der vegane Käse jedoch eine schöne Alternative auf einem glutenfreien Brot sein. Zu meiden sind künstlich hergestellte Käsealternativen aus Geschmacksverstärkern und gehärteten Fetten, da diese eher die Gesundheit belasten, als ihr zugutezukommen.

Brotaufstrich:

- Die Lebensmittelindustrie bietet viele vegane Alternativen, die aus Nüssen und Saaten sowie aus Gemüse und Gewürzen hergestellt werden. Hier findet jeder seine bevorzugte Geschmacksrichtung, von Mango-Curry bis hin zu typisch mediterranen Sorten mit Oliven und getrockneten Tomaten ist alles dabei. Bei den süßen Alternativen sieht es wegen des Zuckergehalts eher mager aus. Hier kann ein Nussmus aus Mandeln oder Haselnüssen Abhilfe schaffen. Auf ein Brot gestrichen und mit Bananen belegt, kann das den Zuckerhunger durchaus stillen.

✖ Zucker

Weißer Haushaltszucker, Rohrzucker, Kokosblütenzucker, Traubenzucker, Fruchtzucker? Es gibt unterschiedlichste Begriffe und Variationen, sie haben jedoch alle eines gemein-

sam: Sie lassen nach dem Konsum den Blutzuckerspiegel rasant ansteigen und, in logischer Konsequenz, dank einer prompten Insulinantwort genauso rasant wieder abfallen. Was dies im Organismus verursacht, ist im 1. Kapitel unter den Kohlenhydraten beschrieben.

Für die Entwöhnungsphase tritt jedoch eine andere Eigenschaft von Süßem in den Vordergrund. Denn wie im 1. Kapitel ebenfalls bereits erwähnt, macht Zucker, also Süßes, süchtig. Wir sind Zuckerjunkies. Der Suchtfaktor aller Zuckerarten (Glukose-Fruktose-Mix) ist vergleichbar mit illegalen Drogen wie Kokain. Eine Überstimulierung durch erhöhten Zuckerkonsum lässt die Dopaminrezeptoren weiter abstumpfen. Wir benötigen also immer mehr Dopamin, um dasselbe Gefühl der Befriedigung zu erlangen. Wir wissen ja bereits, dass es schon nach einem dreiwöchigen starken Zuckerkonsum zu Entzugserscheinungen kommt, sobald der Zucker wieder aus dem Speiseplan entfernt wird. Dies ist auch der Grund, warum der Entzug von Zucker eben oft kein Zuckerschlecken ist. Neben einem starken Willen ist eine gute Vorbereitung notwendig. Der eine mag eine langsame Entwöhnung bevorzugen. Meine jahrelange Erfahrung hat jedoch gezeigt, dass ein radikaler Entzug weitaus erfolgreicher ist. Entwöhnt man sich zunächst nur vom weißen Haushaltszucker, lässt aber Süßungsmittel wie Rohrzucker, Kokosblütenzucker, Agavendicksaft & Co. weiterhin zu, bleiben dieselben Rezeptoren überstimuliert – wir greifen einfach nur zu einer anderen Droge. Es stimmt, dass allein durch das Weglassen von Haushaltszucker schon Besserungen eintreten, da man nicht mehr wahllos alle Süßigkeiten aus dem Supermarkt kaufen oder an der Kuchentheke naschen kann. Man findet jedoch schnell »gesunde« Alternativen, die letztlich aber die gleiche Reaktion im Körper hervorrufen und auch noch das Doppelte oder Dreifache kosten. Eine rasche Regulie-

rung der Rezeptoren im Gehirn und auf der Zunge sind da der einzige Ausweg.

Wie vermeidet man zuckerhaltige Lebensmittel?

Alle verarbeiteten Lebensmittel, die süß schmecken, sollten einen skeptisch werden lassen, selbst wenn auf dem Etikett »ohne Zucker« oder »zuckerfrei« steht. Denn oft werden hier alternative Süßungsmittel wie zum Beispiel Fruktose (industriell hergestellt und hochdosiert) verwendet, die für den Körper ähnliche oder sogar fatalere Auswirkungen haben. So ist während der Entwöhnungsphase die Süße aus Obst und Honig in Maßen erlaubt. Jedoch sollte auf alle künstlichen Süßungsmittel durch einen prüfenden Blick aufs Etikett verzichtet werden. Als grobe Faustregel gilt: Alles, was den Namenszusatz »-ose« oder »-sirup« trägt, ist zuckerhaltig.

Auch auf Zuckerersatzstoffe, die den Blutzuckerspiegel nur gering oder gar nicht ansteigen lassen und somit als für Diabetiker geeignet gelten, sollte während der Entwöhnungsphase verzichtet werden. Diese sind nichts anderes als ein fauler Trick, um ohne Reue weiterhin maßlos Süßigkeiten zu essen. Doch ganz so einfach ist es nicht. Durch die sensiblen Nervenzellen auf der Zunge erkennt der Körper, dass etwas Süßes (= Zuckerhaltiges) konsumiert wurde, und schüttet direkt und prophylaktisch Insulin aus. Da aufgrund der Zuckeraustauschstoffe der Blutzuckerspiegel jedoch nur gering oder gar nicht ansteigt, kommt es zu einer sogenannten Hyperinsulinämie, die, wie schon bei den Milchprodukten erläutert, Entzündungen im Körper fördert.

Unter Zuckerersatzstoffen versteht man:
Zuckeralkohole: Xylitol, Erythritol, Sorbitol
»Natürlicher« Zuckerersatz: Stevia
Nichtnutritive Süßungsmittel: Acesulfam, Kalium, Aspartam, Neotam, Saccharin, Sucralose

Für einen wirkungsvollen Entzug ist wichtig, dass sich auch die Geschmacksnerven wieder erholen können. Denn wenn wir Zucker einfach durch einen Austauschstoff ersetzen, haben wir nur zwischen Pest und Cholera gewählt. Besonders die aktuell sehr modernen Zuckeralkohole – welche in der LowCarb- und ketogenen Ernährung einen Hype ausgelöst haben – können die Darmflora schädigen und zu Blähungen und Durchfall führen, da diese unverdaut im Darm verrotten.

Man kann also zusammenfassend sagen, dass es gesünder ist, einfach mal etwas Zucker zu essen, als übermäßige Mengen an Zuckeralternativen und Zuckeraustauschstoffen zu konsumieren. Der Wunsch nach Veränderung, ohne etwas zu verändern, ist eine Falle, in die wir von der Lebensmittelindustrie gelockt werden, um uns nicht als Konsumenten zu verlieren. Denn wer sich einmal von der Zuckersucht befreit hat und aufmerksam durch den Supermarkt geht, wird merken, dass 80 Prozent der Produkte Mogelpackungen sind.

Tipps für Zuckerersatz

Obst oder Trockenobst können während der Entwöhnungsphase den Heißhunger auf etwas Süßes mildern. Bei einem extremen Jieper kann auch mal etwas Honig zum Einsatz kommen. Es handelt sich dabei zwar ebenfalls um zuckerhaltige Lebensmittel, stellt jedoch im Gegensatz zu industriell gefertigten Produkten eine natürliche Alternative dar. Auf lange Sicht sollte der Obstkonsum ebenfalls eingeschränkt werden, vor allem aufgrund der heutzutage veränderten Obstsorten. Diese enthalten deutlich mehr Fruktose als ihre wilden und ursprünglichen Verwandten. Wer schon mal wilde Beeren auf einer Wanderung genascht hat, weiß, wovon ich spreche. Die sind nämlich oft deutlich saurer als ihre Geschwister aus dem Supermarkt. Der hohe Säuregehalt ist

98

ein Anzeichen dafür, dass sie nur einen geringen Zuckeranteil aufweisen. Dadurch lösen wilde Früchte oftmals eine natürliche Esssperre in uns aus, sodass man kaum mehr als einen kleinen wilden Apfel essen kann. Dieser Instinkt bleibt bei den industriell gezüchteten Früchten aus, wodurch wir, und dahinter steckt Absicht, dazu verleitet werden, zu viel eines bestimmten »natürlichen« Lebensmittels zu uns zu nehmen.

Ich als Schoko-Liebhaber greife in der Entwöhnungsphase bei Heißhungerattacken gern auf ganze Kakaobohnen in Rohkostqualität zurück. Diese empfehle ich jedoch nur für geübte Zuckerverweigerer, weil ihre Bitterkeit stark gewöhnungsbedürftig ist. Für ernste Fälle mache ich mir Rohkost-Schokolade selbst, die mit einer sehr geringen Menge an Honig und etwas Nussmus gesüßt wird. Alle Rezepte findest du am Ende des Buches.

Wenn es mal schnell gehen muss, ist ein Schokopudding aus Avocado, Banane, Mandelmus und Rohkakao ein adäquater Ersatz.

Aus frischen Beeren lässt sich ganz einfach Rohkost-Marmelade herstellen. Die Beerenfrüchte zusammen mit etwas Chiasamen in einen Mixer geben und so lange vermengen, bis eine cremige Marmelade entsteht. Studentenfutter oder ein salziger Nuss-Mix sind Möglichkeiten für zwischendurch, wenn es eher etwas zum Knabbern sein soll. Im Internet gibt es jede Menge herzhafte Knabbermix-Rezepte oder zuckerfreie Obst-Cremes. Probier dich aus und bereite dir zwei bis drei Alternativen zu Beginn deiner Umstellung direkt vor, so hast du gleich eine Lösung parat für den ersten unwiderstehlichen Heißhunger. Glaube mir, er wird kommen. Die Frage ist nur, wann, in welchem Ausmaß und wie gut du darauf vorbereitet bist.

Insgesamt möchte ich dazu ermutigen, möglichst wenig Süßes in den Speiseplan zu integrieren und nur ein wirklich ernstes Verlangen mit natürlichen Lebensmitteln wie Obst und Nüssen oder gar Honig zu stillen.

Die Zuckerentwöhnung erfordert von vielen Menschen die meiste Aufmerksamkeit und Achtsamkeit. Sei gewappnet und entferne alle zuckerhaltigen Lebensmittel aus deinem Umfeld. Denn wer schon mal Heißhunger auf etwas Süßes verspürt hat, weiß auch, dass man in diesem Trieb keine rationalen Entscheidungen mehr treffen kann. Die Beschaffung von etwas Süßem steht auf der Prioritätenliste nun ganz oben. Auch ein Mann wird genau dann zur Diva. Verzweifle nicht, wenn du mal schwach wirst, führe dir dein Ziel gleich wieder vor Augen und versuche, für den nächsten »Rückfall« besser gewappnet zu sein. Vorbereitung macht hier wirklich einen Unterschied.

✕ Alkohol

Alkohol ist neben Nikotin und Zucker eine *der* legalen Drogen unserer Zeit. Viele verbinden die schönsten Momente mit ihrem Partner mit einem Glas guten Wein. Der Feierabend wird mit einem Bier gefeiert, und die Flasche Sekt gehört als höfliche Danksagung bei jeder Einladung dazu. Wir trinken, wenn wir traurig sind, um den Schmerz zu lindern, wenn wir Geburtstag haben, um uns zu feiern, wenn wir nach einem anstrengenden Tag runterkommen wollen oder kurz bevor wir in den Club aufbrechen, um besonders gut drauf zu sein. In jeder Lebenslage findet sich ein Grund für ein schönes Glas Wein, ein erfrischendes Bier oder einen vollmundigen Whiskey. Aber egal, wie wir es drehen, wenden und schönreden: Mit jedem Glas führen wir unserem Körper Gift zu. Es mag ja sein, dass wir dadurch momentan für Schmerz

oder Scham weniger empfänglich werden oder vermeintlich besser einschlafen. Fakt ist jedoch, dass jedes Gift, was wir über die Nahrung oder die Umwelt aufnehmen, vom Körper verarbeitet, gebunden und wieder ausgeschieden werden muss. Er wird also gezwungen, unmittelbar nach dem Alkoholkonsum alles andere stehen und liegen zu lassen, um sich zuallererst um den Abbau des Alkohols zu kümmern. Eindringlinge wie Gluten, Laktose, Nikotin, Schimmelpilze oder Viren werden da sekundär, denn da eine Überdosis Alkohol tödlich ist, muss dieses Gift vorrangig aus dem Organismus gebracht werden. Während wir unsere Drinks genießen, geht es für den Körper Schluck für Schluck um Leben und Tod.

Wie vermeidet man Alkohol?

Es gibt nur einen Weg. Rituale des Alkoholgenusses müssen durch neue Rituale abgelöst werden. So kann das Glas Rotwein am Abend durch eine Tasse Tee ersetzt oder nach dem Sport mit den Freunden ein alkoholfreies Weißbier bestellt werden. Mindestens in der Anfangszeit sollte man sich darüber hinaus auf keiner Party blicken lassen, von der man weiß, dass sie feucht-fröhlich enden wird.

Im 4. Kapitel erhältst du ein paar zusätzliche Tipps, wenn es dann doch mal ein rauschendes Fest gab, getreu dem Motto: »Man muss die Feste feiern, wie sie fallen – aber nur, wenn man weiß, wie man diese wieder ausgleicht!«

Tipps für alkoholfreie Alternativen

Auch die Vorbereitung eines besonderen Getränks kann dabei helfen, Routinen zu brechen. So können neben den alkoholfreien Bieren auch frische Säfte, hausgemachter Kombucha, Kefir und Kokoswasser zu Highlights werden. Für den edlen Genießer können die unterschiedlichen Sorten von Grün- und Schwarztee ebenso faszinierend sein wie die große Weinvielfalt.

✖ Koffein

Die Frage nach dem »richtigen« Quantum Kaffee haben sich sicher viele von uns schon mal gestellt. Denn neben den positiven Wirkungen, die Kaffee zweifellos entfaltet, werden auch immer wieder Stimmen laut, die besagen, dass Kaffee schädlich für die Gesundheit sei. Aber was stimmt denn nun?

Tierstudien zeigen, dass Kaffee einige gesundheitliche Vorteile mit sich bringt:

- Das Krebsrisiko sinkt.
- Cholesterinwerte normalisieren sich.
- Das Risiko, an Diabetes Typ 2 zu erkranken, sinkt.
- Eine Verbesserung der Fettleber wird beobachtet.
- Die Darmgesundheit wird gefördert, selbst bei einem durchlässigen Darm.
- Koffein liefert extra Energie für körperliche Betätigung und ist eine wertvolle Quelle für Antioxidantien.

Unser Kaffeekonsum hat aber auch eine »dunkle« Seite, die der Grund dafür ist, dass wir dieses alltägliche Genussmittel während der Entwöhnungsphase meiden sollten. Das gilt besonders für Menschen, die von diffusen Symptomen wie Antriebslosigkeit, Depression und Angstzuständen geplagt werden oder die an Krankheiten wie Krebs und Bluthochdruck leiden. Viele von uns brauchen ihre Tasse Kaffee am Morgen, um in die Gänge zu kommen, nach dem Mittagessen, um das Mittagstief zu überwinden, und am Nachmittag, um den Rest-Arbeitstag noch zu überstehen. Und das alles geht dann am nächsten Morgen wieder von vorne los, wenn wir nach schlechtem Schlaf kaum aus dem Bett kommen. Ein ewiger Kreislauf. Der Koffeinkick sorgt dafür, dass das System »Mensch« permanent auf Hochtouren läuft, bis es irgendwann ausgebrannt ist. So können

zum Beispiel chronische Müdigkeit, Schlafstörungen und das daraus resultierende Burn-out-Syndrom durch einen erhöhten Kaffeekonsum begünstigt werden. Das dauerhafte Streben nach mehr Leistungsfähigkeit, obwohl die 100 Prozent vielleicht schon erreicht sind, braucht die berühmte geborgte Energie, die allerdings irgendwann ihren Tribut fordert. Einen Kaffee zu genießen ist komplett in Ordnung, abhängig von ihm zu sein, nicht. Regelmäßiger Kaffeekonsum führt nachweislich zu Entzugserscheinungen. So kann ein Kaffee-freier Tag durch auftretende Kopfschmerzen besonders anstrengend werden. Ist man sich der Herkunft solcher Beschwerden nicht bewusst, wird man natürlich schnell die nächste Kaffeemaschine ansteuern, um sich nach einer Tasse Kaffee gleich viel besser zu fühlen. Was ja auch, wie bei jeder Sucht, irgendwie stimmt. Ein Teufelskreis.

Auch hier bestimmen wieder unsere Gene, wie wir das Koffein verarbeiten. Bei sensiblen Menschen kann schon eine Tasse zu Stimmungsschwankungen, Herzrasen, Unkonzentriertheit, Schlafstörungen und vielen weiteren diffusen Symptomen führen. Leidest du unter einem dieser Symptome, solltest du direkt in der Entwöhnungsphase ebenfalls auf Kaffee verzichten oder aber nach den vier Wochen Entwöhnung eine weitere vierwöchige Kaffee-freie Zeit einlegen. Besonders bei zuvor starkem Kaffeekonsum sollte der Kaffee-Entzug nicht gleichzeitig mit der Entwöhnung von Zucker durchgeführt werden, da diese Kombination den Schwierigkeitsgrad massiv anhebt und somit oft beide Ziele scheitern. Eine Reduktion von vier auf eine Tasse am Morgen ist schon ein großer Schritt. Sei ehrlich zu dir und mute dir und deinem Körper nicht zu viel zu. Sich von Süchten zu befreien ist keine Kleinigkeit.

Tipps für den Kaffee-Ersatz

Neben Kräuter- und Grüntee, den wohl gesündesten Alternativen, steht dir die ganze Palette der Heißgetränke zur Verfügung. Eine heiße Schokolade aus Rohkakao, Lupinen- und Dinkelkaffee oder ein Matcha-Latte mit Pflanzenmilch stellen einen perfekten Kaffee-Ersatz dar. Probiere es aus und finde deinen persönlichen Favoriten, der dir durch die Entzugsphase hilft. Achtung, auch Schwarztee ist koffeinhaltig.

Kaffeekonsum in der Entwöhnungsphase

Hast du dich dafür entschieden, in der Entwöhnungsphase nicht komplett auf Kaffee zu verzichten, gibt es ein paar Punkte zu beachten. Um die ohnehin schon auf Hochtouren laufenden Entgiftungsorgane nicht noch zusätzlich durch extern zugeführte Gifte zu belasten, gelten folgende Guidelines für den Kaffeekonsum während der Entwöhnungsphase:

- Trinke ein Glas lauwarmes Wasser vor deiner ersten Tasse Kaffee am Morgen. So können der Magen sanft stimuliert, angestaute Gifte aus der Nacht abtransportiert und der Körper mit Flüssigkeit versorgt werden, bevor der Kaffee genossen wird.
- Greife ausschließlich zu Biokaffee, um eine mögliche Schadstoff- und Schimmelpilzbelastung zu minimieren.
- Bereite deinen Kaffee mit einer French Press oder einem ungebleichten Filter zu. Kaffee aus Kapseln kann Schwermetalle oder Plastikrückstände beinhalten, und Siebträgermaschinen stellen bei schlechter Reinigung einen perfekten Nährboden für Schimmelpilze dar.
- Kaffee wird schwarz, mit Pflanzenmilch oder einem Schuss Sahne ohne Süßungsmittel getrunken.
- Trinke nicht mehr als drei Tassen Kaffee am Tag.

- Koffeinhaltige Getränke bis spätestens 14 Uhr konsumieren. Danach auf koffeinfreie Alternativen umsteigen, um den Tag-Nacht-Rhythmus nicht zu stören.
- Verspürst du nach einer Tasse Kaffee Kopfschmerzen, kann dies ein Anzeichen dafür sein, dass die Bohnen durch Schimmelpilze belastet sind. Steig auf eine andere Sorte um.

Jede Tasse Kaffee weniger wird dir dein Körper danken.

Puh, das mag jetzt vielleicht etwas überwältigend wirken. All die guten Dinge einen ganzen Monat nicht mehr zu genießen? In der Lebensmittelliste im Anhang findest du viele leckere Alternativen, die du in deinen Alltag integrieren kannst. Grundsätzlich kannst du diese natürlich nach deinen Bedürfnissen zusammenstellen. Der eine braucht wegen der Zuckersucht etwas mehr Obst als vielleicht der Glutenjunkie, der eher dankbar ist, seinen Nudelhunger mit Reis zu stillen.

Die zeitweise Eliminierung hilft dem Organismus, seine Ressourcen nicht gegen Laktose & Co. kämpfen zu lassen, sondern seine Kapazitäten für weitaus Wichtigeres zur Verfügung zu stellen. So kann es gut sein, dass sich das Schlafverhalten und die Qualität des Schlafs verbessern, der Morgenmuffel morgens nicht mehr ganz so schwer aus dem Bett kommt, die Lust auf Sport plötzlich wieder aufblüht, Kilos purzeln oder sich das Hautbild verbessert. Selbst Persönlichkeitsveränderungen habe ich schon des Öfteren erlebt. So können Depression und unkontrollierte Wutausbrüche mit einer belastenden Nahrungsaufnahme zusammenhängen. Nicht allzu selten bedeutet eine Ernährungsumstellung auch den Anfang eines neuen Lebenswandels, als ob die Welt und das eigene Leben wieder anders wahrgenommen werden könnten.

So erzählte mir ein Sportler zum Beispiel, dass er nie eine besondere Empathie für Tiere empfunden habe, bevor er Veganer wurde. Erst als er aus gesundheitlichen Gründen auf Fleisch verzichten musste, beschrieb seine Weltanschauung eine 180-Grad-Drehung. Von seinem heutigen Blickpunkt aus hat sein Fleischkonsum einem möglichen Mitgefühl für Tiere im Wege gestanden. Das wäre evolutionär auch durchaus sinnvoll, denn solange Fleisch die Hauptnahrungsquelle darstellt, würde Mitgefühl mit den »Fleischlieferanten« das eigene Überleben gefährden. Wie schön, dass der Mensch heutzutage nicht mehr allein von dieser Nahrungsmittelquelle abhängig ist.

Ich selbst habe eine ähnliche Erfahrung gemacht. Erst als ich aus gesundheitlichen Gründen gezwungen war, auf tierisches Protein zu verzichten, konnte ich die ethische Seite eines solchen Verzichts erkennen. Und ich erwähne das jetzt nicht, weil es mir darum geht, auf tierische Produkte komplett und für immer zu verzichten, sondern weil es interessant ist, dass und wie sich eine veränderte Ernährung auch auf die eigenen Einstellungen auswirken kann.

Verzichten wir nun für einen Monat auf die erwähnten Suchtstoffe: Gluten, Laktose/Casein, Zucker, Alkohol und Koffein, werden wir das so oder so zu spüren bekommen. Treten Verbesserungen auf, kann man das uneingeschränkt genießen. Nach den vier Wochen heißt es jedoch, der Ursache etwas tiefer auf den Grund zu gehen. Denn die wenigsten von uns wollen auf den größten Teil der Haupt-Lebensmittelgruppen unnötig auf Dauer verzichten. Es geht vielmehr darum, die individuell schädlichen Produkte zu identifizieren, um sie dauerhaft aus dem Leben zu verbannen, und den Rest in maßvollen Mengen bewusst weiter zu genießen. Diese kleine Veränderung in den eigenen Essgewohnheiten

kann unbezahlbare gesundheitliche Folgen haben, ohne unnötigen Verzicht.

Das Körpergefühl während der Eliminationsphase – wie auch beim Fasten insgesamt – wird oft als unfassbar energetisierend wahrgenommen. Allerdings schaffen es nur die wenigsten unter uns, so eine strikte Ernährung konstant beizubehalten. Nicht alle Lebensmittel, auf die man nun vier Wochen verzichtet hat, verursachen tatsächlich Beschwerden. So können zum Beispiel Milchprodukte gar kein Problem darstellen, jedoch das Gluten der Übeltäter für Blähungen und Verstopfung sein, oder Weizen und Dinkel den Körper mehr belasten als Produkte aus Roggen, Emmer und Einkorn. Nur durch eine zeitlich begrenzte, strikte Eliminierung erlangt man Klarheit über den eigenen Körper, ohne langfristig auf alle anderen Nahrungsmittel verzichten zu müssen.

Nun genug der Theorie, gehen wir Schritt für Schritt ans Werk. Denn mit den richtigen Vorkehrungen ist der Weg für einen erfolgreichen kleinen Entzug geebnet.

Vorkehrungen

1. Definiere den richtigen Zeitpunkt

Den richtigen Zeitpunkt zu finden ist neben dem »Warum« die wichtigste Vorbereitungsmaßnahme für eine Umstellung. Denn für den bestmöglichen Erfolg muss der kleine Entzug strikt durchgeführt werden. Es ist unumgänglich, aufrichtig zu sich selbst zu sein, um herauszufinden, ob aktuell der geeignete Zeitpunkt ist. Erfahrungsgemäß solltest du sicherstellen, dass während deines Entzugs folgende Situationen vermieden werden können:

☞ Feste

Es fällt uns oft besonders schwer, im Beisammensein mit anderen, Familie, Freunden und Kollegen, unsere Gewohnheiten zu brechen. Nein zu sagen, wenn die Mama ihren besonderen Käsekuchen gebacken hat, wenn das Brautpaar mit strahlenden Augen vor einem steht und auf sein Glück anstoßen will oder wenn sich die Party-Clique zum Grillen am See trifft, erfordert sehr viel Willensstärke. Oft sind es genau diese Momente, in denen die besten Vorsätze schnell über Bord geworfen werden. Sei dir dessen bewusst, und vermeide während deiner Entwöhnungsphase solche Feste, oder entscheide dich für einen Zeitraum, in dem wenige bis keine derartigen Happenings anstehen.

☞ Besonderer Leistungsdruck

Stelle sicher, dass in den vier Wochen die Ernährungsumstellung die erste Priorität in deinem Leben hat. Denn liegt diese nur an zweiter, dritter oder gar vierter Stelle, ist die Gefahr groß, dass dich etwas von deinen Vorsätzen abbringt. Bei erhöhtem Termindruck in der Arbeit beispielsweise wird es schnell passieren, dass man nicht rechtzeitig das Büro verlassen kann, um sich zu Hause das geplante Abendessen zuzubereiten. Da ist der Griff zur Snack-Box im Büro eine große Verführung, insbesondere wenn die Widerstandsfähigkeit durch erhöhten Stress eingeschränkt ist.

Es kommt oft vor, dass Ernährungsumstellungen ausgerechnet dann durchgeführt werden wollen, wenn man besonders gut und effektiv sein möchte. Sei dir bewusst, dass du gerade zu Beginn der Umstellung möglicherweise alles andere als effektiv und ausgeglichen sein wirst. Denn nicht umsonst heißt es »Entzug«. Möchtest du dich auf eine herausfordernde Phase vorbereiten, ist es ratsam, die Umstellung mindestens zwei, noch besser drei Monate vor

der anstehenden Extremleistung durchzuführen. So sind die Nebenwirkungen bereits überwunden und die Energiereserven aufgefüllt.

☞ *Körperliche Schwäche*

Kurz nach einer Krankheit oder einem Infekt sollte der Körper erst wieder vollständig zu Kräften kommen, bevor mit der Umstellung begonnen wird. Denn nicht allzu selten kommt es bei einem Entzug kurzfristig zu einer sogenannten Rückvergiftung des Körpers. Dies passiert, weil Gifte aus deren Depots gelöst werden und im Organismus herumschwirren, bevor sie anderweitig gebunden und ausgeleitet werden können. Ist der Körper bereits zu Beginn geschwächt, kann die Entwöhnungsphase zur Qual werden. Möchte man jedoch gerade wegen etwa einer Autoimmun- oder Krebserkrankung die Ernährungsweise ändern, sollte dies immer in Zusammenarbeit mit einem Arzt (Blutbild) und entsprechenden ausleitenden Ergänzungen (Einläufe, Heilerde, Chlorella) durchgeführt werden. Insbesondere Patienten, die bereits eine Chemotherapie durchlaufen haben oder langjährig in medikamentöser Behandlung sind, sollten hier mit großer Vorsicht herangehen. Es ist sogar ratsam, die Entwöhnungsphase in solchen Fällen langsamer durchzuführen und auf drei Monate auszudehnen:

Der erste Monat	→	Eliminierung von Alkohol, Koffein und Zucker
Der zweite Monat	→	Zusätzliche Eliminierung von Gluten
Der dritte Monat	→	Zusätzliche Eliminierung von Laktose

☞ *Ungewohntes Terrain*

Während der Umstellung können Routinen dabei helfen, das gesteckte Ziel auch wirklich zu erreichen. Wenn man weiß, wo man bestimmte Lebensmittel findet und dadurch die eigenen Vorbereitungen entsprechend umsetzen kann, stellt man bereits die ersten Weichen auf Erfolg. Besonders im Urlaub oder außerhalb der eigenen vier Wände können unnötige Herausforderungen auftreten. Auch ein Wohnungswechsel oder eine neue Partnerschaft sollten erst voll ausgekostet werden, bevor eine Entwöhnungsphase geplant wird. Sei ehrlich zu dir und entscheide, ob du bereit bist.

Natürlich kannst du trotz solcher Herausforderungen eine Umstellung starten. In diesem Fall bereite dich besonders gut vor. Informiere zum Beispiel deine Familie und Freunde über deine Ernährungsumstellung bereits vor einer geplanten Party. So bringst du auch in Erfahrung, ob du etwas zum Kuchenbuffet beisteuern kannst, was zu deiner Ernährungsweise passt. Auch gibt es immer mehr Veranstaltungsorte, in denen Köche auf besondere Ernährungsformen eingehen, was dabei hilft, die Feier ohne Reue zu genießen.

2. Triff die richtigen Vorbereitungen

Nachdem du nun gezielt den passenden Zeitpunkt für den Start gefunden hast, heißt es gut vorbereitet sein. Je nach persönlicher Lebenslage gestaltet sich die eigene Vorbereitung unterschiedlich. Ein paar Eckpfeiler sollte dabei jede und jeder einmal genauer in Betracht ziehen.

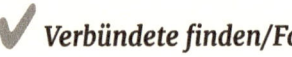 *Verbündete finden/Familie informieren*

Es ist immer einfacher, Herausforderungen nicht allein zu

bewältigen. Vielleicht kannst du ja jemanden aus deinem Umfeld begeistern, einen kleinen Teil deiner Challenge mitzugehen. So könnten die Partyfreunde Verbündete bei einer vierwöchigen »NoAlk-Zeit« sein oder der Lebenspartner oder die Wohngemeinschaft einen gemeinsamen glutenfreien Monat einberufen. Teile dein erlangtes Wissen mit ihnen – vielleicht findest du ja Mitstreiter, die dich mindestens mental dabei unterstützen, dein Ziel zu erreichen. Möchte keiner aus deinem Umfeld dabei sein, oder möchtest du da bewusst allein durch, ist es hilfreich, das nähere Umfeld darüber zu informieren, welche Pläne du hast. Denn es ist aus eigener Erfahrung sehr viel einfacher, wenn man nicht immer ein Thema daraus machen muss. Besonders in den ersten Tagen, wenn sich die ersten Entzugserscheinungen zeigen und die Laune vielleicht im Keller ist, hast du mit ziemlich hoher Wahrscheinlichkeit keine Lust, dich zu erklären. Auch werden so deine Absagen für die Grillabende oder Feiern nicht missverstanden. Versetze dich in dein Umfeld hinein und entscheide, wen du informieren möchtest und eventuell um Unterstützung bittest.

Kühl- und Vorratsschrank entrümpeln

Raus mit allem, was du in der Entwöhnungsphase nicht essen und trinken solltest. Selbst die stärkste Persönlichkeit läuft Gefahr, sich in einem Anfall von Heißhunger auf Müsliriegel, Schokolade oder Chipstüten zu stürzen. Bring dich nicht unnötig in Versuchung. Das schlechte Gewissen danach ist nicht nur unangenehm, du machst auch wieder ein paar Schritte zurück. Pack haltbare Lebensmittel in eine Kiste und verstaue sie außerhalb deines Lebensraums (Keller oder Nachbarn). Nach den vier Wochen kannst du immer noch entscheiden, was du davon weiterhin essen möchtest und was eben nicht mehr. Nicht haltbare Lebensmittel kannst du an Freunde und Verwandte verschenken. Erfahrungsge-

mäß herrscht nun gähnende Leere in deinem Vorratsschrank. Wunderbar, da ist Platz für Neues.

 Kühl- und Vorratsschrank wieder füllen

Jetzt kommt der Funpart – also auf jeden Fall für mich als Food-Nerd. Im Anhang findest du eine Lebensmittelliste mit Inspirationen für deinen Einkauf. Nimm dir einen halben Tag Zeit und durchforste deinen Supermarkt um die Ecke und einen Bioladen in der Nähe. Finde Produkte, die in dein Leben passen und dich bei deinem Entzug unterstützen. Du hast ja bereits einen Überblick über alternative Produkte erhalten. Nun ist deine Kreativität gefragt. Vielleicht nimmst du dir bereits zu Beginn einen Abend Zeit und durchforstest Rezept-Blogs, um zusätzliche Inspiration zu erlangen. Jeder muss letztlich für sich selbst entscheiden, was zu dem eigenen Lebensstil passt und natürlich auch schmeckt. Hab Mut, Unbekanntes auszuprobieren und deine Essensroutinen neu zu definieren.

Sei dir 100 Prozent sicher, dass du dich deinem kleinen Entzug stellen möchtest. Denn die beste Absicht kann mehr schaden als helfen, wenn sie nicht konsequent und ganzheitlich durchgeführt wird.

Es gibt einen Grund, warum ich dir hierbei eine bewusste Entscheidung mit besonderem Nachdruck ans Herz lege. Denn die Abläufe in deinem Körper während einer Entwöhnungsphase sind höchst sensibel zu behandeln. Lass mich an dieser Stelle kurz ins Detail gehen.

Ein gestresster, von vielerlei Giftstoffen attackierter Körper, der plötzlich merkt, dass die Angriffe weniger werden, ja, sogar aufhören, ist zu Beginn, zu Recht, skeptisch. Er checkt regelmäßig ab, ob er ernst nehmen kann, was gerade passiert, oder ob es sich nur um einen Zufall handelt,

dass in den letzten Tagen die Angriffe von Laktose, Gluten, Zucker & Co. ausgeblieben sind. Je länger diese Abstinenz dauert, umso mehr wird er anfangen, wieder zu vertrauen, und seine Schutzschilder runternehmen, Entzündungsprozesse abklingen lassen und sich um Dinge kümmern, die in der Vergangenheit liegen geblieben sind. Er wird entgiften, also groß reinemachen, heilen.

Wenn in diesem Stadium zum Beispiel wieder Alkohol oder Zucker konsumiert werden, wird es den Körper doppelt hart treffen, da er darauf nicht mehr vorbereitet ist. Liegt eine Unverträglichkeit vor, wird sie mit ziemlich hoher Wahrscheinlichkeit nun im vollen Ausmaß ausbrechen. Sei dir dessen bewusst, wenn du in der dritten Woche mit Freunden zum Italiener gehst und dem Pizzageruch nicht widerstehen kannst. Der Abend könnte schnell mit Bauchkrämpfen, Blähungen oder Durchfall enden. Bis zu drei Tage können solche Reaktionen anhalten und dich einige Schritte zurückwerfen. Prüfe also, ob dir die Pizza das wert ist.

Der eine oder andere wird über das Ausmaß der körperlichen Reaktion erschrecken. So können Gluten oder Laktose ganz unmittelbar auf den Darm wirken oder Zuckerkonsum zu einem Kater-ähnlichen Zustand führen. Manch einer benötigt solch eine drastische Reaktion für den Realitätscheck, ein anderer wird es nicht wahrhaben wollen, dass der eigene Körper so auf Gluten reagiert, denn das könnte bedeuten, für immer und ewig auf das geliebte Sonntagsbrötchen verzichten zu müssen. Nicht selten macht sich da Panik breit. Nur, was ist das Brötchen im Vergleich zu einem Leben voller Kraft, Motivation und einer schönen Haut?

Ich möchte dich bitten, in diesen vier Wochen das Vertrauen deines Körpers nicht auszunutzen. Je nachdem, in welchem Zustand er sich befindet, benötigt er unterschiedlich lange, um die eigenen Entzündungsprozesse abklingen

zu lassen. So kann ein sehr gestresster Körper fast die volle Zeit der Entwöhnung brauchen, um etwas zur Ruhe zu kommen, wogegen ein anderer bereits nach vier Tagen nur so vor Energie strotzt und von einem Entzug keine Spur ist. Vergiss nicht, dass es oft viele Jahre gedauert hat, um den eigenen Körper in diesen Zustand zu befördern. Gib ihm Zeit und gewinne sein Vertrauen zurück. Einmal in den Genuss des Aufwärtstrends gekommen, wird es Spaß machen, den eigenen Körper wieder verstehen zu lernen. Am häufigsten beschreiben Menschen den Heilungsprozess, indem sie angeben, dass sie klarer sehen – als wäre ein Schleier von den Augen gefallen. Was das bedeutet, wirst du höchstwahrscheinlich selbst herausfinden.

Nach der Entwöhnungsphase wird mittels der Wiedereinführung ganz strukturiert ausgetestet, wie einzelne Lebensmittelgruppen vertragen werden. Sehr oft ist man nach den vier Wochen der Eliminierung wieder in der Lage, das unmittelbare Feedback des Körpers zur Verträglichkeit zu verstehen. So kann direkt entschieden werden, welche Lebensmittel besser gemieden werden und welche keine persönlichen Unverträglichkeiten hervorrufen. Sollten Unverträglichkeitsreaktionen auftreten, ist es ratsam, diese Lebensmittel oder gar Lebensmittelgruppen dauerhaft vom Essenstisch zu verbannen. Denn der Organismus ist als ein zusammenhängendes System zu betrachten. Somit kann man ziemlich sicher sein, dass bei einem entzündlichen Darm weitere Teile des Körpers ebenfalls Entzündungsprozesse aufweisen. Dr. Amen, Neurowissenschaftler und Gründer der Amen Clinic in den Vereinigten Staaten, verweist in seinem Buch *Memory Rescue* darauf, dass Männer, die zum Beispiel eine Erektionsstörung haben, auch oft an Durchblutungsstörungen in anderen Organen leiden. Diese erhöhen wiederum das Risiko, an Herzinfarkt, Schlagan-

fall oder langfristig an Demenz, Alzheimer und Parkinson zu erkranken. Das System »Mensch« ist immer und ausnahmslos ganzheitlich zu betrachten. Dieses Prinzip zu verinnerlichen hilft oft dabei, die eigene Ernährung auszutarieren.

Für mich persönlich bedeutet es, dass ich sofort zu spüren bekomme, wenn ich meine Ernährung schleifen lasse und immer öfter mal zu glutenhaltigen Produkten greife. Mein Darm und meine Haut reagieren deutlich. Oft tritt dann parallel schon der Kohlenhydrathunger ein, und die Nachmittagsmüdigkeit macht sich breit. Die Symptome überraschen mich nicht mehr, und ich weiß: allerhöchste Zeit, wieder etwas zu ändern.

Begleiterscheinungen

Während einer Entwöhnungsphase reagiert jeder Körper individuell. Es ist deshalb schier unmöglich, alle etwaigen Begleiterscheinungen zu benennen. Welche Reaktionen der Körper in welcher Intensität zeigt, ist in der Regel davon abhängig, in welchen Mengen Gifte gelöst werden und wie schnell die Entgiftungsorgane diese aus dem Körper ausschleusen können. Passiert dies nämlich nicht rasch genug, kann es zu einer sogenannten Rückvergiftung kommen, die oft zu diffusen Beschwerden führt. Kopfschmerzen, Migräne, Blähungen, Durchfall, Verstopfung, Depression, Mundgeruch, Wut, schlechte Laune, vermehrte Hautirritationen, stark riechendes Körpersekret, mattes Haar und brüchige Nägel sind mögliche Begleiterscheinungen. Aber auch positive Reaktionen können auftreten: gute Laune, Gewichtsverlust, Veränderung des Sichtfelds, besserer Schlaf und das Abheilen von Hautirritationen.

Besondere Vorsicht sollten Krebspatienten walten lassen, die bereits eine Chemotherapie erhalten haben. Denn nicht allzu selten kann hier eine zweite Chemotherapie erlebt werden, ausgelöst durch die zuvor eingelagerten Gifte, die nun wieder gelöst werden. Hier sollte ein Arzt oder Heilpraktiker zur Unterstützung mit hinzugezogen werden, um sicherzustellen, dass alle Entgiftungsorgane optimal funktionieren.

Treten vermehrt negative Beschwerden auf, muss der Körper dabei unterstützt werden, die gelösten Gifte effektiver abzutransportieren. Häufig fehlen hierfür die nötigen Transportstoffe wie Mineralien und Spurenelemente. Ein solcher Nährstoffmangel kann sich durch vorhergehende Krankheitsbilder, Medikamenteneinnahme und/oder eine dauerhafte Fehlernährung über Jahre hinweg schleichend aufbauen. Insbesondere Fast Food und Zucker sind geradezu Nährstoffräuber. Sie liefern nicht nur leere Kalorien, sondern zwingen den Körper, die eigenen Nährstoffdepots anzuzapfen.

Die fünf wichtigsten Entgiftungsorgane sind die Leber, der Darm und die Nieren sowie die Lunge und die Haut. Diese Organe können bei der Ausleitung der gelösten Gifte unterstützt werden. Denn eintretende Heilungskrisen sollten nicht abschrecken oder gar entmutigen, sondern als Nachricht des Körpers verstanden werden, wo er gerade Unterstützung benötigt.

Dies ist ein großer Schritt hin zum besseren Verständnis des Körpers und zur Akzeptanz von Unverträglichkeiten. Lass dich darauf ein und hilf, wenn er deine Hilfe braucht.

Leber

Wenn es um Entgiftung geht, denken viele zuallererst an die Leber, und das mit Recht. Sie gilt als *das* Entgiftungsorgan

schlechthin und ist dafür verantwortlich, dass Giftstoffe aus dem Blut gefiltert und beseitigt werden. Was der Darm aus der Nahrung in den Blutkreislauf abgibt, wird über die Leber gefiltert und verteilt. Besonders Alkohol und ein erhöhter Fruktosekonsum belasten dieses Organ zusätzlich. Während einer angestoßenen Entgiftung sollte die Leber einwandfrei funktionieren, denn ihr Arbeitsaufkommen wird sich unvermeidlich erhöhen. Bei bekannten Leberbeschwerden sollte eine Entwöhnungsphase daher nur in Rücksprache mit einem Arzt durchgeführt werden.

Das strenge Meiden der bekannten Alltagsgifte, wie Zigaretten, Drogen, Alkohol, Zucker und Fast Food, entlastet die Leber zusätzlich. Folgende Lebensmittel können darüber hinaus zu einer optimalen Leberfunktion beitragen:

- Mariendistelöl – im Salatdressing verwenden (Öl im Kühlschrank aufbewahren)
- Kurkuma – als Supplement, zum Kochen verwenden oder als Kurkuma-Latte genießen
- Bitterstoffe aus grünem Blattgemüse, Kohl, Brokkoli, Löwenzahn, Kamille und Petersilie – in jede Mahlzeit integrieren

Fühlt man sich während der Entgiftung besonders matt, antriebslos und grundlos traurig, so als wäre einem eine Laus über die Leber gelaufen, können Leberwickel helfen. Durch die feuchte Wärme wird die Durchblutung der Leber, der Gallenblase und der Gallengänge angeregt. Dies führt zu einer Gefäßerweiterung und kann somit beim Abfluss der Galle aus den Gallengängen helfen. Durch die verbesserte Durchblutungsfunktion kann die Leber optimaler entgiften. Die aus dem Blut gefilterten Schadstoffe werden dann an den Darm und die Blase abgegeben, deren Aufgabe es ist, sie über den Kot und den Urin auszuscheiden. Vermehrtes Trinken, aber auch Einläufe können diesen Organen beim Abtransport helfen.

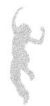

Darm

Der Darm ist das größte Ausleitungsorgan in der Entgiftung. Ihm kommt die überaus wichtige Aufgabe zu, »gute« von »schädlichen« Nahrungsbestandteilen zu unterscheiden. Dieser sensible Mechanismus wird durch mehr als 500 verschiedene Darmbakterienstämme sichergestellt. Je nachdem, wie diese beschaffen sind, fallen die Reaktionen und Entscheidungen des Darms unterschiedlich aus. So kann Rohkost für den einen Darm eine Wohltat sein, wogegen ein anderer unangenehme Gase entwickelt.

Fälschlicherweise wird von vielen Menschen angenommen, dass sich der Darm wie ein poliertes Rohr verhält und dass alles, was nicht verwertet wird, nach dem einfachen Prinzip »Oben rein – unten raus« den Körper wieder verlässt. Dabei handelt es sich jedoch nicht um die Realität. Nehmen wir zum Beispiel zu wenig Ballaststoffe mit der Nahrung auf oder trinken zu wenig, verweilen immer mehr Nahrungsmittelreste in Form von Kot im Darm. Krebserregende Stoffwechselprodukte der Darmbakterien können somit intensiver auf das Gewebe einwirken und begünstigen die Entstehung von Entzündungen im Darm und in extremen Fällen sogar Darmkrebs. Durch die verlängerte Verweildauer wird dem Stuhl darüber hinaus mehr und mehr Wasser entzogen, was dazu führt, dass er trockener und zäher wird. Dies verhindert wiederum eine vollständige Entleerung, da durch die veränderte Konsistenz Rückstände an den Darmzotten verbleiben. Eine verklebte Darmschleimhaut führt somit langfristig zu einem Nährstoffmangel, einer gestörten Darm-Hirn-Kommunikation (Heißhunger), chronischen Entzündungen sowie dem allgegenwärtigen Kotbauch, welcher bei Männern auch liebevoll Bierbauch genannt wird.

Ein gesunder Darm hat einen Durchmesser von etwa zwei bis sechs Zentimeter, wogegen ein durch Kotablagerungen verunreinigter Darm diesen Durchmesser auf über 25 Zenti-

meter ausdehnen kann. Bei einem acht bis zehn Meter langen Darm können sich somit bis zu 15 Kilo Kot ablagern. Um diese Mengen aus dem Körper zu transportieren, bedarf es etwas Unterstützung, besonders dann, wenn noch zusätzlich Gifte gelöst und an den Darm zum Abtransport weitergegeben werden. Hier kann eine Ernährung, die reich an Ballaststoffen wie aus Gemüse und Obst ist, eine gute Basis bilden. Wer anhand der Körperform schon erkennt, dass es sich beim eigenen Bauch um einen Kotbauch handelt, kann in der Entwöhnungsphase mit einem Ballaststoff-Shake nachhelfen. Dieser sollte morgens nach einem Glas Wasser auf nüchternen Magen getrunken werden.

Bei besonders hartnäckigen Verklebungen und einem damit verbundenen Giftstau, der sich zum Beispiel in extremen Kopfschmerzen äußern kann, führen Einläufe eine schnelle und effektive Linderung herbei. Mehr über Einläufe findest du im 5. Kapitel bei den Wohlfühlhelfern.

Besteht ein Verdacht auf eine Schwermetallbelastung, wie sie zum Beispiel aufgrund eines erhöhten Meeresfischkonsums oder durch Amalgamfüllungen in den Zähnen auftreten kann, empfiehlt sich eine Unterstützung durch die zusätzliche Einnahme der Mikroalge Chlorella. Sie hat die Eigenschaft, Schwermetalle zu binden und über den Stuhl mit auszuscheiden. Werden die Metalle beim Entgiften gelöst und *nicht* ausgeschieden, sucht sich der Körper neue Plätze für eine Ablage. Sehr begehrt dafür ist unser Gehirn, wodurch Demenz und Alzheimer gefördert werden können. Der alte Ausspruch »Dumm wie ein Hutmacher« hat hier seinen Ursprung. Früher wurden Filzhüte nämlich mit Quecksilber imprägniert. Und die Hutmacher, die täglich mit diesem Schwermetall umgingen, litten tatsächlich auffällig oft an Hirnschäden. Quecksilber ist in der Lage, die Blut-Hirn-

Schranke zu überwinden, und schädigt somit nachweislich das Gehirn. In der heutigen Zeit verhält es sich leider nicht anders. Zahnfüllungen aus Amalgam enthalten das giftige Schwermetall. Sind die Füllungen beschädigt oder werden nicht fachkundig entfernt, tritt Quecksilber aus und wird über die Mundschleimhäute aufgenommen. Wer noch eine oder mehrere dieser silbergrauen Zahnfüllungen besitzt, sollte mit einer langfristigen Chlorella-Kur die Ausleitung von Schwermetallen unterstützen. Alte Zahnfüllungen sollten, dem Gehirn zuliebe, von einem fachkundigen Zahnarzt schnellstmöglich entfernt werden.

Nieren

Bei den Nieren handelt es sich um das Klärwerk des Körpers. Es befreit alle fünf Minuten das gesamte Blut von Abfallstoffen, die dann über den Harn ausgeschieden werden. Ein Glas lauwarmes Wasser direkt nach dem Aufstehen kann dem Körper dabei helfen, die über die Nacht angestauten Schadstoffe auszuspülen. Zwischen zwei und vier Liter, je nach Aktivitätsgrad und Hitze, sollten täglich in Form von Wasser dem Körper zugeführt werden. Denn durch einen erhöhten Harndrang können Gifte schneller über den Urin ausgeschieden werden. Riecht der Urin streng oder ist er sehr dunkel, ist dies ein klares Zeichen dafür, dass mehr Flüssigkeit benötigt wird. Auch eine gute Wasserqualität ist wichtig. Vitalisiertes Leitungswasser oder Quellwasser in Glasflaschen wirken besonders in Phasen der Entgiftung unterstützend und sollten dauerhaft in einen gesunden Lebenswandel integriert werden. Wasser aus Plastikflaschen empfehle ich weitestgehend zu meiden, da das Plastik gesundheitsschädliche Partikel an das Trinkwasser abgibt. Beim Kauf von Wasser sollte man zudem darauf achten, dass es kein Fluorid enthält, da dies eine gesunde Schilddrüsenfunktion beeinträchtigt.

Lunge

»Da stockt mir der Atem« oder »Das hält mich in Atem« sind Floskeln, die der eine oder andere sicher kennt und vielleicht selbst ab und an gebraucht. Sie stehen für eine stressige und angespannte Situation, die sich auf die Atmung niederschlägt. Solch eine Lebenssituation kann kurzfristig wie langfristig dazu führen, dass man nicht mehr bewusst und tief genug atmet. Eine Fehlatmung hemmt den effektiven Abtransport von Giften über die Lunge und versorgt den Körper fortwährend mit zu wenig Sauerstoff. Besonders Abgase und das Rauchen belasten die Lungen zweifach. Jeder Zug an der Zigarette führt einem nicht nur Gifte zu, sondern hindert das Entgiftungsorgan auch noch daran, seine eigentliche Arbeit zu verrichten. Insbesondere eine tiefe und ruhige Atmung kann der Lunge dabei helfen, ihre entgiftenden Tätigkeiten optimal durchzuführen sowie Stress zu reduzieren. Eine kurze und flache Atmung suggeriert dem Gehirn nämlich eine andauernde Gefahrensituation und stimuliert den Sympathikus, der für den Kampf-oder-Flucht-Modus im Körper verantwortlich ist. In diesem Modus werden alle heilenden, entgiftenden und verarbeitenden Prozesse unterbunden, denn hier steht allein die Sicherung des Überlebens im Vordergrund.

Mehr zu speziellen Atemtechniken sowie der heilenden Wirkung der richtigen Atmung findest du im 5. Kapitel bei den Wohlfühlhelfern.

Haut

Der Körper nutzt jede Hautpore, um toxische Stoffe über den Schweiß abzutransportieren. Während der Entgiftungsphasen kann sich der persönliche Körpergeruch deshalb stark ins Unangenehme verändern. Um diesen Prozess abzukürzen, kann die Schweißbildung und somit der Abtransport unterstützt

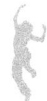

und beschleunigt werden, damit man sich schon bald wieder selbst riechen kann. Schweißtreibender Ausdauersport und Saunagänge helfen dabei, dass sich stark riechender Schweiß schneller normalisiert. Bitte zu dieser Zeit trotzdem keine Antitranspirante nutzen, die das Schwitzen unterbinden und damit die wichtigen Transportwege der Giftstoffe verstopfen und möglicherweise zu einer Rückvergiftung führen.

■ Fazit

Moderate Bewegung, wie Yoga, Mobilisation des Körpers und Spaziergänge an der frischen Luft, wirkt aktivierend für alle Stoffwechselvorgänge. Befördern wir die Giftstoffe nicht durch Schweiß, Atem, Urin und Stuhl nach draußen, sucht sich der Körper neue Orte, wo er die mobilisierten Gifte erneut ablagern kann. Dies sind dann überwiegend Organe (Leber, Niere, Lunge, Gehirn) oder Knochen, was zu schwerwiegenden Folgeerkrankungen führen kann. Das ist übrigens auch der Grund dafür, warum kurze Fastenkuren wie Saftfasten eher kritisch zu betrachten sind. Ohne die richtige Ausleitung können solche Modekuren mehr schaden als helfen, auch wenn die Waage danach zwei bis drei Kilo weniger anzeigt.

Wie lange eine Entgiftungsphase andauert, hängt stark vom individuellen Grad der körperlichen Verfassung ab und von der Intensität, mit der diese durchgeführt wird. Kurze Phasen von einer Woche bis hin zu mehreren Monaten sind hier nicht ungewöhnlich. Insbesondere wenn die eigene Lebensweise Schritt für Schritt weiter angepasst wird, kann es zu immer neuen Entgiftungsschüben kommen. Ist man sich darüber im Klaren, können diese Signale des Körpers besser erkannt und unterstützt werden. Vertraue darauf, dass dein Körper genau so viel Gifte löst, wie er es für richtig hält.

Forciere keine Lösung der Schadstoffe mit Gewalt – in der Ruhe liegt die Kraft!

Nur wenn du bereit bist, die klaren Signale deines Körpers in Kauf zu nehmen und entsprechend zu handeln, solltest du mit der Entwöhnung beginnen. Du kannst deine Gesundheit selbst in die Hand nehmen. Sei dir bewusst, dass Veränderung nur durch Veränderung entstehen kann. Diese kurze Zeit von Verzicht und Verständnis ist das Tor für ein energetisiertes und aktives Leben, weg von Ernährungstrends und deren theoretischen Versprechen.

Aktuelle Ernährungstrends und ihre Vor- und Nachteile

Langeweile am Bahnhof, wenn der Zug mal wieder Verspätung hat, verführt mich meist zum Gang in den Zeitungsladen. Dort schweift mein Blick automatisch über Gesundheits- und Fitnessmagazine. Es ist fast schon wie eine Sucht, alles über die neuesten Erkenntnisse erfahren zu wollen. Aber was sind das eigentlich für Erkenntnisse? Neue Fitnesstrends, frisch definierte Schönheitsideale oder die *endlich* entdeckte, bis jetzt unbekannte Ernährungswahrheit, die mir all die Mühen erspart, wieder auf meine eigene Stimme zu hören? Es dauert immer ein paar Minuten, selbst heute noch, bis ich aus meinem Automatismus ausbreche, die Zeitschriften weglege und zu den Romanen gehe. Hier weiß ich wenigstens von vornherein, dass sich jemand die Geschichten ausgedacht hat.

Jeder von uns kennt sie, die Ernährungstrends, ob aus einer Zeitschrift, dem Internet oder empfohlen von einem Freund oder einer Freundin, die diesem Hype gerade folgen. Ich wage sogar zu behaupten, dass jeder unter uns schon

mal mindestens einen dieser Trends ausprobiert hat, bis es zu anstrengend wurde oder die versprochenen Erfolge ausblieben. Nur in den seltensten Fällen werden Diäten zu einem dauerhaften Lebensstil. Oft weiß man nicht mal genau, welche Fakten eigentlich hinter der Diät stehen und warum gerade sie zum Erfolg führen soll. Mangelndes Wissen über Ernährungsphilosophien ist einer der Gründe, warum viele Diäten oft erfolglos abgebrochen werden. Denn wenn man versteht, warum man sich für eine gewisse Ernährungsform entscheidet, fällt es einem leichter, dabeizubleiben. Erinnere dich wieder an dein eigenes »Warum« und nutze die Sprache deines Körpers als Erfahrungsbericht. Denn wenn du verstehst, was etwa Milch bei dir auslöst, fällt es dir weniger schwer, darauf zu verzichten.

Aktuell ist mir nur eine Ernährungsform bekannt, von der deren Befürworter nur sehr selten wieder abrücken: die fleischfreie Ernährung. Diese basiert meistens auf ethischen Werten, die ein stark definiertes »Warum« darstellen. Einmal den Schmerz anderer Lebewesen wirklich gefühlt, wird es nicht mehr möglich sein, ein Steak wie früher zu genießen.

Es gibt zahllose Ernährungstrends und Diäten, von denen ich in diesem Buch nur die aktuell populärsten Konzepte ausgesucht habe, um über sie zu informieren. Diäten, die kurzfristig dabei helfen können, den Beachbody zu erreichen, werden hier nicht berücksichtigt. Dabei handelt es sich meist um kurzweilige Erfolge, nach denen die Kilos schnell wieder, nicht selten sogar in noch größerem Ausmaß, auf den Hüften landen. In diesem Abschnitt soll es stattdessen um Ernährungsprinzipien gehen, die als Dauerlösung gelten, um die Gesundheit zu verbessern. Nur Beständigkeit führt hier zu einer dauerhaften Veränderung. Man kann sich dafür auch einer Bewegung anschließen, allerdings sollte stets die eigene Individualität an oberster Stelle stehen. So kann Paleo

auch von einem Vegetarier umgesetzt werden, wenngleich viele in dieser Bewegung Fleisch als wichtigstes Nahrungsmittel ansehen. Einem Trend blind zu folgen sollte man um der eigenen Gesundheit willen nicht riskieren.

Ich möchte mit diesem Kapitel motivieren, über den eigenen Tellerrand hinauszublicken und die Prinzipien hinter den verschiedenen Ernährungsformen zu verstehen. Denn nur wenn eine Ernährungsform auf einer Philosophie aufgebaut ist, handelt es sich um eine umsetzbare Dauerernährung, die dann allerdings wiederum an die individuellen Bedürfnisse angepasst werden sollte. Deshalb werde ich bewusst keine der einzelnen Ernährungsweisen hervorheben, sondern kann für mich sagen, dass meine persönliche Ernährung stets aus einer Kombination all dieser Ansätze besteht. Situationsabhängig und intuitiv.

Ketogen, LowCarb-HighFat (LCHF)

Diese besondere und durchaus extreme Art einer Dauerernährung hat ihren Ursprung in der Medizin. Heutzutage gewinnt sie jedoch auch bei Gesundheitsfans eine größere Popularität. Schon im 20. Jahrhundert dokumentierten Ärzte, dass während Fastenkuren epileptische Anfälle ihrer Patienten weniger wurden oder sogar völlig ausblieben. Sogenannte Ketonkörper, die der Körper während der Phasen der Nahrungsabstinenz zur Energiebereitstellung in der Leber bildet, stellen ein alternatives Energiesystem dar. Dies führte bei jenen Patienten dazu, dass keine neuen Anfälle ausgelöst wurden. Da es sich beim Fasten jedoch um eine zeitlich begrenzte Kur handelt, war die »Heilung« auch nur von kurzer Dauer.

Im Jahre 1921 wurde erstmals durch den Arzt Russell M. Wilder an der Mayo-Klinik ein Konzept entwickelt, das dem Körper ermöglicht, trotz Nahrungsaufnahme Ketonkörper zu bilden. Erste Berichte der Mayo-Klinik dokumentierten, dass 95 Prozent aller Epilepsiepatienten davon profitierten und fortan ohne Medikamente behandelt werden konnten. Der Komplettverzicht von Kohlenhydraten, ein moderater Konsum von Protein und eine drastische Erhöhung der Fettzufuhr versetzten den Körper in einen fastenähnlichen Zustand. Dieses Phänomen wurde durch einen dauerhaft niedrigen Blutzucker trotz Nahrungsaufnahme ermöglicht, wodurch kein Insulin mehr ausgeschüttet wurde. Energie wurde nun über den Fettstoffwechsel für den Organismus bereitgestellt, wohingegen der Kohlenhydratstoffwechsel durch gezielte Nahrungszufuhr völlig stillstand. Da der Körper in der Lage ist, selbstständig den benötigten Zucker aus Fett- und Aminosäuren zu bilden, war die einst bestehende Vorstellung, dass das Gehirn abhängig von extern zugeführtem Zucker sei, widerlegt.

Leider wich auch diese bahnbrechende Erkenntnis dem Pharmamarkt. Die eigenen Selbstheilungsprozesse gerieten in Vergessenheit und wurden mehr und mehr durch Medikamente ersetzt. Nur solchen Patienten, die auf die Medikamentengabe nicht mehr ansprachen, wurde zu einer Ernährungsumstellung geraten. Seit 1995 und dem Anstieg von zuckerbedingten Zivilisationskrankheiten, wie Erkrankungen des Herz-Kreislauf-Systems, Diabetes und Krebs, rückt die ketogene Ernährung wieder stärker in den Vordergrund. Das alternative Energiesystem aus dem Hungerstoffwechsel gesellschaftstauglich zu machen ist das Motto des aktuellen Ernährungstrends: Fasten ohne Essensverzicht. Eine Studie aus 2011 belegt jedoch, dass insbesondere bei einer Kost, die arm an Kohlenhydraten ist, ein langfristiger gesundheitlicher Erfolg nur dann stattfindet, wenn diese Kostform mit

wenig bis keinem tierischen Protein durchgeführt wird, wie die Nurse Health Studie (bei Frauen) und Health Professional Follow-up-Studie (bei Männern) eindrucksvoll aufzeigen. So zeigen die Testergebnisse, dass eine kohlenhydratarme Ernährung, die auf tierischen Quellen beruhte, sowohl bei Männern als auch bei Frauen mit einer höheren Gesamtmortalität in Verbindung gebracht wird, während eine kohlenhydratarme Ernährung auf pflanzlicher Basis mit einer niedrigeren Sterblichkeitsrate für alle Ursachen und besonders Herz-Kreislauf-Erkrankungen verantwortlich war. Diese Erkenntnis kann auf die ketogene sowie auf eine LowCarb-Ernährung angewendet werden.

Eine ketogene Ernährung setzt sich wie folgt zusammen:

Bevorzugte Lebensmittel	Gemiedene Lebensmittel
Fleisch (fett), Fisch (fett), Innereien, Speck, Wurst	Getreide, Pseudogetreide (Nudeln, Brot, Hirse, Quinoa, Reis etc.)
Fettreiche Milchprodukte	Zucker oder andere Süßungsmittel, die den Blutzucker ansteigen lassen (Honig, Ahornsirup etc.)
Eier	Milchprodukte mit wenig Fett
Stärkearmes Gemüse (Blattgemüse, grünes Gemüse, Kohl, Tomate etc.)	Stärkehaltiges Gemüse (Wurzelgemüse, Kartoffeln, Kürbis etc.)
Zuckerarmes Obst (Beeren, Zitrone, Limette, Avocado, saurer Apfel)	Süßes Obst (Banane, roter Apfel, Birne, Ananas etc.)
Nüsse und Saaten sowie aus ihnen hergestellte Mehle und Backwaren	Hülsenfrüchte (Linsen, Kichererbsen, Kidneybohnen etc.)
Pflanzliche Fette und Öle (Oliven, Avocado, MCT-Öl, Kokos etc.)	Industriell hergestellte Lebensmittel mit einem KH-Anteil von mehr als 10 Gramm auf 100 Gramm laut Etikett (Brotaufstriche, Saucen etc.)

Tierische Fette (Ghee, Butter, Talg, Schmalz)	(Diät-)Limonade, Früchtetees, Obstsäfte, Instantgetränke mit Zuckerzusatz, Bier, Alkohol
Zuckerersatzstoffe: Erythritol, Stevia, nur in sehr geringen Mengen Xylitol	
Kaffee, Kräuter-, Grün- und Schwarztee, grüne Gemüsesäfte	

Neben dem »Was« spielt bei der LowCarb-HighFat-Ernährung das »Wieviel« eine übergeordnete Rolle, wogegen Kalorien in den Hintergrund rücken. Der Fokus liegt besonders auf der Menge der zugeführten Kohlenhydrate. Denn ist der Blutzucker nur minimalst zu hoch, wechselt der Körper vom Fett- in den Kohlenhydratstoffwechsel. Die besondere Herausforderung liegt deshalb darin, den sogenannten persönlichen Sweetspot zu finden. Darunter versteht man die perfekte Menge an Kohlenhydraten, die man noch zu sich nehmen darf, ohne den ketogenen Zustand zu verlassen. Denn Gemüse, Fleisch und Milchprodukte liefern neben Ballaststoffen und Proteinen auch immer eine gewisse Menge an Kohlenhydraten mit. Die allgemeinen Richtwerte für den Einstieg liegen bei:

- maximal 50 Gramm Kohlenhydrate pro Tag,
- 70–75 Prozent Fett,
- circa 1,3 Gramm Eiweiß pro Kilogramm Körpergewicht.

Warum ernährt man sich ketogen?
Mittlerweile leben nicht nur kranke Menschen nach diesen Richtlinien, sondern auch solche, die präventiv gegen jene Risikofaktoren vorgehen wollen, die für viele sogenannte Zivilisationskrankheiten mitverantwortlich sind,

insbesondere Diabetes Typ 2. Die Ernährungsform ist darüber hinaus durch weitere Vorzüge gekennzeichnet: Entzündungen im Körper werden reduziert, der Blutzuckerspiegel und somit die Insulinausschüttung werden niedrig gehalten und oxidativer Stress im Körper abgebaut.

Vorteile

- Niedriger Blutzuckerspiegel und daraus resultierende Regulierung der Insulinsensitivität = Prävention für Diabetes und dessen Folgeerkrankungen wie Alzheimer, Krebs, Herz-Kreislauf-Erkrankungen.
- Verringerte Heißhungerattacken = Prävention für Diabetes sowie Adipositas.
- Nutzung des eigenen Fettgewebes zur Energiebereitstellung = Fördert Gewichtsreduktion und deren bedingte Entgiftung aus dem Fettgewebe.
- Normalisierung von Entzündungswerten = Prävention für jegliche Erkrankungen, insbesondere jedoch Autoimmunerkrankungen sowie Verlangsamung des Alterungsprozesses.
- Anstieg des Energielevels im Fettstoffwechsel = Höhere Leistungsfähigkeit und somit effektives Erreichen der eigenen Ziele.

Nachteile

- Einseitige Ernährung = Welche bei falscher Durchführung zu Nährstoffmangel führen kann sowie durch den erhöhten Fettkonsum die Leber überlastet.
- Keine Langzeitstudien über Auswirkung des extrem hohen Fettkonsums = Möglichkeit der Entstehung neuer und unbekannter Erkrankungen.
- Ernährungsform nur für Ernährungsprofis, da Mangel-

ernährung schnell eintreten kann = Hoher Zeitaufwand, Bereitschaft für höhere Kosten der Produkte sowie Nahrungsergänzung.

- Geht oft mit einem erhöhten Verzehr von tierischen Proteinen einher = Erhöhter (Tier-)Proteinkonsum, welcher zu gesundheitlicher Beeinträchtigung und somit erhöhter Sterblichkeit führen kann sowie einen erhöhten Wachstumshormonspiegel begünstigt.

■ Fazit

Welche Folgen ein dauerhaft erhöhter Fettkonsum hat und ob es besser ist, ausnahmslos im Fettstoffwechsel zu sein, statt auf Energie aus Kohlenhydraten zurückzugreifen, ist aufgrund der fehlenden Langzeitstudien noch unklar. Viele schwer kranke Menschen haben bereits von dieser Ernährungsform profitiert – und zwar über das Krankheitsbild von Epilepsie hinaus. Auch gesunde Menschen, die strikt nach dieser Kostform leben, sprechen von mehr Klarheit und Energie, wie man sie auch beim Fasten erlebt, ohne jedoch auf etwas verzichten zu müssen. Besonders kritisch für eine langfristige Gesundheit ist die Reduktion des Ballaststoffgehalts in der Ernährung zu betrachten, da Gemüse und Obst nur in geringen Mengen konsumiert werden. Befürworter aus der Medizin raten zu regelmäßigen Phasen der ketogenen Ernährung, um den Fettstoffwechsel zu aktivieren, empfehlen jedoch, nicht ausnahmslos in diesem Zustand zu verweilen.

LowCarb

Bei dieser Ernährungsform stehen die Kohlenhydrate ebenfalls im Fokus. Bei einer LowCarb-Ernährung handelt es sich im Grunde um eine Variante der ketogenen Ernäh-

rung, jedoch mit völlig unterschiedlichem Ausgang. Während bei Letzterer die Kohlenhydrate komplett gemieden werden (auch aus Obst und Gemüse), kommt es bei einer LowCarb-Ernährung darauf an, möglichst wenig Kohlenhydrate zu konsumieren. Somit werden Blutzuckerspitzen verhindert und nur eine geringe Insulinausschüttung hervorgerufen. Allerdings gelangt man relativ selten in den Zustand des Fettstoffwechsels bei konstanter Nahrungszufuhr. Bei einer LowCarb-Ernährung wird komplett auf Zucker, Getreide und verarbeitete Lebensmittel verzichtet, jedoch das volle Gemüse- und Obstspektrum bewusst für eine ausgewogene Ernährung genutzt. Sie kann deshalb gut mit der Paleo-Ernährung kombiniert werden, da hier ebenfalls natürliche Produkte zum Einsatz kommen, um unnötigen Zuckerzusatz und Getreide in verarbeiteten Lebensmitteln zu vermeiden.

Eine LowCarb-Ernährung setzt sich üblicherweise wie folgt zusammen:

Bevorzugte Lebensmittel	Gemiedene Lebensmittel
Fleisch, Fisch, Speck, geräuchertes Fleisch	Wurstwaren
Eier	Fast Food, Convenient Food
Obst und Gemüse	Zucker, Zuckerzusatz in industriell hergestellten Produkten
Milchprodukte (ungesüßt)	Kartoffeln
Pseudogetreide (Buchweizen, Hirse, Quinoa etc.)	Glutenhaltiges Getreide
Hülsenfrüchte	
Nüsse und Saaten sowie aus ihnen hergestellte Mehle und Backwaren	

Zuckeraustauschstoffe wie Xylitol,
Erythritol, Stevia, in einigen Fällen
wird Honig und Ahornsirup zum Süßen
verwendet

Auch hier ist die Mengenverteilung der Nährstoffe wichtiger als die beinhalteten Kalorien, jedoch nicht annähernd so strikt wie bei einer ketogenen Ernährung. Dies liegt daran, dass man sich während der LowCarb-Ernährung hauptsächlich im Kohlenhydratstoffwechsel befindet, wie bei jeder anderen Mischkost auch. Kleine Abweichungen nach oben machen keinen Unterschied. Reduziert sich die Menge der konsumierten Kohlenhydrate drastisch, ist es jedoch möglich, dass der Körper auch hier in den Fettstoffwechsel umschaltet, da der Blutzucker während einer LowCarb-Ernährung grundsätzlich nicht sehr hoch ist.

- 25 Prozent Kohlenhydrate
- 25 Prozent Eiweiß
- 50 Prozent Fett

Warum ernährt man sich LowCarb?

Das Bewusstsein, zu viele Kohlenhydrate zu konsumieren, wächst in der Gesellschaft stetig. Krankheiten wie Diabetes sind auf einem Allzeithoch und verzeichnen immer mehr Fälle. In Deutschland gibt es mittlerweile mehr als sieben Millionen Menschen mit Diabetes. Dies ist eine 38-prozentige Steigerung seit 1998. Jährlich kommen rund 500.000 Neuerkrankungen hinzu. Die Zahl der Typ-2-Diabetes-Neuerkrankungen bei Jugendlichen hat sich in den letzten Jahren verfünffacht. Auch wenn die Deutsche Diabetes Hilfe (Stand 09/2019) den übermäßigen Konsum an Kohlenhydraten noch immer nicht in Verbindung mit Diabetes bringt, belegen Studien dieses Zusammenspiel deutlich, dass ein übermäßiger

Konsum an raffinierten Kohlenhydraten in Verbindung mit Übergewicht steht. Eine bewusste LowCarb-Ernährung kann hier gegensteuern.

Vorteile

- Geringer Anstieg des Blutzuckers = Regulierung der Insulinsensitivität, Prävention von Diabetes und dessen Folgeerkrankungen wie Alzheimer, Krebs, Herz-Kreislauf-Erkrankungen.
- Verringerte Heißhungerattacken = Prävention von Adipositas und somit Diabetes.
- Normalisierung von Entzündungswerten = Prävention von jeglichen Erkrankungen, insbesondere Autoimmunerkrankungen, sowie Verlangsamung des Alterungsprozesses.
- Regionale und saisonale Obst- und Gemüseauswahl möglich = Optimale Nutzung der Verfügbarkeit von natürlichen Lebensmitteln.
- Gut umsetzbar im sozialen Umfeld = Gute Voraussetzung für eine dauerhafte Ernährung, insbesondere für Familien.
- Auch für Vegetarier und Veganer möglich = Veganer sind besonders gefährdet, tierisches Protein durch kohlenhydrathaltige Produkte zu ersetzen, sodass sie stark von der Kombination dieser beiden Philosophien profitieren.

Nachteile

- Keine (seltene) Nutzung des Fettstoffwechsels = Wie auch in der allgemeinen Ernährung muss ein besonderes Augenmerk darauf gelegt werden, wenn man die Vorteile des Fettstoffwechsels nutzen möchte. Intermittierendes Fasten kann hierzu gut als Werkzeug dienen.
- Eher langsame Verbesserung der Blutwerte und Insulin-

sensitivität = Unterschiedlich, je nachdem, wie strikt und sauber eine LowCarb-Ernährung durchgeführt wird.

- Fettreduktion nicht immer möglich = Oft stehen Wassereinlagerungen sowie ein überfüllter Darm in Zusammenhang mit der Gewichtsreduktion. Es handelt sich jedoch eher selten um eine tatsächliche Reduktion des weißen Fettgewebes – außer diese Ernährung wird sehr strikt durchgeführt.

- Geht oft mit einem erhöhten Verzehr von tierischen Proteinen einher = Erhöhter (Tier-)Proteinkonsum, welcher zu gesundheitlicher Beeinträchtigung und somit erhöhter Sterblichkeit führen kann sowie einen erhöhten Wachstumshormonspiegel begünstigt.

■ Fazit

Besonders für Menschen mit einer Insulinresistenz und für stark Übergewichtige hat sich diese Kostform als hilfreich erwiesen, um einen gesunden Lebenswandel dauerhaft zu halten und Folgeerkrankungen zu minimieren. Eine LowCarb-Ernährung kann optimal mit einer vegetarischen oder veganen Kostform kombiniert werden, welche als die gesündeste Alternative gilt, und ähnelt somit der PlantBased-Ernährung.

Vegetarisch, Vegan, PlantBased

Die vegane und die vegetarische Bewegung waren lange bekannt als rein ethische Ernährungsformen. Ihr Ziel ist es, anderen tierischen Lebewesen kein unnötiges Leid zuzufügen, da wir schon lange nicht mehr darauf angewiesen sind, aufgrund von Nahrungsmittelknappheit Tiere zu töten, um als Spezies zu überleben. Immer mehr kommen auch ökolo-

gische Aspekte einer tierfreien Ernährung zu den ethischen Ansätzen dazu. Die Massentierhaltung schadet dem Gleichgewicht der Erde durch extremen Wasserverbrauch, einseitige Flächennutzung, CO_2-Emissionen, Verlust von pflanzlicher und tierischer Artenvielfalt sowie Biodiversität. Auch das Züchten von resistenten Keimen durch die überhöhte Antibiotikagabe an Nutztiere ist hier mit zu berücksichtigen. Von diesem Gesichtspunkt aus betrachtet, handelt es sich bei dieser Ernährungsform nicht um ein Prinzip, das sich ausschließlich auf den menschlichen Körper auswirkt, sondern auch auf die Gesundheit unseres Planeten.

Vegetarier verzichten auf Fleisch und Fisch und konsumieren in der Regel Eier und Milchprodukte sowie Honig, auf die ein vegan lebender Mensch ebenfalls verzichtet. Auch hier gibt es unterschiedliche Bewegungen und Gruppierungen mit entsprechenden Schwerpunkten.

Aktuelle Studien können belegen, dass mit einem gesteigerten Fleischkonsum die gesundheitlichen Leiden der Menschen zunehmen. Dies hat zum einen zweifellos etwas mit der Qualität der Fleischprodukte zu tun, die konsumiert werden, zum anderen mit der weiter steigenden Fleischmenge, die der Mensch heutzutage vertilgt. Bei einigen Krankheitsbildern wie Rheuma, Arthritis oder bestimmten Krebserkrankungen kann man eine massive Verbesserung der Begleiterscheinungen beobachten, sobald auf Fleisch verzichtet wird.

Ein vegetarischer oder veganer Essensstil ist jedoch noch kein Garant für eine gesunde und ausgewogene Ernährung. Denn auch der sogenannte Puddingveganer verzichtet auf Fleisch, kompensiert die Nährstoffgruppe der tierischen Proteine jedoch mit Getreide, Zucker und Fertigprodukten. So kann diese Kostform schnell zu einer sehr ungesunden Art der Ernährung führen und die positiven Effekte des Fleischverzichts kompensieren.

Da dieses Phänomen den gesundheitsbewussten Vegetariern und Veganern durchaus bekannt ist, hat sich eine neue Ernährungsform unter dem Namen PlantBased gegründet, was so viel bedeutet wie »pflanzenbasiert«. Der größte Unterschied im Vergleich zu einer veganen Ernährungsform ist, dass ein Konsum von tierischen Produkten vermieden, jedoch nicht zwanghaft ausgeschlossen ist, gepaart mit den gesundheitlichen und qualitativen Aspekten einer Paleo-Ernährung. Bei körperlichem Verlangen sowie aus gesundheitlichen Gründen können sehr selten auch tierische Produkte konsumiert werden. Getreide wird vor der Verarbeitung gekeimt, Hülsenfrüchte werden richtig eingeweicht, und auf Zucker und andere industriell hergestellte Produkte wird ausnahmslos verzichtet.

Eine Ernährung frei von tierischen Produkten verzichtet üblicherweise auf folgende Nahrungsmittelgruppen:

Vegetarisch	Vegan	PlantBased
Fleisch	Wie Vegetarier	Überwiegend wie Veganer
Fisch	Eier	Industriell hergestellte Nahrung
Gelatine	Milchprodukte	Unfermentiertes Getreide und Hülsenfrüchte
	Honig	Zusatzstoffe
		Honig

Warum ernährt man sich vegan, vegetarisch oder PlantBased?

Bei der veganen wie auch der vegetarischen Ernährungsform handelt es sich sehr oft um eine ethische Entscheidung, die jeder für sich selbst treffen sollte. Daher bezieht sich die folgende Gegenüberstellung der Vor- und Nachteile auf die

PlantBased-Ernährung, denn hier steht neben ethischen Aspekten die Gesundheit im Vordergrund.

Vorteile

- Verbesserung der Blutwerte und Entzündungen = Prävention für jegliche Erkrankungen, insbesondere Autoimmunerkrankungen, sowie Verlangsamung des Alterungsprozesses.
- Aufbau einer gesunden Darmflora und Eliminierung schädlicher Pflanzenbestandteile = Durch eine bewusste Verarbeitung von pflanzlichen Lebensmitteln werden Antinährstoffe minimalisiert, was besonders Menschen mit einer Autoimmunerkrankung zu einer erhöhten Lebensqualität verhilft.
- Ballaststoffreiche Ernährung = Führt zu einer gesunden und ausgewogenen Darmbesiedlung, da Ballaststoffe Nahrung für die guten Darmbakterien sind.
- Limitierung der Antibiotika-Aufnahme durch das Essen = Stimulierung der körpereigenen Abwehr und Selbstheilungsprozesse.
- Kein Extremismus = Die eigene Gesundheit steht im Vordergrund, das Vermeiden von Tierleid stellt eine Grundvoraussetzung dar.
- Umweltverträglichkeit = Regionale und saisonale Produkte sind neben dem Verzicht auf Verpackungsmaterial ebenso Bausteine dieser bewussten Ernährungsform.

Nachteile

- Bewusster Umgang mit dem Körper erforderlich, um auf Signale zu reagieren = Werden Signale des Körpers ignoriert, kann es zu einer Unterversorgung oder zu Nährstoffmängeln kommen.

- Zeitintensiv = Durch ursprüngliche Zubereitungsformen wie das Keimen und Einweichen von Getreide und Hülsenfrüchten ist eine gute Küchenplanung vonnöten.
- Interesse am Kochen = Die Bereitschaft, sich mit der Zubereitung intensiver auseinanderzusetzen, ist die Basis, um eine langfristige Ernährungsumstellung durchzuführen und eine ausgeglichene Ernährung zu gewährleisten.
- Höhere Lebensmittelkosten = Durch qualitativ hochwertige Ausgangsprodukte.
- Soziale Herausforderung = Events können sehr oft nur mit eigener Vorbereitung kulinarisch genossen werden, da der eigene Lebensmittelstandard sehr hoch definiert ist.

■ Fazit

Bei der rein pflanzenbasierten Ernährungsform handelt es sich um eine bewusste Entscheidung, welche die Natur, die Tiere sowie die eigene Gesundheit miteinbezieht. Oft stehen neben dem Tierleid noch weitere ethische Aspekte, etwa die Arbeitsbedingungen und Unternehmensphilosophien der produzierenden Betriebe sowie das Klima im Vordergrund. Die eigene Gesundheit stellt die Komplettierung dieses Denkansatzes dar. Menschen, die sich für diesen Weg entscheiden, sind äußerst »committed« und bleiben zumeist konsequent, auch wenn ihre Haltung ab und an gesellschaftlich einige Herausforderungen birgt. Insgesamt gewinnt die fleischlose Ernährung aber eindeutig an Akzeptanz. Immer mehr Beobachtungen, wie die der Bevölkerung aus Loma Linda in Kalifornien, zeigen den deutlichen Einfluss auf die Gesundheit in Zusammenhang mit einer Ernährung, die arm/frei von tierischen Proteinen ist.

Paleo

Diese Ernährungsform steht für das Leben eines Steinzeit-menschen. Sich dabei nur auf das Essen zu kaprizieren wäre in etwa so, als wenn man sich beim Training für einen Triathlon nur auf das Laufen fokussieren würde. Paleo ist so viel mehr, als nur Fleisch zu essen und Zucker wegzulassen. Darin ähnelt es vom Ansatz her der veganen Ernährung durchaus, die ja für die meisten auch mehr ist, als auf Fleisch zu verzichten. Dem kleinen Wort »Paleo« liegt ebenfalls eine ganze Lebenseinstellung zugrunde. Der Begriff leitet sich von Paläolithikum (= Altsteinzeit) ab, ein Zeitalter, das vor etwa 2,6 Millionen Jahren begann. Die Menschen waren Jäger und Sammler. Die Altsteinzeit endete vor etwa 10.000 bis 20.000 Jahren mit der allmählichen Einführung von Ackerbau und Tierhaltung.

Die heutige Interpretation von Paleo versucht eine Balance zu finden zwischen der effektiven Lebensweise unserer Vorfahren aus der Altsteinzeit und dem Lebenswandel des 21. Jahrhunderts. Die Basis des Paleo-Lifestyles bildet zum einen die Ernährung durch natürliche, nicht industriell verarbeitete Lebensmittel, grünes Blattgemüse sowie frisches Gemüse, das frei von Pestiziden ist, Nüsse in Rohkostqualität, den moderaten Konsum von Obst, Fleisch und Eiern von Tieren aus Weidehaltung sowie von Fisch aus nachhaltigem Wildfang. Zum anderen gehört eine konkrete Lebensweise dazu, die unter anderem darauf baut, den Körper täglich bewusst und natürlich zu bewegen, einen erholsamen Schlaf zu genießen und Stress zu reduzieren, um ein Leben in voller Gesundheit und maximaler Glückseligkeit zu führen.

Bei der Ernährung geht es zuallererst um die Qualität der Lebensmittel und nicht um die Quantität. Wenn gewisse belastende Lebensmittelgruppen aus dem täglichen Speiseplan herausfallen, wird dies auf der Waage sichtbar und auch spürbar in der geistigen Leistungsfähigkeit. Zucker, Gluten, Industriefette und andere chemische Zusatzstoffe werden aus der Paleo-Ernährung strikt verbannt. Dafür kommen natürliche und ganzheitliche Lebensmittel auf den Plan, welche die Natur saisonal und regional zur Verfügung stellt.

Ein weiterer Schritt in der Paleo-Ernährung ist die Überlegung, was denn die natürliche Beute eines Jägers und Sammlers war, denn Ackerbau und Viehwirtschaft gab es in der Altsteinzeit noch nicht. Somit fallen Getreide und Milchprodukte aus dem Ernährungskonzept der Paleo-Bewegung weg. Ähnlich verhält es sich mit Hülsenfrüchten und Mais. In der reinen Paleo-Ernährung stehen auch Nüsse und Saaten nicht auf dem Speiseplan – wenngleich es, wie bei Veganern und Vegetariern, Untergruppen gibt, die unterschiedliche Prinzipien befolgen.

Viele Anhänger der Paleo-Ernährung befürworten einen hohen Fleischkonsum, denn der steinzeitliche Mensch hat sich wahrscheinlich viel von tierischem Protein ernährt, bevor der Ackerbau auch das Getreide brachte. Der Anspruch, heutzutage immer nur Weidetiere zu verspeisen, lässt sich aber selten konsequent umsetzen, vor allem nicht täglich. Es ginge gehörig an den Geldbeutel und würde ebenfalls wieder in die Massentierhaltung führen, wenn eine kritische Masse an Menschen diesen Lifestyle führen wollte. Und in Restaurants ist es fast nicht möglich, an gutes Fleisch heranzukommen. Des Weiteren stellten neben dem mageren Muskelfleisch insbesondere Innereien die Energiequelle dar, was für viele aktuell eine kulinarische Herausforderung darstellt. Der Küchentrend »From Nose to Tail« war in der Steinzeit gang und gäbe, muss jedoch heute erst wieder von Profi- und Hobbyköchen gleichermaßen neu aufgelebt werden.

Eine Paleo-Ernährung setzt sich üblicherweise wie folgt zusammen:

Bevorzugte Lebensmittel	Bedingt integrierte Lebensmittel	Gemiedene Lebensmittel
Fleisch (besonders Innereien) aus Weidehaltung, Fisch aus Wildfang	Hülsenfrüchte	Glutenhaltige Getreide
Gemüse (saisonal, regional), fermentierte Gemüse	Nüsse, Saaten	Zucker und industriell hergestellte Zuckeraustauschstoffe jeglicher Art
Obst (saisonal, regional)	Reis	Fast Food
Honig, Ahornsirup, Trockenobst	Pseudogetreide	Industriell hergestellte Lebensmittel
Kalt gepresste Öle	Fermentierte Milchprodukte	Industriell hergestellte Pflanzenfette und Öle
Tierisches Fett (Talg, Butter, Ghee)		Wurstwaren
Eier		Milchprodukte

Warum ernährt man sich Paleo?

Sich mit seiner Umwelt auseinanderzusetzen und herauszufinden, zu welcher Jahreszeit welches Obst und Gemüse in der Region verfügbar ist, sich damit zu beschäftigen, ob diese nachhaltig und pestizidfrei angebaut werden, kann nur von gesundheitlichem Vorteil sein. Aus ökologischer, gesundheitlicher und ethischer Sicht ist ein Bewusstsein für die richtige Menge an tierischem Protein, für artgerechte Tierhaltung und die Sicherstellung von ökologischem Wildfang ebenso essenziell. Ob man nebenbei auch ab und an Getreide, Hülsenfrüchte, Milchprodukte und/oder Nüsse kon-

sumiert, ist abhängig von der persönlichen Verträglichkeit und Ausrichtung. Wobei hier ebenfalls die Qualität, Menge und richtige Verarbeitung den Unterschied machen.

Wer sich wie ein Steinzeitmensch ernähren möchte, sollte auch möglichst nah an dessen Lebensweise herankommen. Denn die Ernährung des Steinzeitmenschen war gut für ihn, eben weil er in der Steinzeit gelebt hat: Quellwasser, saubere Luft, Fastenzeiten, Bewegung, wenig Stress, natürlicher Tag-Nacht-Rhythmus, wildes Fleisch und wilder Fisch, ein Leben frei von Pestiziden, um nur ein paar gravierende Unterschiede zu unserem heutigen Zeitalter zu nennen. Der Paleoaner strebt nach solcher Natürlichkeit.

Vorteile

- Hohe Qualität der Lebensmittel = Verringerung der Schadstoffaufnahme und damit verbundener Vergiftungen.
- Verbesserung der Blutwerte und Entzündungswerte bei moderatem Fleischkonsum = Prävention für jegliche Erkrankungen, insbesondere Autoimmunerkrankungen, sowie Verlangsamung des Alterungsprozesses.
- Ernährung bestehend aus viel frischem Gemüse und Obst = Der hohe Ballaststoffgehalt fördert eine gesunde Darmflora. Die Vitamine liefern eine optimale Nährstoffversorgung.
- Unterstützung der lokalen Bauernbetriebe und Landwirtschaft = Erlangen von mehr Informationen über die angebauten Produkte durch direkten Austausch mit Produzenten und Bauern.
- Kombinierbar mit Ernährungsformen wie LowCarb oder einem »PlantBased«-Lebenswandel = Hohe Flexibilität und Variabilität in der Umsetzung dieser Ernährungsform.

Nachteile

- Paleo bedeutet Commitment und eine ganzheitliche Betrachtungsweise = Bereitschaft, sich mit diesem Thema in der Tiefe auseinanderzusetzen.
- Oft erhöhter Fleischkonsum = Führt häufig dazu, dass Abstriche in der Qualität eingegangen werden, da gute Qualität schwer verfügbar oder zu kostenintensiv ist. Auch kann übermäßiger Konsum von tierischen Proteinen die Basis einiger Krankheiten darstellen, insbesondere des Herz-Kreislauf-Systems und der Nieren, und die Entstehung einiger Krebsarten (zum Beispiel Darm, Prostata) begünstigen.
- Gewichtsreduktion nicht immer möglich = Durch einen übermäßigen Konsum an süßen Lebensmitteln können ebenfalls hohe Blutzuckerwerte erreicht werden, welche wiederum den Abbau von Fetten im Körper behindern können.

Fazit

Das herausstechende Merkmal einer Paleo-Ernährung stellt die hohe Qualität der Lebensmittel dar. Auch deren Regionalität ist von hohem Stellenwert. Unter regional wird im Allgemeinen ein Radius von 150 Kilometern verstanden. Der Ansatz, die optimale Nährstoffversorgung daraus zu erlangen, ist ebenso relevant wie die ökologischen und sozialen Auswirkungen. Die Ernährungsform ist darüber hinaus mit unterschiedlichsten Philosophien kombinierbar, wie etwa mit einer vegetarischen Kost oder einer LowCarb- oder gar ketogenen Ernährungsform.

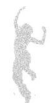

Vollwertkost

Im Gegensatz zur Steinzeiternährung folgt die Vollwert-kost einer Lebensweise, die an die Zeiten des Ackerbaus angelehnt ist. Die Entwicklung vom Höhlenmenschen hin zum heutigen modernen Menschen wurde erst durch den Ackerbau ermöglicht. Diese Annahme stellt die Grundvor-aussetzung für die Lehre der vitalstoffreichen Vollwertkost dar. Einige haben vielleicht schon mal an einem reich ge-füllten Frühstücksbuffet das Bircher Müsli entdeckt oder vielleicht sogar lieben gelernt. Dabei handelt es sich um eine Abwandlung des Hauptbestandteils der Vollwertkost, dem angekeimten Frischkornbrei. Getreide in seiner vollen Beschaffenheit ist hier der Hauptnährstofflieferant, wogegen Auszugsmehle, ganz egal von welchem Korn, aus der Ernährung verbannt werden. Des Weiteren werden Zucker und industriell hergestellte Fette sowie Fast Food komplett gemieden. In Krankheitsfällen wird auch der Verzicht von tierischem Protein empfohlen, wogegen tierisches Fett und kalt gepresste Öle eine große Rolle in dieser Ernährungs-form darstellen. Prof. Dr. Kollath, ein bedeutender Ernäh-rungswissenschaftler seiner Zeit, unterteilte unter diesen Aspekten die Nahrung, die wir konsumieren, in Lebensmittel und Nahrungsmittel.

Unter Lebensmitteln verstand Kollath sämtliche Er-nährungsbestandteile, die Leben schenken und erhalten, die sich also in ihrer natürlichen und lebendigen Form befinden und somit alle notwendigen Vitalstoffe für den Menschen enthalten. Nahrungsmittel hingegen befriedigen allein unseren menschlichen Trieb zu essen, den Appetit. Sie sind im engeren Sinne bereits durch Erhitzung, Konser-vierung und Präparierung verändert. Mit ihnen kann, laut Kollath, die Gesundheit nicht erhalten werden, sie machen nur satt.

Eine Vollwertkost setzt sich üblicherweise wie folgt zusammen:

Bevorzugte Lebensmittel	Gemiedene Lebensmittel
Samen und aus ihnen kalt gepresste Öle	Pflanzliche Industriefette, raffinierte Öle, Margarine, denaturiertes Eiweiß
Hefen und Bakterien	Industriezucker jeglicher Art (brauner, weißer, Trauben-, Frucht-, Milchzucker, Sirup, Süßigkeiten)
Ganzes Getreide, Vollkornmehl, Schrote, ungekochte Breie aus Vollkorn	Gebäck aus Vollkorn und Auszugsmehl, gekochte Breie aus Vollkornmehl
Früchte, Honig, naturtrübe Säfte, Gärsäfte	Fruchtmarmeladen, Aromastoffe, künstliche Vitamine
Gemüse, Salat, fermentierte Gemüse	Gemüsekonserven
Eier, Blut, Fleisch (nur bei gesunden Menschen)	Tier-Konserven, Brühe
Rohmilchprodukte, Butter, fermentierte Milchprodukte	Homogenisierte Milch, H-Milch, Säuglingsnahrung, Trockenmilch

Der Fokus der Vollwertkost liegt auf der Wertigkeit von Lebensmitteln und richtet sich dezidiert gegen Kaloriendiäten. Denn durch die Aufnahme von vollwertigen Nahrungsmitteln kann der Körper ein natürliches Sättigungsgefühl entwickeln, was neben der Füllung des Magens, die in der Regel sehr schnell eintritt, mit der Nährstoffversorgung zu tun hat. Der Körper signalisiert das Gefühl von Hunger, wenn ihm gewisse Nährstoffe fehlen, in der Hoffnung, diese durch die richtige Nahrung zu erhalten. Wird dann zu etwas gegriffen, das diese Nährstoffe nicht mitliefert, wird der Appetit nur selten gestillt. Durch eine vollwertige Kost werden sich eine

natürliche Reduktion der Essensmenge sowie das Ausbleiben von Heißhungerattacken von allein einstellen, da dem Körper alle benötigten Nährstoffe zu Verfügung gestellt werden. Neben Rudolf Steiner (1861–1925), Dr. Maximilian Oskar Bircher-Benner (1867–1939), Prof. Dr. med. Werner Kollath (1892–1970) und Dr. med. Max Otto Bruker (1909-2001) gehört auch der Begründer der makrobiotischen Kost, George Ohsawa (1893–1966), zu den Befürwortern der Vollwertkost mit feinen Unterschieden. Dr. med. Bruker und Prof. Dr. med. Kollath stehen für eine stark rohkostbetonte Ernährung, wogegen Rudolf Steiner, Dr. Bircher-Benner und die Makrobiotik auch Vorteile für den Körper in der gekochten Nahrung sahen. Allen gemeinsam ist, Lebensmittel aus Vollkorn als Basis für die Ernährung zu betrachten.

Warum ernährt man sich vollwertig?

Laut Dr. med. Max Otto Bruker ist das Verhältnis des Frischkostanteils zur Gesamtnahrungsmenge abhängig von dem Grad des Gesundheitswunsches jedes Einzelnen. Kurz: »Je mehr Frischkost (Rohkost), umso größer ist die vorbeugende und heilende Wirkung.«

Neben den heilenden Aspekten war und ist der Ansatz der Vollwertkost auch als Dauerernährung zu verstehen. Autoimmunerkrankungen und Diabetes waren zur damaligen Zeit noch nicht so weit verbreitet, insbesondere bei jungen Menschen, wie heute.

Vorteile

- Erhöhte Aufnahme von Vitaminen, Mineral- und Ballaststoffen durch vollwertige Zutaten = Dadurch kann der Organismus die körpereigenen Heilungsprozesse individuell regulieren, da alle dafür benötigten Nährstoffe verfügbar sind.

- Für Menschen mit gutem Kohlenhydratstoffwechsel sehr gesundheitsförderlich = Aufgrund der hohen Nährstoffdichte und dem Sättigungsgefühl kommt es selten zum Überessen und zu Heißhungerattacken.
- Leichte Umstellung von der Standard-Mischkost auf eine Vollwertkost = Allein durch den Wechsel von Weißmehl auf Vollkorn und die Meidung industriell hergestellter Lebensmittel kann jeder die Ernährung relativ einfach umsetzen, ohne großen Verzicht. Dies stellt jedoch nach heutigem Wissen nur einen Zwischenschritt dar.
- Vermeiden von Fleisch, Fisch und Milchprodukten bei Krankheit = Wirkt allgemein entzündungshemmend und kann dadurch die Selbstheilungsprozesse aktivieren.

Nachteile

- Die Tendenz, mehr Getreide und somit Gluten zu essen = Es stellt keine Lösung dar, den übertriebenen Weißmehlkonsum allein durch Vollkorn zu ersetzen, da die Verklebungen der Darmzotten durch Gluten weiterhin bestehen. Insbesondere, da sich die Getreidequalität in den vergangenen Jahren verändert hat.
- In der Schale von Vollkorngetreide und Naturreis befinden sich die meisten Schadstoffe = Die Randschicht von Vollkornprodukten kann besonders bei Autoimmunerkrankungen viele Probleme mit sich bringen, wenn diese nicht richtig verarbeitet werden.
- Blutzuckerspitzen und Förderung von Insulinresistenz durch erhöhten Getreidekonsum = Unterstützt die Entwicklung von Zivilisationskrankheiten. Da Diabetes als einer der größten Risikofaktoren zählt, ist es kritisch zu bewerten, wenn der Getreidekonsum in gleicher Menge weitergeführt wird.

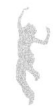

◼ Fazit

Als die damaligen Gelehrten die heilende Wirkung dieser Ernährungsform entdeckten, gab es viele der heutigen Zivilisationskrankheiten noch nicht. Im 20. Jahrhundert standen Krankheitsbilder wie Gicht, Zahngesundheit, Rheuma, Arthrose, Asthma und zunehmendes Übergewicht im Vordergrund. Heute, im 21. Jahrhundert, wurden im Vergleich dazu bestimmte Krebserkrankungen (Lungenkrebs, Darmkrebs), Diabetes mellitus (Typ 2), Hauterkrankungen (Neurodermitis, Akne), Übergewicht und Essstörungen (Anorexia nervosa, Bulimia nervosa), Bluthochdruck, Allergien, Herz- und Gefäßkrankheiten sowie bestimmte psychische Erkrankungen zu weit verbreiteten Leiden. Die Veränderungen unseres Lebenswandels sind Ursache einer Verschiebung der Häufigkeiten bekannter Volkskrankheiten und der Entstehung von neuen Krankheiten wie Depressionen, Burn-out, Arteriosklerose, Allergien, Alzheimer und Demenz.

Zusätzlich war der Getreideanbau noch nicht industrialisiert. Insbesondere der Glutengehalt, auch von Vollkorngetreide, ist seither massiv angestiegen, da Getreide insbesondere für Backwaren angebaut wird, die von der hohen Klebeeigenschaft des Glutens profitieren. So handelt es sich zum Beispiel beim heutigen Dinkel um eine Kreuzung des einst bekannten Dinkels mit Weizen, um auch bei Dinkelprodukten von der Klebeeigenschaft des Weizens zu profitieren. Wer sich mit dieser Ernährungsform auseinandersetzen möchte, kommt also nicht darum herum, Anbieter von alten Getreidesorten zu finden, um die positiven Aspekte des vollen Korns auch ausschöpfen zu können.

Herausragend ist die Gemeinsamkeit aller erwähnten Ernährungsweisheiten, welche sich auf die Gesundheit berufen und Zucker, industriell hergestellte Produkte, stark raffinierte Pflanzenöle sowie Fleisch aus Massentierhaltung zu meiden versuchen. Vielleicht hat der eine oder die andere, so wie ich, bereits einige dieser Trends ausprobiert und ist aus irgendeinem Grund wieder von ihnen abgekommen. Ich selbst habe mich auf meiner Reise zur passenden Ernährung auf alle oben genannten und noch einige weitere Weisheiten gestürzt, in der Hoffnung, mich *endlich* dauerhaft gut zu fühlen. Leider wurde ich von jeder einzelnen enttäuscht.

Heute weiß ich auch, warum. Ich habe meine körpereigenen Signale nicht wahrnehmen können oder sie ignoriert, wenn ich sie doch mal gehört habe. Mit blindem Vertrauen habe ich den Aussagen anderer mehr Glauben geschenkt als meinem eigenen Gefühl. Zu verstehen, wann der Körper was braucht, kann einen davon abhalten, maßlos Getreidebrei in sich reinzustopfen oder dauerhaft auf tierisches Fett zu verzichten. Und darum geht es doch gar nicht. Es geht darum, zu wissen, was die eigenen Ernährungswerte sind. Was der Körper wann verträgt und wann eben nicht. Denn das ist total okay.

Let's start with the fun part!

Tipps für Wissenshungrige

Bücher

- Dr. Daniel Amen: *Memory Rescue: Supercharge Your Brain, Reverse Memory Loss, and Remember What Matters Most.* Carol Stream 2018
- Sarah Ballantyne: *Die Paläo-Therapie: Stoppen Sie Autoimmunerkrankungen mit der richtigen Ernährung und werden Sie wieder gesund.* München 2015
- Dr. Jeffrey S. Bland: The Disease Delusion: Conquering the Causes of Chronic Illness for a Healthier, Longer, and Happier Life. New York 2015
- Dr. med Max Otto Bruker: *Unsere Nahrung – unser Schicksal.* 49. Aufl. Lahnstein 2016
- Dr. Will Cole: *Ketotarian – The (mostly) Plant-Based Plan to Burn Fat, Boost Your Energy, Crush Your Cravings, and Calm Inflammation.* New York 2018
- Dr. Joe Dispenza: *Du bist das Placebo – Bewusstsein wird Materie.* Kornwestheim 2014

Produktempfehlungen

- Kombucha – Anleitung und Pilze
  https://www.fairment.de/
- Chlorella Algomed (aus Deutschland)
  https://www.algomed.de/

Quellen

- Teresa T. Fung et al.: *Low carbohydrate diets and all-cause and cause-specific mortality: Two cohort studies,* in: *Ann Intern Med* 153(5): 289–298. 7. Sept. 2010
- R. M. Wilder: *The effects of ketonemia on the course of epilepsy,* in: *Mayo Clin Bull.* 2:307–308, 1921

3. Kapitel

Ändern & genießen: Die 7 Prinzipien einer vitalen Ernährung

Man kann Prinzipien aufstellen wie Wegweiser oder wie Galgen.

Hans Kasper

Nach all den Regeln und Verboten ist es jetzt an der Zeit, die eigene Intuition zurückzuerlangen. Auch ist Mut gefragt, um zu sich selbst und zum eigenen Körper zu stehen. Viel zu lange haben dies viele von uns nicht mehr getan.

Nachdem du vier Wochen Verzicht geübt und dich von alten Gewohnheiten befreit hast, hoffe ich, dass du ein verändertes Körpergefühl wahrnimmst. Im Zusammenspiel mit den im 1. Kapitel dargestellten Fakten über die Wirkungsfelder der Makronährstoffe verfügst du nun über die notwendigen Grundlagen, um dich ganz auf dich selbst zu konzentrieren. Es ist daher an der Zeit, sich mit der Strategie für die Wiedereinführung der gemiedenen Nahrungsmittelgruppen zu beschäftigen, und zwar unter Berücksichtigung der 7 Prinzipien einer vitalen Ernährung.

Diese Prinzipien sind lediglich ein Richtungsweiser hin zu deinen ganz individuell definierten Grundsätzen. Du wirst dank der Entwöhnungsphase schneller verstehen können, was dich wortwörtlich belastet und was dir guttut und somit,

welche Prinzipien für dich einen höheren Stellenwert haben als andere. Auch ich habe diesen Prozess hinter mir. Es dauerte, bis ich meine ganz persönlichen Prinzipien gefunden hatte. Auch ist diese Reise nie beendet, denn jedes Leben und die dazugehörigen Bedürfnisse verändern sich immer und stetig.

Es wäre naiv von mir, meinen persönlichen Weg als allgemeingültiges Heilmittel zu verkünden. Vielmehr geht es darum, dass jeder seine Einzigartigkeit entdeckt und lieben lernt. Und zwar nicht nur in Bezug auf den eigenen Körper. Das Bedürfnis der Zugehörigkeit und der Zwang, sich dafür anzupassen, sollten einem nicht den Mut zur Einzigartigkeit rauben. Ich habe viele Menschen begleitet, die nach einer selbstbestimmten Ernährungsumstellung noch viel mehr in ihrem Leben verändert haben. Denn die richtige Ernährung lässt ungeahnte Kräfte in uns wachsen. Auf einmal erscheint ein nahezu unmögliches Projekt wie eine erstrebenswerte Herausforderung.

Die folgenden Prinzipien stellen nur auf den ersten Blick »Regeln« dar, die es zu befolgen gilt. Vielmehr handelt es sich um Anregungen, die dabei unterstützen sollen, den persönlichen Weg zu finden.

In der heutigen Zeit, in der so viele Ernährungsweisheiten kursieren, neigen viele Menschen dazu, alles definiert und mit einem Regelwerk organisiert haben zu wollen. Das Vertrauen in die eigenen Empfindungen ist getrübt. Somit entsteht der Glaube, dass nur durch die Einhaltung fester Regeln der gewünschte Erfolg beim Gewicht, der Gesundheit oder der Leistungsfähigkeit eintreten wird. Ernährungsberater, Trainer und Ärzte schüren diese Unsicherheit weiter, indem sie einem weismachen wollen, dass Gewichtsprobleme zum Beispiel entstünden allein dadurch, dass mehr Kalorien aufgenommen als verbrannt wurden. Und schwupps, befindet man sich schon wieder in der nächsten Diät, und der Selbstzweifel wächst.

Aber nicht mehr von jetzt an. Denn wie wir bereits wissen, verarbeitet der Körper nicht alle aufgenommenen Kalorien gleichermaßen, was jedoch die Grundlage des Modells »Weniger essen« versus »Mehr bewegen« darstellt.

Natürlich sollte man Regeln auch nicht verteufeln. Durch feste Strukturen erfahren wir Menschen Sicherheit. Klar geregelte Abläufe, wie zum Beispiel die Morgenroutine, um pünktlich am Arbeitsplatz zu erscheinen, geben uns ein gutes Gefühl. Und manche Menschen benötigen mehr Sicherheit als andere. Denn wer kennt ihn nicht, den Kontrollverlust? Ein neuer Job, die frische Selbstständigkeit, ein Auffahrunfall oder gar der Tod eines geliebten Menschen können uns völlig aus dem Konzept bringen. Wenn wir merken, dass Situationen entgleiten, reagieren die einen von uns mit engeren Strukturen in Bereichen, die sie selbst beeinflussen können. Bei Kontroll- und Perfektionswahn sind zum Beispiel Ernährung und Sport klassische Katalysatoren. Hierfür sind wir nämlich ganz allein verantwortlich und müssen uns auf niemand anderen verlassen. Die anderen wiederum reagieren mit Resignation. Sätze wie »War klar, dass mir das passiert«, »Daran kann ich ja eh nichts ändern« oder »So bin ich nun halt mal« sind typisch dafür.

Zu wissen, wie man persönlich auf Kontrollverlust reagiert oder ob man sich aktuell in einer entsprechenden Situation befindet, kann maßgeblich zum Erfolg einer Lebensumstellung beitragen. Wenn nicht kontrollierbare Faktoren den derzeitigen Lebensabschnitt dominieren, kann es ratsam sein, erst mal die eine oder andere Situation zu klären, um wieder Kapazitäten für eine Ernährungsumstellung zu schaffen. Das ist ein wichtiger Schritt hin zur Eigenverantwortung und zu einer erfolgreichen Umstellung.

Ernährungswissenschaftliche Studien, die in diesem Buch bereits erwähnt wurden, können dabei behilflich sein, mehr Sicherheit zu erlangen bei den zu treffenden Entscheidungen.

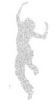

Liegen konträre Meinungen und Studienergebnisse vor, sollten die erlangten Erfahrungen und das eigene Körpergefühl in die Entscheidungsfindung miteinbezogen werden. Einmal gespürt und erfahren, bleibt das Erlernte eingebrannt in der Erinnerung: weg von Dogmen der westlichen Welt, hin zu genussvollen Erfahrungen.

Durch die Entwöhnungsphase des 2. Kapitels ist der Körper jetzt in der Lage, mit klaren und deutlichen Signalen aufzuzeigen, ob ihm die Essenswahl guttut. Es beginnt eine wundervolle Reise im Austausch mit Körper und Geist.

Die Arbeit mit unterschiedlichsten Menschen hat mich gelehrt, dass allgemeine Prinzipien gerade zu Beginn sehr unterstützend wirken, um daraus später die eigenen selbst zu entwickeln. Genau darum geht es in diesem Teil. Ich möchte motivieren, Neues auszuprobieren, und dazu ermutigen, etwas nicht mehr zu tun, was sich nicht gut anfühlt. So werden individuelle Prinzipien gebildet, und die Sprache des Körpers wird erlernt, unabhängig davon, was all die anderen um einen herum machen.

Nach dem »harten« Entzug weißt du ja mittlerweile, dass Mattheit am Morgen, übermäßig negative Gefühle, Blähungen, Heißhungerattacken, Bauch- und Kopfschmerzen keine Normalzustände sind. Natürlich sind hingegen Klarheit am Morgen, eine positive Grundeinstellung, Energie in allen Körperzellen und die Freude an Bewegung. Auch dies werden Signale für die »richtige« und »falsche« Lebensmittelauswahl sein. Denn wer Blähungen verspürt, kann etwas gerade nicht gut verdauen. Wogegen ein flacher und entspannter Bauch zeigt, dass die Essenswahl für den Magen-Darm-Trakt schon mal richtig war.

Für diesen Teil der Ernährungsumstellung möchte ich jeden dazu motivieren, ein Tagebuch zu führen. Es kann dabei helfen, jeden Tag ganzheitlich zu betrachten. Oft sind die Erlebnisse des Tages nämlich derart überwältigend, dass die

Zuordnung einzelner Symptome im Nachhinein nicht mehr so einfach möglich ist. Ein Tagebuch legt dagegen mehr Bewusstsein auf die vergangenen 24 Stunden, um die Stimme des Körpers, trotz allem Trubel, besser zu hören.

Im Anhang findest du einen Vorschlag für dein Tagebuch. Du kannst natürlich auch deinen Online-Kalender mit wichtigen Informationen füllen. Ganz so, wie es am besten in dein Leben passt. Einzig und allein wichtig ist, dass du es führst.

Folgende Fragen solltest du dir jeden Tag stellen:
- Was und wann habe ich gegessen?
- Wie viel und was habe ich getrunken?
- Wie/wie lange habe ich heute Nacht geschlafen?
- Wie bin ich morgens aus dem Bett gekommen?
- Wie war meine Laune? Habe ich mich über den Tag hinweg positiv gefühlt?
- Hatte ich einen Energieabfall, und wenn ja, wann?
- Wie war mein Körpergefühl? Hatte ich Energie für körperliche Betätigung?
- Hat mich heute ein körperliches Leiden geplagt (Kopfweh, Bauchweh)?

Nimm dir täglich Zeit für deine Aufzeichnungen, vermerke alles, was dir auffällt. Alle Ernährungsempfehlungen auf dem Markt basieren auf solchen Dokumentationen. Dein Tagebuch ist deine persönliche Studie, die dir zu schnellen und nachhaltigen Erfolgen verhilft. Schriftliche Ergebnisse werden auch fester in der Psyche verankert als Vermutungen oder vage Aussagen. So erlebe ich immer wieder, dass ein Allergietest ernster genommen wird als die tatsächlichen Symptome. Wenn etwa nach dem Konsum von Milchprodukten Mattheit, Akne und Niedergeschlagenheit auftreten, ist

diese Unverträglichkeit von Milcheiweiß genauso ernst zu nehmen, auch wenn keine Laktoseintoleranz medizinisch bestätigt wurde. Am Ende zählen nur der Körper und seine Reaktion. Er bestimmt über das eigene Wohlbefinden und nicht irgendwelche Tests oder Diagnosen.

Hast du in deinem Tagebuch täglich alle Mahlzeiten detailliert dokumentiert, kannst du diese bei auftretenden Symptomen wie etwa Blähungen oder Gereiztheit mit den vorhergegangenen Mahlzeiten abgleichen. Da sich der Speisebrei bis zu drei Tage im Magen-Darm-Trakt befindet, bevor er wieder ausgeschieden wird, treten Symptome der Unverträglichkeit auch in diesem Zeitfenster auf. Mit höchster Wahrscheinlichkeit sind es jedoch Lebensmittel, die während der letzten 24 Stunden gegessen wurden, die maßgeblich für das Wohlbefinden verantwortlich sind. Optimal ist auch eine phasenweise Einführung der aktuell gemiedenen Lebensmittel. So wirst du leichter auseinanderhalten können, ob du etwas gut verträgst oder nicht. Kombinierst du gleich alles an einem Tag, ist es schier unmöglich, herauszufinden, was deine Beschwerden hervorruft. Zwar sieht die phasenweise Wiedereinführung auf den ersten Blick sehr zeitaufwendig aus, jedoch einmal richtig durchgeführt, erlangst du Klarheit und kannst dich auf dein Bauchgefühl verlassen.

Ein Tagebuch-Beispiel

	Tag 1	Tag 2	Tag 3
Frühstück	Spiegelei mit Lachs und Gemüse, Orangensaft (frisch)	Hafermüsli mit Milch und Obst, grüner Tee	Spiegelei mit Gemüse, Orangensaft

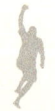

Mittag-essen	Linsencurry mit Reis (aus der Kantine)	Insalata Caprese (Restaurant »Bella Italia«)	Thai-Curry mit Reis (Restaurant »Lotus«)
Abend-essen	Gemischter Salat, gegrillte Dorade mit Ofenkartof-feln	Glutenfreies Käse-brot mit gemischtem Salat	Gemüseeintopf
Tage-buchein-trag	Hohe Leistungs-fähigkeit, gute Laune und Lust, am Nachmittag laufen zu gehen.	Morgens gut aus dem Bett gekom-men mit guter Laune. Tiefer und fester Schlaf für neun Stunden. Nach dem Mittagessen leichtes Unwohlsein. Mittagstief gegen 15 Uhr. Abends keine große Lust auf Es-sen, daher nur klei-nes Abendbrot.	Unruhig geschlafen, da Blähungen, um vier Uhr auf die Toi-lette gegangen. Etwas mürrisch aufgewacht. Morgens direkt zwei Pickel entdeckt. Eher weniger motiviert, meine Ernährung zu tracken. Ich bin froh, dass der Tag vorbei ist. Milchprodukte habe ich heute direkt gemieden.

Sehen wir uns diese Tagebucheinträge gemeinsam etwas genauer an. Das obige Beispiel zeigt die Wiedereinführung von Milch(-produkten) auf.

Am 1. Tag ohne Milchprodukte war das Energielevel hoch. Auch am nächsten Morgen ist das Aufstehen leichtgefal-len, und der Schlaf zuvor war von hoher Qualität. All das sind Indikatoren dafür, dass die Nahrungsmittelauswahl der letzten 24 Stunden keine Belastung für den Organismus dargestellt hat.

Am 2. Tag jedoch, als Milchprodukte auf dem Speiseplan standen, wurden ein Energieabfall und Unwohlsein vermerkt. Deutlich und unmissverständlich waren die Symptome dann

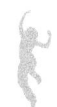

in der Nacht mit schlechtem Schlaf sowie Pickeln und einer miesen Laune am nächsten Morgen.

Am 3. Tag machten sich die Reaktionen der falschen Nahrungsaufnahme der letzten 24 Stunden durchgängig bemerkbar. Energieabfall, schlechte Laune und das Lautwerden des inneren Schweinehunds sind klar erkennbare Zeichen des Körpers, dass er mit Problemen zu kämpfen hat, sodass erst gar keine Lust auf Sport aufkommen kann. Am 3. Tag wurde direkt die richtige Konsequenz gezogen und wieder auf Milchprodukte verzichtet, um eine schnelle Linderung der Symptome zu erlangen.

Einigen Menschen fällt es besonders nach solch einer körperlichen Reaktion schwer, das Tagebuch oder gar eine bewusste Ernährung weiterzuführen. Der Fokus und damit die Willensstärke sind geschwächt. In diesem Fall ist es besonders wichtig, zu der sicher verträglichen Ernährungsweise zurückzukehren. Dies verhilft Körper und Geist zu einer möglichst schnellen Entlastung, damit entzündliche Prozesse abklingen können und die Entscheidungsfähigkeit wiedererlangt wird. Besonders am Anfang kann das bedeuten, in die Entwöhnungsphase zurückzugehen und auf alle klassischen Allergene wie Getreide, Milchprodukte, Zucker, Koffein und Fertigprodukte zu verzichten, bis sich der Körper wieder beruhigt hat. Es gilt die Faustregel, dass der Körper auch hier bis zu drei Tage benötigen kann, um diesen Schock zu verarbeiten. Bei schwerwiegenden Allergien kann die Erholungsphase jedoch einige Tage länger dauern. In diesem Fall ist besondere Achtsamkeit bei der weiteren Austestung gefordert.

Wenn nach der Entwöhnungsphase Lebensmittel dem täglichen Speiseplan hinzugefügt werden, kommt der spannende Teil für mich als Ernährungscoach und der leidige Teil für all die Suchenden. Auch mir fiel es anfangs unfassbar

schwer. Nachdem sich alles normalisiert hat und man sich wieder gut fühlt, werden die problematischen Produkte – *getrennt voneinander*, idealerweise sogar an unterschiedlichen Tagen – erneut konsumiert. Nur so kann herausgefunden werden, ob die Milch oder der Käse einem das Unwohlsein verschafft hat. Dadurch wird eine Reaktion noch mal bewusst angesteuert, aber diesmal hoffentlich das letzte Mal. Bist du dir über deine Reaktion im Klaren, kann zur nächsten Lebensmittelgruppe gegriffen werden.

Neben bestimmten Lebensmitteln können auch eine zu frühe oder zu späte Nahrungsaufnahme und der übermäßige Konsum von speziellen Kohlenhydraten, Proteinen oder Fetten zu einer massiven Reaktion führen. Alkohol, Koffein, Zucker, Gluten und Milchprodukte können insbesondere nach der Entlastungsphase dafür verantwortlich sein. Oft realisiert man erst dann, wie schädlich diese Lebensmittel für einen sind. Auch frisches Obst und Gemüse, wie Tomaten, Auberginen, Ananas oder Bananen, können zu allergieähnlichen Reaktionen führen. Mithilfe des Tagebuchs werden nach und nach die Lebensmittel aufgedeckt, die für ein entsprechendes Körpergefühl verantwortlich sind. Nun kann bewusstes Essen beginnen.

Niemand sollte sich dabei von vermeintlich als gesund oder ungesund deklarierten Lebensmitteln täuschen lassen. Was für jemand anderen gesund ist, kann für einen selbst schwer verträglich sein – und umgekehrt.

Jetzt lass uns mit den Prinzipien einer vitalen Ernährung starten. Ich habe sie so genannt, weil sie dabei helfen, mehr Energie und Wohlbefinden zu verspüren. Sie sind das Resümee meiner Erfahrung, meiner Aus- und Weiterbildung und meiner Zusammenarbeit mit vielen unterschiedlichen Menschen im Laufe der letzten Jahre. Sie steigern nachhaltig das Körpergefühl und verhelfen somit zu einer verbesserten

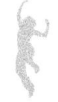

Leistungsfähigkeit, sie können vor einigen der gefürchteten Zivilisationskrankheiten, wie Diabetes, Alzheimer, Demenz und Parkinson, schützen beziehungsweise den Krankheitsverlauf mildern und fördern noch zusätzlich die Gehirnleistung. Mithilfe der 7 Prinzipien kann jeder ein Leben lang – ohne Diät – bewusste Entscheidungen für seine Gesundheit und Vitalität treffen.

Nach der 30-Tage-Entwöhnung von den Suchtstoffen gilt es, diese Prinzipien an die persönlichen Bedürfnisse anzupassen. Von nun an gibt es kein Richtig oder Falsch mehr, nur Handeln zählt. Denn Machen macht glücklich.

1. Prinzip: Gesundheit bedeutet nicht Verzicht, sondern Unabhängigkeit

Oft werde ich belächelt, wenn ich das erste und für mich wichtigste Prinzip benenne. Denn wie sollte man unabhängig sein, wenn man nicht mehr alles und überall essen kann? Ich genieße tatsächlich ein hohes Maß an Freiheit, wenn ich die Möglichkeit habe, meine Bedürfnisse stets unmittelbar zu befriedigen. Wenn aber Körper und/oder Geist gegen eine solche Befriedigung rebellieren, muss ich diese Bedürfnisse hinterfragen, um wirklich frei zu sein.

Ich kann mich noch sehr genau an den Beginn meiner Ernährungsumstellung erinnern. Wie ich manchmal wahnsinnig, wie ein Tiger im Käfig, die Straßen auf und ab gelaufen bin, um abzuwägen, was ich denn nun essen kann und will. Da mag der eine oder andere Beobachter mich sicher nicht als frei bezeichnet haben. Auch bei meinen seltenen Restaurantbesuchen war ich für manchen Kellner die nervige Tussi von Tisch 7, die den Fisch nicht in Mehl gewendet haben wollte, das Gemüse bitte ohne Sauce und beim Milchkaffee

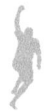

mit Mandelmilch noch wissen wollte, ob diese auch sicher ohne Zucker sei. Das war natürlich nicht immer einfach für mich und für meine Umwelt erst recht nicht. In der heutigen Zeit hat man sich daran gewöhnt, die Lust auf einen Caffè Latte spätestens an der nächsten Ecke befriedigen zu können. Da wird es einem schnell deutlich, wenn dies nicht mehr so bedingungslos möglich ist.

Ich war selbst überrascht, wie viele unbewusste Gelüste ich täglich zu bekämpfen hatte, die bis dahin ganz normal für mich gewesen waren. Die Lust auf Süßes, die Lieblings-pizzeria oder rasch mal eine Butterbrezel, weil ich auf dem Sprung war. Heute weiß ich, dass ich, getrieben von all meinen Lüsten und der Einflussnahme durch Werbung, die mir suggerierte, was ich so alles brauche, absolut nicht frei war. Eines meiner Rituale war zum Beispiel, morgens beim Bä-cker unten im Haus meinen Milchkaffee zu holen und mich direkt in den Bus in Richtung Büro zu setzen. Manchmal nahm ich mir auch eine Laugenbrezel fürs Frühstück mit, weil mein Badezimmer bei offenem Fenster schon um 6:30 Uhr verlockend nach frischem Gebäck gerochen hatte. Vor meiner Ernährungsumstellung ein Genuss, war es danach eine Qual, bereits in der Dusche daran zu denken, dass ich gleich keinen Milchkaffee und keine Brezel bekommen wür-de, weil ich auf Milchprodukte und Gluten verzichtete. Ich war kurz davor, ein Morgenmuffel zu werden. Und das sollte Freiheit bedeuten?

Ja, erst durch meinen bewussten und freiwilligen Verzicht kann ich heute sagen, dass ich unabhängiger denn je bin. Ich genieße den Duft von frischen Brötchen noch immer, nur löst er mittlerweile nicht mehr das sofortige Verlangen aus, gleich reinbeißen zu müssen. Ein Restaurant oder Café wieder zu verlassen, wenn es nicht das richtige Angebot für mich hat, erfüllt mich nicht länger mit Scham. Ach ja, und meinen Kaffee, so wie ich ihn mag, mach ich mir einfach

selbst und nehme ihn mit in meinem Thermobecher – denn auf Coffee to go stehe ich komischerweise noch immer.

Aber nicht nur meine eigene Geschichte hat mich für dieses Prinzip geprägt, auch die meiner Mutter. Sie ist ein Lebemensch, wie er im Buche steht. Ihre letzten zehn Jahre waren jedoch von viel Schmerz, Angst und Verzweiflung geprägt. Kaum waren die Kinder aus dem Haus, machten sich die Lasten ihrer harten Arbeit bemerkbar. So oft ist es der Moment, wenn vermeintlich alles geschafft ist, wenn beispielsweise die lang ersehnten Ferien endlich beginnen, in dem wir zusammenbrechen. Neben verschiedensten Erkrankungen plagt meine Mutter nun auch Diabetes. Die Vorstellung, ein Leben lang Insulin spritzen zu müssen, ist definitiv weit entfernt von ihrer Definition von Freiheit. Leider sind wir erst dann für Veränderungen bereit, wenn der Leidensdruck groß genug ist. So auch bei meiner Mutter. Denn trotz regelmäßiger Kontrollbesuche bei ihren Ärzten und dem Einhalten aller Ratschläge und Richtlinien verschlechterte sich ihre Erkrankung schleichend und zwang sie, die Insulindosis immer weiter zu erhöhen. Auch sie entschied sich schließlich, ihren Lebensstil, insbesondere ihre Ernährung, zu verändern. Mit 68 mag es ihr nicht so leichtgefallen sein wie mir damals mit dreiundzwanzig, umso mehr Respekt habe ich davor, wie sie einen Schritt nach dem anderen geht. Neben der akribischen Eliminierung von überschüssigen Kohlenhydraten tastet sie sich langsam an längere Essenspausen heran, auch intermittierendes Fasten genannt. Während ich diese Zeilen schreibe, spritzt sie zwar nach wie vor Insulin, jedoch immer weniger. Sie lernt, ihren Körper zu verstehen, und erkämpft sich ihre Unabhängigkeit, losgelöst von Arztbesuchen, Medikamenten und Nebenwirkungen zu sein, Schritt für Schritt zurück. You rock, Mom!

Sowohl meine Mutter als auch ich können ein Lied davon singen, wie schwer es ist, seine Essgewohnheiten zu verän-

dern. Am Anfang steht immer die größte Panik: die Angst vor dem Verzicht. Jeder Schritt im Supermarkt ist geplagt von Selbstkasteiung, jeder Gang in die Kantine eine Qual. Das Verbot der so geliebten Lebensmittel bestimmt fast alle Gedanken und Handlungen.

Der dann regelmäßig angewandte Trick des eigenen Egos ist die Erkenntnis, dass die Menge das Gift macht, dass also alles in Maßen schon okay sei. Das bannt die Angst, denn von nun an darf ich mir ja ab und zu wieder ein Stückchen Kuchen gönnen. Wobei, nebenbei erwähnt, das Wort »gönnen« hier wirklich fehl am Platz ist, denn es bedeutet »sich etwas Gutes tun«. Zucker, Weißmehl und billiges Öl fallen jedoch ganz und gar nicht in diese Kategorie.

Jeder, der schon mal versucht hat, mit dem Rauchen aufzuhören, weiß genau, was die logische Konsequenz dieses Denkmusters ist. Sich das Rauchen nur beim Ausgehen oder nur in Verbindung mit der Tasse Kaffee zu erlauben führt allzu oft zurück in die Sucht.

Ich bin ein großer Befürworter der Ansätze von Dr. Daniel G. Amen, Autor des Buches *Memory Rescue* und Gründer der Amen Clinics. Er vergleicht unsere Beziehung zum Essen mit zwischenmenschlichen Beziehungen. Sein Leitsatz ist es, nur noch Lebensmittel zu essen, welche man liebt und die einen zurücklieben, sprich: nähren. Genauso sollten wir auch die Menschen wählen, mit denen wir uns umgeben. Nur weil wir zuckerhaltige Lebensmittel lieben, heißt es nicht, dass diese uns nähren. Hier beginnt Selbstliebe, denn wieso sollte ich meinem Körper etwas zuführen, was ihm schadet?

Eine solche Veränderung der Sichtweise ist für ein gesundes Leben und eine nachhaltige Ernährungsumstellung unumgänglich. Hier muss jeder für sich selbst die Entscheidung treffen, ob er bereit ist, den Bier- oder Kuchenkonsum mit seiner Gesundheit zu bezahlen. Nur die eigene Ehrlich-

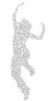

keit und ein veränderter Fokus auf die Lebensmittel, die der Gesundheit förderlich sind, werden uns zur eigenen Unabhängigkeit verhelfen. Unabhängig von Süchten, Werbung, Medikamenten und Ärzten.

Übernimm Selbstverantwortung und denk bei deinem Handeln darüber nach, ob das, was du gerade tun möchtest, gesund oder eher schädlich ist. So wäge ich für mich persönlich zum Beispiel jedes Glas Alkohol ab. Ist es mir das zusätzliche Glas Wein wert, dass ich voraussichtlich weniger erholsam schlafe und wahrscheinlich am nächsten Tag nicht so produktiv bin? Vielleicht sogar einen kleinen Kater verspüre? Mit der Klarheit darüber, was ich am nächsten Tag schaffen möchte, ist meine Antwort zu 99 Prozent: Nein. Das verwunderte mich anfangs, weil ich mein Glas Rotwein am Abend über lange Jahre hinweg ziemlich zelebriert habe. Lebe ich deshalb nun im dauerhaften Verzicht? Nein, denn ich kenne den Preis, den ich zu zahlen habe, und der ist mir heute meist zu hoch.

2. Prinzip: Löse dich von Ernährungstrends und steh zu deiner Individualität

Ich bin ein großer Fan von Individualität. In einer Welt, in der wir jedoch konstant versuchen, irgendwo dazuzugehören, geht diese leider allzu oft verloren. Besonders häufig beobachte ich einen solchen Verlust bei Paaren. Ich erinnere mich an einen von mir betreuten Schauspieler, der mehr Stabilität in seine Ernährungsweise bringen wollte – müde von dem Auf und Ab, was das Schauspielerleben mit seiner Ernährung machte. Als Familienmensch wünschte er sich, auch seine Frau bei der Beratung dabeizuhaben. Er erzählte mir, dass er, wenn er sich auf einen Film vorbereiten müsse, einen stren-

gen und rigorosen Lebenswandel pflege. Tägliches Training, eine Ernährung aus frischem Obst und Gemüse, gesunde Proteine, keine Snacks nach 17 Uhr und kein Alkohol waren seine Geheimtipps für den optimalen Filmkörper. Wogegen, wenn er für kein Projekt gebucht war, die Chipstüten abends auf dem Sofa nur so inhaliert wurden, eine Party stets mit ein paar guten Drinks genossen wurde und die Energie für das Training am Tag darauf fehlte. Dieses Auf und Ab war für ihn körperlich und emotional sehr zehrend. Besonders hart war für ihn die Realisierung, seine Ernährungsweise nicht stabil halten zu können, sondern immer wieder dem eigenen Schweinehund zu erliegen. Je länger die Drehpausen waren, umso schwerer fiel es ihm, wieder in Form zu kommen. Müde von diesem zusätzlichen und unnötigen Druck, war er bereit, dauerhaft etwas zu verändern.

Interessanterweise erregte bei diesem Treffen eher seine Partnerin meine Aufmerksamkeit. Rein körperlich betrachtet waren sie komplett gegensätzlich. Nach den ayurvedischen Prinzipien war er ein klarer Kapha-Typ: kantig, erdig, verwurzelt, dunkel und robust. Wogegen sie, leicht wie der Wind, zart, leise und zerbrechlich, eine ausgeprägte Vatta-Frau symbolisierte. Wenn ich solche Gegensätze wahrnehme, bin ich immer besonders gespannt, wie sich diese im Zusammenleben manifestieren. Denn oft leben Paare ähnliche Routinen, welche leider häufig nur zu einem Partner passen, während der andere aus Liebe gegen die eigene Natur lebt. Tatsächlich litt sie unter hormoneller Unausgeglichenheit und ein paar weiteren – nach ihrer Definition – kleinen körperlichen Leiden wie Magen-Darm-Problemen, Müdigkeit, Abgeschlagenheit und Antriebslosigkeit. Er war fit, sportlich und aktiv. Sie eher zerbrechlich, zart und blass.

In gemeinsamen Gesprächen haben wir die Unterschiede der beiden Individuen zusammen herausgefunden und ausgearbeitet. Neben einem persönlichen Ernährungsplan hilft

solch eine Definition dabei, den Partner besser zu verstehen und sich gleichzeitig so annehmen zu können, wie man eben ist. In einer Partnerschaft kann man gemeinsam an der jeweils eigenen Individualität arbeiten, ohne das Verbindende zu verlieren. Das kann zum Beispiel bedeuten, dass der eine direkt nach dem Aufstehen frühstückt und der andere erst um 10 oder gar 12 Uhr Anzeichen von Hunger verspürt. Für den einen ist das frühe Essen eine Belastung für den Organismus und lässt ihn müde und träge werden, während das Auslassen der ersten Mahlzeit für den anderen den kompletten Tagesablauf aus der Bahn bringt und zu schlechter Laune führen kann. Diese Klarheit über sich selbst relativiert viele Ernährungstrends und ermöglicht einem, trotz Partnerschaft und Familie seinen eigenen Bedürfnissen nachzukommen und somit für die eigene Gesundheit einzustehen. Denn nur, wenn wir uns um uns selbst kümmern, können wir auch für unsere Familie, unsere Mitmenschen oder für die Arbeit mit unserer vollen Aufmerksamkeit da sein.

Dennoch ist dieses Prinzip einfacher beschrieben als umgesetzt. Besonders, wenn unsere angestrebten Ziele, wie zum Beispiel der Gewichtsverlust oder die Besserung von Symptomen, nicht schnell genug eintreten, tendieren wir dazu, nach einer anderen Wahrheit zu suchen. Wir verfallen dem nächsten Diät-Wahn. Viel zu selten entscheiden wir uns für eine Herangehensweise und bleiben auch dabei. Darin spiegelt sich nicht zuletzt unsere heutige Art zu leben. Denn nicht nur bei der Ernährung haben wir stets das Gefühl, etwas zu verpassen. Auch in Sachen Partnerschaft wägen wir ab, ob sie oder er die richtige Wahl für uns ist oder ob da vielleicht noch jemand Besseres auf uns wartet. Unsere unfassbar zahlreichen Möglichkeiten machen es nicht leicht, eine nachhaltige Entscheidung zu treffen und zu dieser dann auch zu stehen. Dauerhafte Erfolge treten jedoch erst durch Beständigkeit ein.

Möchte ich Leadsänger einer Band werden, probiere aber

wöchentlich ein neues Instrument aus, anstatt meine Stimme zu trainieren, muss ich mich nicht wundern, wenn ich nach Monaten des Übens immer noch keinen geraden Ton herausbringe. Übe ich jedoch beständig das Singen, ist die Wahrscheinlichkeit höher, dass ich mit meiner Stimme nach und nach mehr Wohlklang erreiche.

Beständigkeit ist auch bei jeder Ernährungsumstellung wichtig. Gib dir und deinem Körper Zeit. Nimm Rückschritte wahr, feiere deine Erfolge und akzeptiere, dass sich deine Ernährung immer mal verändern wird. Denn auch du wirst dich verändern, und wie du bereits weißt, braucht dein Körper in unterschiedlichen Lebenslagen unterschiedliche Nährstoffe. Dies wird dein persönlicher Weg.

3. Prinzip: Vertraue deinem Körper und lerne, deine Hungersignale zu verstehen

Hunger – er ist unmissverständlich, schwer zu ignorieren und macht aus dem einen oder der anderen eine Diva, wenn er nicht unmittelbar gestillt wird. Unangenehm für einen selbst, aber nicht allzu selten noch viel unangenehmer für die Mitmenschen um einen herum. Als Köchin begegne ich vielen Menschen, die Hunger haben, es ist ja quasi mein Job, diesen gesund und nachhaltig zu stillen. Auch bei Dreharbeiten ist es – neben der Entwicklung von individuellen Ernährungskonzepten – meine Aufgabe, den Cast gesund, glücklich und vor allem satt zu machen. Leichter gesagt als getan.

Ich erinnere mich gern an mein allererstes Projekt zurück. Neu in der Branche, voller Ideale und hoch motiviert, betreute ich einen Cast von fünf jungen Schauspielern, die in dem Film Navy Seals darstellen sollten. Sie bereiteten sich dementsprechend mit viel Sport auf ihre Rollen vor. Leider jedoch nicht

alle mit dem von der Produktionsfirma gewünschten Erfolg, weshalb man mich bat, mit der richtigen Ernährung noch ein wenig nachzuhelfen. Wir entwickelten einen gut durchdachten Plan, um für jeden Einzelnen die letzten Hürden zu meistern – mehr Muskeln sollten her, ein besser definierter Körper, oder, ganz pragmatisch, galt es, die letzten Speckrollen vom Sixpack verschwinden zu lassen. Die Motivation der Truppe war zu Beginn hoch, die Ziele klar formuliert. Jeder wollte in seiner Rolle brillieren und zeigen, was er draufhatte.

Bei Filmprojekten ist die körperliche Form für die Glaubwürdigkeit der Rolle oft zentral und mithin für die Produktionsfirmen und in der Regel auch für die Schauspieler von großer Wichtigkeit. Nicht jedoch bei diesem Projekt. Der bunt zusammengewürfelte Cast aus jungen Schauspielern verstand sich außerordentlich gut und genoss den Dreh in vollen Zügen. Doch Alkohol und ausgelassene Partynächte hatten ihren Preis. Das zu Beginn gemeinsam definierte Ziel, einen festen Ernährungsplan umzusetzen und optimal zu trainieren, war für die fünf schier unerreichbar. Das Verlangen nach fettigen, deftigen und kohlenhydrathaltigen Speisen nach durchzechten Nächten nahm zu, und die drehfreien Tage wurden zunehmend auf dem Sofa verbracht anstatt mit Training. Die Motivation sank. Die Hungersignale hatten sich verändert. Gesunde Proteine mit wenig Salz und viel Gemüse verschafften nicht mehr die gewohnte Befriedigung. Ich erinnere mich, wie ich mich verzweifelt bemühte, alle motiviert und fokussiert zu halten. Wir drehten im Ausland, und ich versuchte, mit frischen Zutaten von lokalen Bauernmärkten ganz besondere Gerichte zu zaubern. Ihr Drang nach Zucker war jedoch größer. So schlichen sie sich eines Nachmittags – ganz in Navy-Seal-Manier – an meinem Trailer vorbei, um sich über die Eistruhe herzumachen. Das Verlangen nach Süßem stand in diesem Moment sogar über dem persönlichen Wunsch nach Erfolg.

Aber warum ist das so? Warum kann man manchmal einem Heißhungeranfall entkommen und ist ihm ein anderes Mal völlig willenlos ausgeliefert, obwohl man es eigentlich besser weiß?

Hunger oder Appetit, das Verlangen nach einem bestimmten Essen, werden heutzutage als Synonyme verwendet. Jeder der Begriffe bedeutet jedoch für unsere Gesundheit etwas grundlegend anderes. Und nicht nur unser Körper hat den Unterschied vergessen, auch das Online-Wörterbuch von Google hat den Trend realisiert. Dort lautet die Definition von »Hunger«:

1a. [unangenehmes] Gefühl in der Magengegend, das durch das Bedürfnis nach Nahrung hervorgerufen wird; Verlangen, etwas zu essen.

1b. umgangssprachlich: [große] Lust, etwas Bestimmtes zu essen; Appetit.

Schon die kleinste Form von Appetit wird direkt als Hunger fehlinterpretiert. Das Stück Schokolade, der Döner oder die Spaghetti Bolognese gehen uns nicht mehr aus dem Kopf. Können wir diesen Appetit nicht befriedigen und greifen stattdessen zum Apfel, wird der Heißhunger nicht gestillt. Die Konsequenz daraus ist, dass wir nach dem Apfel dann zum Beispiel auch noch die Schokolade vertilgen. Aber woher kommt dieser Appetit auf etwas Bestimmtes? Hierfür können unterschiedliche Gründe verantwortlich sein.

Der Hormon-Hunger

Hormone können unser Essverhalten massiv beeinflussen. So steuert zum Beispiel das Stresshormon Cortisol den Hunger nach Kohlenhydraten, sprich Zucker. Cortisol gilt als ein Gegenspieler von Insulin. Da in einer stressigen Situa-

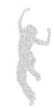

tion der Körper schnell mit Energie versorgt werden muss, mobilisiert der Körper gespeicherten Zucker aus der Leber als schnelle Energieressource, um den Blutzuckerwert anzuheben. Wir sind nun reaktionsbereit. Cortisol veranlasst ebenfalls, dass die Zellen nicht mehr so sensibel auf Insulin reagieren, damit während der Gefahrensituation das Blut ausreichend gesättigt ist. Da die heutigen Stresssituationen eher langfristiger als kurzfristiger Natur sind, ist der benötigte Energiebedarf erhöht. Wird der Zucker aus dem Blut in Energie umgewandelt und fallen dessen Werte, sucht der Körper nach weiteren Zuckerlieferanten. Ganz klar, dass dann bevorzugt die Lust auf Süßigkeiten, Pasta, Pizza & Co. eintritt. Der klassische Zucker-Teufelskreis. Gleichzeitig fällt mit dem Anstieg von Cortisol auch das Glückshormon Serotonin ab, das als natürlicher Appetitzügler gilt. Somit fällt es uns besonders schwer, dem »Appetit« standzuhalten.

Verstärkt wird das Essbedürfnis noch durch eine weitere Körperfunktion. Bei Stress wird das Verdauungssystem gewissermaßen runtergefahren. Die vorhandene Energie wird für weitaus Wichtigeres benötigt als für die Verarbeitung von Nahrung, nämlich für die berühmte Flucht vor dem Säbelzahntiger. Heute fliehen wir zwar vor keinem Ungeheuer mehr, aber Leistungsdruck, Übertraining und Stress in der Partnerschaft können dieselben Ängste in unserem Gehirn auslösen. Das Essen wird dann zwar weitergeschoben vom Magen, der Darm nimmt sich jedoch keine Zeit dafür, die Nährstoffe effektiv aus der Nahrung zu extrahieren. Wir scheiden das Essen also mehr oder weniger unverdaut wieder aus.

Ein erhöhter Cortisolspiegel ist per se nichts Negatives. Ein dauerhaft erhöhter Wert steht jedoch in Verbindung mit einigen Krankheiten. Mehr dazu erfährst du im 4. Kapitel.

Neben Cortisol gibt es noch weitere Hormone, die den Appetit steuern. Auch Leptin sowie das bereits bekannte

Insulin zählen zu den sogenannten Hunger-Hormonen. Wie wir wissen, steigt nach dem Genuss von schnell verfügbaren Kohlenhydraten, wie sie in Zucker oder Weißmehl zu finden sind, der Insulinspiegel extrem schnell an. Dies führt wiederum zu einem rapiden Abfall des Blutzuckers, da es die Aufgabe von Insulin ist, den Zucker aus dem Blut in die Zellen zu verfrachten. Durch den dadurch verursachten raschen Abfall des Blutzuckerspiegels wittert das Gehirn Gefahr. Dass der Körper den vorübergehenden Mangel auch aus seinen eigenen Depots, etwa aus dem Leberspeicher, ausgleichen kann, wird in dieser Situation jedoch nicht in Erwägung gezogen. Stattdessen signalisiert das Gehirn: Hunger! Bei Leptin verhält es sich etwas anders. Eigentlich kennt man dieses Hormon als Appetitzügler. Es wird von den Fettzellen ausgestoßen, wenn genug gegessen wurde, und übermittelt dem Gehirn, dass Sättigung eingetreten ist. Leider kann hier durch eine stressbedingte Überbeanspruchung eine Art Resistenz entwickelt werden. Das bedeutet, dass Leptin nicht mehr an die Rezeptoren andocken kann und somit kein Sättigungsgefühl eintritt.

Bei einem Hormon-Hunger ist man nicht mehr man selbst. Es wäre also wichtig, herauszufinden, worauf die Essensgelüste beruhen, um ihnen von Fall zu Fall durch bewusste und alternative Entscheidungen entgegenzuwirken.

Der Emotions-Hunger

Bei dieser besonderen Art des Hungers handelt sich es in den meisten Fällen um eine antrainierte Gewohnheit oder um die instinktive Kompensation eines Gemütszustands. So hat man in traurigen oder niedergeschlagenen Momenten Lust auf tryptophanhaltige Speisen. Bei Tryptophan handelt es sich um die Vorstufe von Serotonin, dem Glückshormon.

Man versucht also, seine Stimmung durch Essen zu heben, um sozusagen auf der molekularen Ebene zu erreichen, zum Beispiel mittels Nüssen und Schokolade, was die Außenwelt oder eigene Taten nicht bewirken. Emotions-Hunger tritt meistens sehr spontan und direkt nach bestimmten Ereignissen auf, lässt sich aber nur selten tatsächlich durch Essen befriedigen, was oft dazu führt, dass man dann viel zu viel von einem typischen Lebensmittel isst.

Ein zweiter Mitspieler bei dieser besonderen Art von Hunger ist das Belohnungszentrum, das durch die Ausschüttung des Glücksbotenstoffs Dopamin für Wohlbefinden sorgt. Das Verlangen nach und die Aussicht auf Belohnung motivieren zum Handeln, beispielsweise zum Sex, zu einer Achterbahnfahrt oder zu Extremsport. Empfindet man dann Freude oder Glück, wird das Gehirn von Botenstoffen durchflutet. Das schafft Wohlgefühl und ist für viele Menschen ein echter Antrieb, während es andere in Süchte und tiefes Unglück stürzt. So kann etwa, um ein harmloses Beispiel zu nennen, das Glas Cola, das es in der Kindheit nur an besonderen Tagen gab, wenn die ganze Familie zusammen war, eine gute Erinnerung für das Belohnungszentrum sein. Unterbewusst verbinden wir die Cola mit dem schönen gemeinschaftlichen Familiengefühl. Fühlen wir uns alleine, suchen wir instinktiv nach solchen Triggerpunkten und »gönnen« uns dann eben ein Glas Cola, in der unterbewussten Hoffnung, das Gefühl der Leere zu füllen.

Auch zucker- und kohlenhydrathaltige Lebensmittel stimulieren das Belohnungszentrum. Das Wochenende wird bei Kaffee und Kuchen genossen oder eine lange Wanderung mit einem Teller Kaiserschmarrn belohnt. Darin äußert sich das Bedürfnis des Gehirns, mit Dopamin überschüttet zu werden, getrieben von dem Wunsch, glücklich zu sein.

Wenn du merkst, dass du nach einem Streit mit deinem Partner vermehrt Lust auf etwas Süßes hast oder in be-

stimmten Situationen zu Belohnungen wie dem Glas Wein greifst, überleg dir, welches Gefühl du damit gerade zu ersetzen versuchst. Denn leider ermöglicht die Nahrung es nur sehr kurzweilig, dieses Gefühl zu imitieren. Am Ende bleibt nichts anderes, als sich damit auseinanderzusetzen oder sich im Essen zu »ertränken«.

Der Nährstoff-Hunger

Um die Brisanz dieser Hungervariante zu beschreiben, kann ich gut auf meine eigene Geschichte verweisen. Meine Ernährungsumstellung begann mit einer veganen Phase, die mir von meiner Heilpraktikerin empfohlen wurde. Und da ich so gute Erfolge damit erzielt hatte und meine Schmerzen so gut wie verbannt waren, setzte ich diese Form der Ernährung etwas abgewandelt fort. Ich mied also weiterhin alle tierischen Eiweiße, denn die waren offenkundig für meine Probleme verantwortlich. Da ich mich bis dahin nicht viel mit Ernährung auseinandergesetzt hatte, zog ich gar nicht in Erwägung, dass ich dadurch einen Nährstoffmangel erleiden könnte, der mich dann buchstäblich im Schlaf überfiel.

Eines Nachts passierte es. Ich hatte den abartigsten Traum meines Lebens. Ich war nackt in einem Supermarkt, versteckt hinter Kühltruhen, wo ich mich mit blutigem roten Fleisch am ganzen Körper einrieb. Angst und Scham, dass mich jemand sehen könnte, waren überwältigend. Ich wachte total verstört und angeekelt auf, spürte nun aber auch im Wachzustand ein Verlangen nach Fleisch, dem ich schlussendlich nachgab. Nur ein Filetsteak, vom Metzger meines Vertrauens, schön medium gebraten, konnte dieses Verlangen stillen. In diesem Moment verstand ich, dass ich mir niemals ein bestimmtes Lebensmittel komplett verbieten sollte. Von da an habe ich mich zwar nach wie vor überwie-

gend tiereiweißfrei ernährt, bin aber immer dann meinem Grundsatz untreu geworden, wenn mich mein Verlangen nach rotem Fleisch überkam. Heute passiert es etwa einmal im Jahr, dass ich Lust auf Fleisch bekomme. Damals war es vielleicht einmal im Monat. Ich bin mir sicher, dass ich durch meine mittlerweile viel bewusstere Ernährung seltener in einen Nährstoffmangel falle, sodass mein Verlangen nach blutigem Fleisch nachgelassen hat. Überkommt es mich dennoch, werde ich es meinem Körper nicht verwehren. Beim Fleisch fällt es mir aus ethischen Gründen sehr leicht, es nur dann zu essen, wenn ich es wirklich brauche. Bei Getreide hingegen fällt mir das deutlich schwerer, da sind Appetit und Nährstoffmangel auch für mich ab und an nicht leicht auseinanderzuhalten. Was aber auch in Ordnung ist, solange man dies aufmerksam beobachtet und den Konsum durch Willenskraft gegebenenfalls wieder reduziert.

Durst

Mit etwa 55 bis 70 Prozent ist Wasser der Hauptbestandteil des menschlichen Körpers. Bei einem Wasserverlust von 0,5 Prozent des Körpergewichts entwickelt man bereits ein Durstgefühl, bei zwei Prozent spricht man im Sport von einer negativen Beeinflussung der Leistungsfähigkeit (somit wohl auch der geistigen Leistungsfähigkeit), und zehn Prozent Wasserverlust sind bereits lebensbedrohlich. Die meisten essenziellen Nährstoffe können im Organismus nur aufgrund ihrer Interaktion mit Wasser genutzt werden. Abhängig von Alter, Geschlecht, Gewicht, körperlicher Aktivität und Umgebungstemperatur benötigen wir eine unterschiedliche Menge an Flüssigkeit. Der Richtwert des Tagesbedarfs eines Erwachsenen liegt bei 2 bis 2,5 Liter. Dieser Bedarf wird sowohl über das Essen (insbesondere Rohkost) als auch über

das Trinken gedeckt. Im Idealfall sollte Flüssigkeit in Form von Wasser und ungesüßten Kräutertees getrunken werden. Milch und Säfte gelten bereits als Nahrung mit erhöhtem Flüssigkeitsgehalt, da sie eine direkte Auswirkung auf den Verdauungstrakt und den Insulinspiegel haben.

Ein stabiler Wasserhaushalt ist notwendig für einen reibungslosen Ablauf vieler Körperfunktionen. Da der Darm nur etwa 0,2 Liter Flüssigkeit pro 15 Minuten aufnehmen kann, sollte die Flüssigkeitsaufnahme über den Tag hinweg verteilt werden. Werden die ersten Durstsignale ignoriert, können hungerähnliche Symptome wie Magenknurren auftreten. Nun möchte der Körper den Flüssigkeitsbedarf über die Nahrungsaufnahme decken. Regelmäßiges Trinken kann diesem Fake-Hunger vorbeugen.

Verspürt man Hunger, kann der Griff zu einem Glas lauwarmem Wasser Klarheit verschaffen: Bleibt das Hungergefühl nach dem Trinken weiterhin bestehen, ist es Zeit, etwas zu essen; wenn nicht, war es nur Durst. Beim nächsten Magenknurren also erst mal checken, ob es Durst oder Hunger ist, bevor der Kochlöffel geschwungen wird.

Der Energie-Hunger

Endlich ist es so weit, der Körper schreit nach Energie, also nach Nahrung. Kohlenhydrate, Proteine und Fette werden benötigt. Es ist an der Zeit, zu essen. Nur was? Vergiss jegliche Regeln oder Weisheiten, die in schlauen Büchern wie diesem hier gelehrt werden. Nach der Entwöhnungsphase darf das Bauchgefühl entscheiden. Gehe in dich, schau in den Kühlschrank, begutachte das Buffet oder Menü und höre auf deine Intuition, also auf das erste Verlangen, das du verspürst. Denn jetzt sagt der Körper genau, was er braucht. Würde man in dieser Situation mit dem Kopf entscheiden, könnte es

passieren, dass die gewünschte Befriedigung nach dem Essen ausbleibt und der Heißhunger kurz danach folgt. Hat man eigentlich Lust auf das Curry mit Reis, lässt das Gewissen aber den Salat Nizza bestellen, wurde nicht auf die eigene Intuition gehört. Da der Körper jedoch gewisse Nährstoffe aus dem Curry benötigt hätte, wird er sich diese später mit einer Heißhungerattacke zu beschaffen versuchen. Bewusste und ehrliche Entscheidungen können hier Abhilfe schaffen. Je sauberer und natürlicher der Essensalltag gestaltet ist, umso deutlicher wird einem der Körper sagen können, was er benötigt. Und ich verspreche dir, ein ausgeglichener Körper verlangt nie nach Junkfood. Es sind immer der Kopf und die Emotionen, die nach so leeren Mahlzeiten schreien.

Folge also deinem Gefühl und beobachte, wie es dir danach geht. Bist du befriedigt? Happy? Super, genau so soll es sein. Im Idealfall bist du nun für mindestens vier bis fünf Stunden satt und denkst nicht mal mehr ans Essen. Wenn nicht, probiere es das nächste Mal wieder und prüfe zuvor, ob du dich vielleicht nicht doch in einem der anderen Hungersignale befindest. Hunger ist ein Sprachrohr des Körpers, der stets versucht, sich möglichst lange vor negativen oder gar dauerhaften Schäden zu schützen. Stress, Trauer, Wasser- oder Nährstoffmangel können zu Langzeitschäden führen, die der Organismus zu neutralisieren versucht. Das Essen ist dabei in vielen Fällen nur eine Kompensationsstrategie.

4. Prinzip: Du bist, was du isst – die Qualität deiner Nahrung macht den Unterschied

Oft werde ich gefragt, wie man es schafft, die eigene Ernährung erfolgreich umzustellen. Für mich ist die Qualität

der Nahrungsmittel hierbei der entscheidende Erfolgsfaktor. Im alten China war ein Arzt gleichzeitig auch Koch und bekam seinen Lohn nur, wenn alle gesund blieben. Das trifft auf mich zwar glücklicherweise nicht zu, ist aber ein hoher Anspruch und die beste Anleitung für eine gesunde Lebensweise. Auch während meiner Arbeit mit Filmcrews konnte ich immer wieder erleben, dass sich das Wohlbefinden der Schauspieler allein durch die Verwendung qualitativ hochwertiger Produkte massiv verbesserte. Und ich spreche nicht von Luxusprodukten, sondern von Lebensmitteln, die so natürlich wie nur möglich sind.

Schauspieler und gleichzeitig Produzent zu sein kommt bei Filmprojekten recht selten vor. Um die Doppelbelastung zu bewältigen, braucht es einen außerordentlich fokussierten Geist und eine einwandfreie körperliche Verfassung. Jede kleine Stellschraube, die hier gedreht wird, kann den Unterschied ausmachen – wie ich es bei einem von mir betreuten Filmprojekt einmal intensiv erlebt habe.

Das Ziel bestand darin, über die 60 Drehtage ein außergewöhnliches Pensum zu schaffen und dabei auch noch stets gut gelaunt zu sein, um die Stimmung am Set hochzuhalten. Das stellte auch für mich eine große Herausforderung dar. Entsprechend wurde der Ernährungsplan schon im Vorfeld genauestens mit einer Heilpraktikerin abgestimmt. Die Verwendung von ausschließlich natürlichen und biologischen Produkten, selbst beim Auslandsdreh, sollte die Basis sein, um die Daueranspannung bewältigen zu können. Zusätzlich wurden die ausgewählten Zutaten täglich an die aktuelle körperliche und mentale Verfassung des Hauptakteurs angepasst, um frühzeitig einer Grippe, Müdigkeit oder gar schlechter Laune mit den richtigen Nährstoffen und Lebensmitteln entgegenwirken zu können. Das gelang auch erstaunlich gut, aber nicht immer. So war es verblüffend zu sehen, wie sich das Energielevel, die Motivation und Wil-

lensstärke veränderten, wenn besagter Schauspieler auswärts aß. Es konnte Tage dauern, diesen Energieabfall zu kompensieren und ihn sozusagen wieder in Form zu bringen. Ohne die Basis der qualitativ hohen Ausgangsprodukte und ohne reibungslose und klare Kommunikation, dass jede Abweichung davon eine Belastung darstellte, wäre das nicht möglich gewesen.

Ich persönlich habe viel aus diesem Projekt gelernt. So registriere ich heute sehr genau, wie meine Laune, meine Energie und mein Darm darunter leiden, wenn ich Lebensmittel von minderer Qualität, etwa belastet mit Pestiziden und Herbiziden, esse oder zuckerhaltige Getränke trinke. Ja, ja, ich weiß, kann aber doch so lecker sein. Hier in Österreich, wo ich lebe, nimmt man das mit Humor: Wenn du immer Kaiserschmarrn isst, wirst du wohl oder übel auch selbst bald zu einem – schön fluffig und fettig.

Also, nichts gegen Kaiserschmarrn, aber Qualität sollte immer an oberster Stelle stehen. Denn auch Pestizide können zu allergischen Reaktionen führen oder Mattheit und Niedergeschlagenheit auslösen. So kann zum Beispiel ein eigentlich gesunder, gut verträglicher Apfel ein taubes Gefühl im Mund hervorrufen, weil auf seiner Schale Chemikalien haften, die uns alles andere als guttun. Kurz: Die Qualität der Nahrungsmittel muss der Gesundheit zuliebe bei jedem Ernährungsstil an oberster Stelle stehen.

Obst und Gemüse

Jährlich wird eine Liste mit dem Namen »Das dreckige Dutzend« (engl. The dirty dozen) veröffentlicht, die dem Verbraucher einen Überblick über die am höchsten belasteten Gemüse- und Obstsorten gibt. Die Plätze sind seit einiger Zeit wie folgt belegt:

- Erdbeeren
- Blaubeeren
- Himbeeren
- Äpfel
- Birnen
- Spinat und Grünkohl
- Pfirsiche und Nektarinen
- Paprika
- Kürbis
- Kartoffeln
- Bohnen
- Trauben

Greift man hier nicht zu Produkten aus ökologischem Anbau, kann aus einem Salat schnell ein Giftcocktail werden. Neben Pestiziden, Fungiziden und Wachs gehören zu den gefundenen Rückständen auch Stoffe, die zwar schon seit Jahren verboten sind, wie etwa das Insektizid DDT, die aber immer noch als Altlast im Boden vorkommen. Bei Gemüse und Obst sollte grundsätzlich auf Bioqualität oder auf den eigenen Anbau zurückgegriffen werden. Besondere Vorsicht ist bei den Lebensmitteln aus der obigen Liste angeraten, da die Belastung hier besonders hoch ist.

Ist man sich nicht sicher über die Herkunft oder die Qualität, ist es ratsam, Gemüse und Obst 15 Minuten in Wasser mit einem Teelöffel Natron oder Apfelessig einzuweichen. So können die Pestizidrückstände und die Wachsschicht nachweislich am effektivsten gelöst werden. Am besten erst kurz vor dem Verzehr einlegen, da Gemüse und Obst durch die Feuchtigkeit schneller verderben können.

Fleisch

Konventionell gehaltene Tiere, das lässt sich so allgemein sagen, bekommen Futtermittel, die mit gentechnisch veränderten Pflanzen verunreinigt sind oder sogar größtenteils daraus bestehen. Die üblichen Futtermittel enthalten Rückstände von Chemikalien und Pestiziden sowie synthetische Zusätze, Medikamente und Hormone. Durch mangelhaftes Futter können sich die Tiere nicht gesund entwickeln, was zu einer Veränderung der Nährstoffzusammensetzung des Fleisches führt. War Fleisch mal ein nahrhaftes Lebensmittel, was uns zum Beispiel in der Steinzeit das Überleben gesichert hat, trägt es heutzutage aufgrund der veränderten Nährwertzusammensetzung zu vielen Krankheiten bei.

Aufgrund eines sehr hohen Vorkommens unterschiedlichster Krankheitserreger in Ställen mit Massentierhaltung müssen Tiere zum Teil prophylaktisch mit Antibiotika behandelt werden, damit sie ihr Schlachtgewicht halbwegs »gesund« erreichen. Dadurch entstehen immer mehr antibiotikaresistente Keime, die sich, wie auch die Rückstände der Antibiotika, dann immer öfter auf unserem Teller wiederfinden. 2019 wurde von Germanwatch in Zusammenarbeit mit dem Labor für pharmazeutische Mikrobiologie an der Universität Greifswald eine Untersuchung von Hähnchenfleisch der Top-5-Supermarktkonzerne in Deutschland auf antibiotikaresistente Erreger durchgeführt. Laut Germanwatch waren zwischen 33 und 82 Prozent aller Proben kontaminiert. 20 Prozent der Proben wiesen Multiresistenzen gegen drei verschiedene Antibiotikaklassen gleichzeitig auf. Zehn Prozent trugen MRSA-Erreger (Methicillin-resistenter Staphylococcus Aureus), die sich zum Beispiel in der Nasenschleimhaut, in Rachen und Leisten ansiedeln. Weitere fünf Prozent der Hähnchenproben wiesen ESBL-bildende

Keime auf. Das sind bakterielle Enzyme, die verschiedene Antibiotika ausschalten können.

Jährlich werden derzeit 131.000 Tonnen Antibiotika bei Tieren eingesetzt. Bei fortschreitendem Trend wird sich diese Menge bis zum Jahr 2030 weltweit verdoppeln. Somit ist die Massentierhaltung einer der Hauptabnehmer von Antibiotika und eine sichere Einnahmequelle der Pharmaindustrie. Dass die Massentierhaltung darüber hinaus aus ethischen und ökologischen Gründen äußerst fragwürdig ist, sollte sich inzwischen herumgesprochen haben. In der Summe sollte heute klarer denn je sein, dass die richtige Wahl bei Fleisch immer wichtiger für die eigene Gesundheit und unsere Umwelt ist. Kein Bauer, Supermarkt oder Restaurant wird uns in dieser Hinsicht uneigennützig beraten. Hier müssen wir selbst Verantwortung übernehmen.

Fisch

Immer mehr Fische wie Lachse und Heringe sowie auch Muscheln stammen aus sogenannten Fischfarmen, in denen sie in großer Anzahl auf kleinstem Raum gehalten werden. So ist kein natürliches Leben möglich. In dieser Form der Tierhaltung schwimmen die Fische häufig in ihren eigenen Fäkalien, wodurch sich Parasiten und Krankheiten ausbreiten, die wiederum präventiv mit Medikamenten behandelt werden müssen. Weitestgehend ökologisch und artgerecht gehalten werden Fisch, Garnelen & Co. nur in Bio-Aquakulturen. Fisch aus Nicht-Bio-Haltung, der zu 89 Prozent in asiatischen Aquakulturen ohne entsprechende Standards gezüchtet wird, ist aus Gründen der Umwelt- und Tierethik sowie für die eigene Gesundheit nicht zu empfehlen. Aufgrund des weltweit wachsenden Bedarfs an Fisch sind die Meere jedoch völlig überfischt und die Fischbestände stark geschrumpft. Das

belastet zum einen die Nahrungsgrundlage für alle Meerestiere. Zum anderen schaden die üblichen Fangmethoden wie die Schleppnetz- und Tiefseefischerei dem ökologischen Gleichgewicht im Meer. Raubfische wie Zander, Forelle und Hecht im Süßwasser oder Wolfsbarsch, Thunfisch, Schwertfisch, Heilbutt und Lachs im Meer sind Jäger. Sie brauchen viel Platz und bauen erst durch viel Bewegung Muskelgewebe auf. Um solche Raubfische zu züchten, muss tierisches Eiweiß zugefüttert werden. Dies geschieht in Aquakulturen durch den Einsatz von Fischmehl oder in industrieller Aquakultur mittels Soja. Raubfische aus Wildfang dagegen sind meist schwermetallbelastet und stellen für Kinder, Schwangere und Stillende eine Gefahrenquelle dar.

Auch beim Fisch ist es deshalb wichtig, die Herkunft zu wissen. Die Fischzucht aus der Region ist sicher eine gute Wahl für heimischen Süßwasserfisch. Denn hier können die Zuchtverhältnisse vor Ort persönlich überprüft werden. Greift man doch immer mal wieder gern zu den wilden Räubern, ist es zu empfehlen, nach dem Verzehr beispielsweise durch Einnahme der Mikroalge Chlorella die Ausleitung von Schwermetallen zu unterstützen.

Eier

Bei dem Thema Eier hat bereits eine Bewusstseinsveränderung sowohl im Kaufverhalten als auch bei der Industrie stattgefunden. Durch die Kennzeichnungspflicht hat man eine grobe Ahnung davon, wie die Hennen gehalten wurden.

0 = Öko
1 = Freiland
2 = Bodenhaltung
3 = Käfighaltung

182

Österreich gilt als Vorreiter. Hier ist Käfighaltung, also die sogenannten Legebatterien, seit 2009 verboten. Allerdings trügt der Schein, denn es werden 21.617 Tonnen an Schaleneiern von minderer Qualität jährlich importiert. In Deutschland leben noch 3.631.054, das sind sieben Prozent der Legehennen, in Käfigen, gefolgt von den Niederlanden mit 6.234.00 oder 18 Prozent und Polen mit sagenhaften 87 Prozent. Durch die artfremde Haltung ist der Einsatz von Antibiotika und Medikamenten auch hier nicht wegzudenken.

Die Eier selbst sind aber nur ein kleiner Teil des Problems. Viele verarbeitete Waren bestehen bis zu 95 Prozent aus Eiern, über deren Herkunft die Verbraucher nichts erfahren. Zahlreiche Fertigprodukte wie Schokoladen, Gebäck, Puddingpulver und Saucenbinder werden sogar mit Ei-Pulver angereichert, das dank gewisser Verarbeitungsverfahren ganze fünf bis zehn Jahre haltbar ist. Ja, ernsthaft: zehn Jahre alte Eier! Nicht nur diese Vorstellung ist gruselig, auch die Realität. Denn die Verarbeitung verändert die Nährwerte von Eiern, aus Cholesterin wird Oxycholesterin. Diese besondere Form von Cholesterin verändert die menschlichen Zellmembranen, erhöht die LDL-Werte (auch bekannt als schlechtes Cholesterin), gelangt aus der Nahrung unverändert ins Blut und damit in alle Körperzellen. Eipulver – wie auch Milch- und Sahnepulver – stören den Fettstoffwechsel und fördern Arteriosklerose. Leider kommen heutzutage in den meisten Backwaren, in einigen Eissorten und Schokoladen Eipulver zum Einsatz. Hier kann nur ein genauer Blick auf das Etikett oder das Meiden von industriell hergestellten Waren schützen. Wer dieses Pulver weitestgehend umgehen möchte, wird als logische Konsequenz immer öfter selbst backen, und zwar mit frischen Eiern.

Nüsse und Saaten

Nüsse sind bekannt als der perfekte Snack für mehr Gehirn-power. Nicht nur die gesunden Fettsäuren machen sie zum Supersnack, auch der hohe Proteingehalt lässt sie glänzen. Wie schon im 1. Kapitel erwähnt, sind besonders die mehr-fach ungesättigten Fettsäuren aus den Nüssen sehr licht- und hitzeempfindlich. So können zu lange und falsch gelager-te Nüsse diese Fette ranzig werden lassen und die wichtige Fettsäure beschädigen. Besonders betroffen sind hier bereits geschälte Nüsse und der meist billiger angebotene Nussbruch. Und noch eine weitere Herausforderung geht mit einem Nuss-konsum einher: Wenn Nüsse nicht richtig getrocknet oder falsch gelagert werden, kann Schimmel entstehen. Nüsse aus feuchtwarmen Regionen sind häufiger von Schimmel befal-len, da Hitze und hohe Luftfeuchtigkeit das Pilzwachstum fördern. Gefährlich ist Nussschimmel, weil die Schimmel-pilze bestimmte Giftstoffe bilden können. Diese sogenannten Aflatoxine zählen aufgrund ihrer krebserzeugenden Wirkung zu den stärksten natürlichen Giften. Sie wirken leber- und nierenschädigend und können das Erbgut verändern. Dagegen hilft nur Vorbeugung, wie die Verbraucherzentrale Bayern rät:
- Keine überlagerten, verfärbten, muffig riechenden oder sichtbar schimmligen Nüsse essen. Die dunklere Färbung von Öko-Nüssen stellt kein Anzeichen für Schimmelbefall dar. Bei Bionüssen wird lediglich auf das in der konventio-nellen Erzeugung übliche Bleichen der Nüsse verzichtet.
- Ganze Nüsse sollten statt gemahlener Ware bevorzugt werden.
- Schmecken Nüsse muffig oder verdorben, am besten wie-der ausspucken.
- Nüsse immer kühl, am besten in gut schließenden Ge-fäßen im Kühlschrank lagern. Nüsse lassen sich auch ein-frieren und sind dann bis zu einem Jahr haltbar.

Öle

Das Thema Öle wurde bereits im 1. Kapitel ausführlich besprochen. Dort finden sich alle wissenswerten Informationen über die optimale Lagerung sowie die richtige Auswahl von Fetten. Im Zusammenhang mit den Prinzipien einer vitalen Ernährung möchte ich die Omega-3-Fettsäuren noch einmal deutlich hervorheben. Sie haben einen besonderen Stellenwert in der präventiven Ernährung, insbesondere als Gegenspieler zu den Omega-6-Fettsäuren, die in der westlichen Ernährung überhandgenommen haben. Ein Verhältnis von Omega-6 zu Omega-3 von maximal 3:1 ist erstrebenswert. Nur so können sich die gesundheitsfördernden Eigenschaften dieser Fettsäuren entfalten. Unterstützend kann die langfristige Eliminierung von Pflanzenölen wie Distel-, Sonnenblumen- und Maisöl wirken. Diese allgegenwärtigen Öle weisen ein besonders unausgeglichenes Verhältnis zugunsten von Omega-6-Fettsäuren auf, wodurch die Entzündungswerte im Körper ansteigen können. Ohne es zu wissen, nehmen wir diese Öle ständig in verarbeiteten Lebensmitteln oder in Restaurants zu uns, denn sie sind billig und geschmacksneutral. Die Omega-3-Fettsäuren hingegen tragen zur Gesundheit und zu gutem Wohlbefinden bei, weil sie den Cholesterinspiegel und die Blutfettwerte stabilisieren, die Gehirnfunktionen und die Sehkraft stärken sowie einen gesunden Blutdruck erhalten. Um von dem vollen Fettsäureprofil zu profitieren, ist bei Omega-3-haltigen Ölen besonders auf die richtige Lagerung zu achten. Sie sollten an einem kalten und dunklen Ort aufbewahrt werden. Lein-, Chia- und Hanföl sind ausschließlich in der kalten Küche verwendbar. Auch enthält das Fleisch von Mastvieh mehr Omega-6-Fettsäuren, als es unsere Vorfahren noch gewohnt waren. Durch die Fütterung mit stark Omega-6-haltigem Getreide steigt zudem der Wert der entzündungsfördernden

Fette in dem Fleisch dieser Tiere an. Eine Reduktion des Fleischkonsums kann somit ebenfalls zu einem gesünderen Gleichgewicht dieser Fettsäuren beitragen.

Getreide

Getreide wurde lange gepriesen und dann verbannt. Insbesondere Weizen steht heute im Verdacht, für viele Zivilisationskrankheiten verantwortlich zu sein. Was wir sicher wissen, ist, dass der einst so gelobte Weizen schon lange nicht mehr ist, was er mal war. Durch Genveränderung wurde das für fluffige Backwaren verantwortliche Gluten in den Körnern drastisch erhöht. Hinzu kommt, dass die westliche Zivilisation das ursprüngliche Backhandwerk immer mehr verlernt hat. In nur wenigen Stunden wird aus dem Rohstoff heute ein Fertigprodukt. Bei unseren Vorfahren war das noch anders. Traditionell wurden Getreideprodukte wie Brot fermentiert und Teige erst nach langen Ruhephasen verarbeitet. Durch den Prozess der Vergärung wird aus dem gemahlenen Getreidekorn zum Beispiel der Sauerteig. Dabei werden Enzyme und mikrobielle Prozesse aktiviert, die Antinährstoffe wie die Phytinsäure sowie Gluten in den Getreideprodukten abbauen und sie dadurch verdaulicher machen. Das erfordert jedoch Zeit, und da Zeit bekanntlich Geld ist, werden Krankheiten und Unverträglichkeiten für einen höheren Profit in Kauf genommen, und der Endkonsument ahnt davon, wie so oft, nichts.

Nach der kompletten Entwöhnungsphase von glutenhaltigen Lebensmitteln, die im vorherigen Kapitel beschrieben wurde, wird der Körper bei einer Wiedereinführung deutliche Signale über Verträglichkeit oder Unverträglichkeit unterschiedlichster Getreidearten äußern. Sehr häufig sind Roggensauerteigbrote besser verträglich als Produkte aus

klassischem Weizenmehl. Die können zu Unwohlsein wie Bauch- und Darmschmerzen, Kopfschmerzen, Herzrasen oder gar Benommenheit führen. Glutenfreie Sorten wie Hirse, Quinoa, Kastanie oder Buchweizen können als Alternativen zum Roggen dienen und werden oft sehr viel besser vertragen.

Hülsenfrüchte

Antinährstoffe in Hülsenfrüchten, die sie von Natur aus davor schützen sollen, gefressen zu werden, stehen im Verdacht, den Darm dauerhaft zu schädigen. Insbesondere Menschen mit einer schlechten Darmbeschaffenheit leiden nach dem Verzehr häufig unter extremer Gasbildung. Andererseits gibt es Studien, die darauf hinweisen, dass Menschen, die ihre Proteinversorgung durch einen hohen Anteil an Hülsenfrüchten sichern, länger leben sollen. Quasi Fluch und Segen zugleich.

Beide Seiten haben auch hier wieder ihre Berechtigung. Unsere Vorfahren haben Hülsenfrüchte sehr bewusst zubereitet. Reis und Linsen wurden 12 bis 24 Stunden eingeweicht und lange gekocht. Das Dosenzeitalter und unsere immer »weniger« werdende Zeit haben aus einem wertvollen Nahrungsmittel »leeren« Ballast gemacht. Bohnen aus der Dose sind in Aluminium erhitzt und im Vorfeld nicht eingeweicht worden. Das bedeutet, dass die hitzeempfindlichen und schädlichen Lektine zwar deaktiviert werden, jedoch konzentriert in der Lake um die Hülsenfrüchte verbleiben. Werden diese vor dem Verzehr nicht ordentlich davon befreit, landet das Gift in den zubereiteten Speisen. Ebenso ist die hitzebeständige Phytinsäure noch zu 100 Prozent in Dosenbohnen enthalten. Phytinsäure lässt sich allein durch einen Einweichprozess aus Hülsenfrüchten und Saaten ausleiten

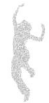

und kann anschließend mit dem Einweichwasser wegge-
schüttet werden.

Im Zuge der Recherchen nach Dosenbohnen habe ich mir
noch eine weitere Frage gestellt. Wie sieht es denn eigentlich
mit den glutenfreien Nudeln aus Bohnen & Co. aus? Nimmt
sich der Hersteller die Zeit, Bohnen einzuweichen und wieder zu trocknen, bevor sie zu Mehl verarbeitet werden? Um
realistisch zu bleiben, ist die Wahrscheinlichkeit wohl eher
gering. Das bedeutet, hier bekommt man ebenfalls die volle
Ladung Phytinsäure mitgeliefert – und das ist erst das halbe Drama. Denn viel schlimmer sind die Lektine, die einen
durchlässigen Darm (Leaky-Gut) und Arthritis begünstigen,
Magenentzündungen verstärken und die Insulinrezeptoren
blockieren – um nur einige Wirkungen aufzuzählen. Lektine werden jedoch erst zerstört, wenn die Hülsenfrüchte
mindestens 15 Minuten lang gekocht werden. Nudeln aus
Hülsenfrüchten sind aber zumeist schon nach fünf bis sieben
Minuten gar und somit noch voller Lektine. Das Kochen von
Hülsenfrüchten bei zu geringer Hitze (also nicht sprudelnd)
kann die Toxizität sogar um das Fünffache oder mehr erhöhen.

Wenn Hülsenfrüchte zu den eigenen Grundnahrungsmit-
teln gehören, muss man sich die Zeit nehmen, diese richtig
zuzubereiten. Zu Bohnen aus der Dose oder aus dem Glas
sowie zu glutenfreien Nudelalternativen sollte man allen-
falls mal in Zeitnot greifen. Fertig gegarte Hülsenfrüchte sollten gründlich gespült werden, bis sich kein Schaum
mehr bildet. So werden möglichst wenig Lektine aus der
Lake mit verzehrt. Besonders sollte hier auf die individuelle Verträglichkeit geachtet werden. Es kann gut sein, dass
man zum Beispiel auf Kichererbsen mit einem gespannten
Bauchgefühl reagiert, wogegen einem Linsen weit besser
bekommen. Achtet man auf den eigenen Körper, wird er mit
deutlichen Signalen reagieren, die ernst genommen werden

sollten. Denn dass jedes Böhnchen ein Tönchen gibt, ist nur der gesellschaftlich unangenehme Aspekt, der schnell »verfliegt«, während die gesundheitlichen Folgen eines unachtsamen Konsums von Hülsenfrüchten bleiben. Auch kann ein gereizter Darm, wie zum Beispiel durch Gluten, zu solch einer Kreuzreaktion führen. Die Praxis hat gezeigt, dass sich die Verträglichkeit von Hülsenfrüchten nach Abklingen einer Darmreizung wieder verbessert.

Mit einer bewussten Ernährung können Schadstoffe, die über die Nahrung aufgenommen werden, verringert und somit die Entgiftungsorgane wie Leber, Lunge, Haut und Darm entlastet werden. Entzündungen im Organismus können abheilen, und Energie, Wohlbefinden und Klarheit kommen in ungeahnter Power zurück. Unsere Nahrung soll Körper und Geist nähren und keinen Ballast darstellen. Denn der kommt von ganz allein. Auf die Überdosis Antibiotika, das mitgelieferte Leid aus Tierfleisch, auf Pestizide in Pflanzen und auf die Verzweiflung von in der Landwirtschaft ausgebeuteten Menschen sollte im eigenen Essen möglichst verzichtet werden. Sei es dir wert – denn du bist, was du isst!

5. Prinzip: Nutze die drei Hauptnährstoffgruppen zu deinen Gunsten

Wer ist mindestens genauso akribisch, wenn es um den eigenen Körper geht, wie die Berufsgruppe der Schauspieler? Genau, die Sportler! Und alle anderen? Das viele Sitzen, Geschäftsessen, Alkohol und die unendlichen Meetings mit Keksen & Co. verhelfen nicht gerade zu einem gesunden Körper. Oft wird zudem der Zusammenhang von Körper und Geist völlig unterschätzt, denn ein belastbarer und fokus-

sierter Geist braucht einen gesunden Körper. In einer Zeit, in der ein Burn-out schon zum guten Ton gehört, kann es also auch um die Gesundheit nicht gut bestellt sein. Wie es sich anfühlt, überfordert mit sich und der Welt zu sein, keinen Ausweg mehr aus dem selbst erbauten Gefängnis zu finden, obwohl die Tür sperrangelweit offen steht, kann ich noch gut nachempfinden. Die Erfahrung, als stolze Barbesitzerin mit Ende zwanzig Stimmungsaufheller verschrieben zu bekommen, obwohl ich mich eigentlich in der Blüte meines Lebens hätte befinden sollen, war eines der befremdlichsten Gefühle, die ich bis dahin kennengelernt hatte.

Jetzt, fast zehn Jahre später, kenne ich beängstigend viele Menschen, die von ähnlichen Gefühlen geplagt werden wie ich damals. Überfordert mit den Kindern, überlastet in der Arbeit, unzufrieden in der Partnerschaft, ein schmerzender Körper und erschöpfte Augen, kurzum: Alles ist zu viel! Die Frage fesselt mich weiterhin: Wieso wird Körper und Geist schlagartig alles zu viel, obwohl sie wenige Wochen zuvor gesund und aktiv gewirkt haben? Und noch viel spannender: Kann ich eine solche Überlastung durch meinen Lebenswandel und insbesondere mit der richtigen Ernährung verhindern – so wie ein Sportler zu körperlichen Höchstleistungen im Stande ist, sobald die richtige Ernährung mit dem passenden Training zusammenkommt?

Nachdem einer meiner Schauspieler mich darum bat, für ihn ketogen zu kochen, beschäftigte ich mich mit dem Ansatz, vermehrt gesunde Fette zu konsumieren und dafür die Kohlenhydrate mehr oder weniger aus der Ernährung zu streichen. Dieses Konzept war damals für mich neu, deshalb unternahm ich zunächst einen Selbstversuch und stellte meine eigene Ernährung um. So kam ich wahrscheinlich das erste Mal in meinem Leben in den Genuss des Fettstoffwechsels und war buchstäblich aus dem Häuschen. Es kam mir so vor, als könnte mein Gehirn plötzlich doppelt so schnell Da-

ten verarbeiten. Ich fühlte mich empathischer, entspannter, glücklicher und belastbarer als jemals zuvor. Als hätte ich die Matrix gehackt. Meine Wutanfälle beim Autofahren blieben aus, meine Morgenmüdigkeit und meine Hungerattacken waren wie weggeblasen. Dass dies kein Dauerzustand sein konnte, war mir bewusst, ich war jedoch wie beflügelt von all der ungeahnten Energie und gründete ein Unternehmen, um Hochleistungsdenkern wie mir künftig dabei zu helfen, der Burn-out-Falle durch gesunde und ausgeglichene Ernährung zu entkommen. Denn ich verstand nun endlich, dass Kohlenhydrate und Proteine längst nicht alles waren, sondern dass auch Fette, zur richtigen Zeit eingesetzt, einen gravierenden Unterschied in der Lebensqualität ausmachen können. Seither beobachte ich in meinem persönlichen Leben sehr genau, in welcher Lebenslage ich mich gerade befinde und auf welches Energiesystem ich aufspringen möchte. So verlängere ich zum Beispiel die nächtlichen Fastenphasen in den Tag hinein, wenn ich mich stark konzentrieren möchte, und zapfe die Energie aus dem Fettstoffwechsel an. Bin ich körperlich aktiv, nutze ich bevorzugt die nährende Energie aus nicht belastenden Kohlenhydraten wie Wurzelgemüse und Obst, um mich schnell mit Power zu versorgen. Übrigens weiß ich durch meine Selbstversuche nun endlich auch, was mir meine damalige Rohkostlehrerin in Bali sagen wollte, als sie mir erklärte, dass mir der Konsum von Getreide dabei helfen könne, eine sich zu schnell entwickelnde spirituelle Entwicklung zu verlangsamen. Die Erklärung dahinter war, dass Kohlenhydrate erden, also den fliegenden Geist wieder auf den Boden (der Tatsachen) zurückbringen. Ich kann dies heute definitiv in Bezug auf meine Kreativität bejahen. Ein Müsli am Morgen könnte ich, während dieses Buch entsteht, sicher nicht ohne Konsequenzen genießen.

Kohlenhydrate

Es ist nicht selten, dass heutzutage insbesondere bei den Befürwortern einer LowCarb-Ernährung eine Hassliebe zu Kohlenhydraten entsteht. Der Angst vor den Kohlenhydraten in der Kartoffel einerseits steht andererseits das wohlige Gefühl entgegen, das der Haferporridge am Morgen verschafft. Besonders Sportler greifen gern auf die schnelle Energie zurück, und die haben doch schließlich den Traum-Body, den man sich so sehnlichst wünscht. Oder?

Aber Kohlenhydrate sind eben nicht gleich Kohlenhydrate, da sie unterschiedliche Mechanismen im Körper triggern.

Grundsätzlich sollte deine Kohlenhydratzufuhr auf frischem Gemüse und Obst basieren. Optimal sind anteilig drei Teile Gemüse und ein Teil Obst. Die Super-, Bauern- und Biomärkte sind voll davon! Wenn möglich aus biologischem Anbau und, als Königsdisziplin, regional und somit zugleich auch saisonal. Neben Vitaminen versorgt uns dieser Mix mit wertvollen Ballaststoffen, die den guten Darmbakterien als Nahrung dienen und dabei helfen, den Darm sauber zu halten. Achtet man hierbei auf unser viertes Prinzip, die Qualität, gibt es keinerlei weitere Einschränkungen. Menschen mit einer Insulinresistenz können von einer erhöhten Zufuhr an Ballaststoffen auch in Form von Nahrungsergänzungsmitteln profitieren.

Eine weitere reiche Quelle an Ballaststoffen ist Getreide wie Weizen, Dinkel, Gerste, Roggen oder Kamut. Viele meiner Kollegen empfehlen, auf Vollkorngetreide zurückzugreifen, da hier im Vergleich zu Weißmehl mehr Ballaststoffe enthalten sind. Diese Empfehlung lässt vermuten, dass es also besser ist, ein Vollkorncroissant beim Biobäcker zu kaufen als ein konventionelles. Ja, besser schon, solange daraus keine tägliche Routine wird. Denn neben den gesunden Bestandteilen liefert Vollkorngetreide auch viel buchstäblichen

Ballast mit. Wie der eine oder andere vielleicht in der Entwöhnungsphase bereits am eigenen Leib erfahren hat, ist ein Leben ohne Getreide gar nicht so miserabel, wie es sich viele vorstellen. Oft ist sogar das Gegenteil der Fall. Durch den Verzicht auf Getreide, und somit auf das Klebereiweiß Gluten, erlangen viele ein besseres Körpergefühl, weniger Blähungen, einen flacheren Bauch, klare Sicht und einen besseren Fokus. Vielen Menschen ist gar nicht bewusst, dass sie auf Gluten sensibel reagieren, jedoch ist dies in unterschiedlicher Intensität bei jedem von uns der Fall. Denn durch die hochgezüchtete Klebeeigenschaft von Getreide gelangen Partikel dieses körperfremden Eiweißes durch die Darmwand in unseren Organismus. Die Eindringlinge werden durch das Immunsystem bekämpft, was zu erhöhten Entzündungsreaktionen führt. Jede Pizza, jede Butterbrezel und jedes Stück Kuchen lösen *bei jedem* von uns eine Immunreaktion aus. Der eine kann diesen Angriff besser abwehren als der andere. Kommen jedoch Allergien wie Heuschnupfen, vermehrter Stress durch einen Jobwechsel, übermäßiger Sport oder Erkrankungen wie eine Grippe dazu, kann aus ein bisschen Pupsen schnell eine massive körperliche und geistige Beeinträchtigung werden. Das Fatale daran: Ist der Eindringling einmal als Gefahr deklariert, ist er dies ab sofort immer. Ein verändertes Hautbild, Depression, Niedergeschlagenheit, Schlaflosigkeit, Übelkeit, Gereiztheit, Lustlosigkeit, Verschlechterung bekannter Allergien oder vermehrte entzündliche Prozesse im Organismus sind klassische Reaktionen auf Gluten, die in jedem von uns mehr oder weniger heftig ablaufen, weshalb ein bewusster Umgang mit diesem Eiweiß angeraten ist.

Soll Gluten weitestgehend vermieden werden, kann man auf sogenanntes Pseudogetreide zurückgreifen. So kann ein Porridge aus glutenfreien Hafer-, Buchweizen-, Reis- oder Hirseflocken zubereitet werden. Als schmackhafte Beilage

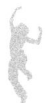

lassen sich Nudeln durch Quinoa, Reis oder Süßkartoffeln ersetzen. Meine Buchweizen-Pancakes haben die klassischen für mich schon lange ersetzt. Heutzutage gibt es wirklich eine Vielzahl von Alternativen auch im Restaurant. Ich war begeistert, als ich in meinem letzten Südtirolurlaub eine Pizzeria fand, die auch glutenfreien Pizzaboden anbot. Es ist immer eine Googlesuche wert, glutenfreie Rezepte oder ein Restaurant zu finden, das auf solche Belange eingeht.

Wer getreidehaltiges Brot mag, sollte auf Sauerteig oder gekeimtes Getreide achten. Der gute alte Sauerteig. Dauert Tage, um ihn herzustellen. Er gibt dem Brot nicht nur seinen leckeren säuerlichen Geschmack, sondern macht es auch noch gut verdaulich für unseren Magen-Darm-Trakt. Durch die Bakterien, die sich im Sauerteig bilden, werden die schädlichen Eiweiße bereits vorverdaut, und der Glutengehalt eines Brotes verändert sich drastisch. Eine weitere Alternative stellen Brote aus gekeimtem Getreide dar, auch bekannt als Essener Brot. Hier wird das ganze Korn durch Einweichen zum Keimen angeregt. Dieser Prozess macht aus dem Korn eine Pflanze und eliminiert so nicht nur die Antinährstoffe fast vollständig, sondern verringert den Glutengehalt gravierend. Bei ursprünglich hergestellten Essener Broten wird auch kein weiteres oder alternatives Mehl hinzugefügt. Darüber können der Bäcker oder das Etikett Klarheit verschaffen.

Wenn ab und an Getreide auf dem Speiseplan steht, sollte zu ursprünglichen Sorten wie Kamut, Emmer und Einkorn gegriffen werden. Diese beinhalten von Natur aus weniger Gluten als die kultivierten Sorten und sind somit oft bekömmlicher. Auch gibt es immer mehr Jungbauern, die wieder ursprüngliche Weizen- und Dinkel-Sorten anbauen und online verkaufen.

Es kann einen drastischen Unterschied ausmachen, wenn langfristig auf glutenhaltige Lebensmittel so gut wie ver-

zichtet wird. Neben den Verklebungen durch Gluten erspart man dem Körper auch unnötige Blutzuckerspitzen und die damit verbundene Insulinausschüttung. Es gibt zwei Kennzahlen, die dabei behilflich sind, besser zu identifizieren, in welchem Grad ein Lebensmittel den Blutzuckerspiegel und somit die Insulinausschüttung ansteigen lässt. Bei der ersten und am weitesten verbreiteten Kennziffer handelt es sich um den glykämischen Index, auch bekannt als GI oder Glyx. Er besagt, wie schnell und in welcher Intensität der Blutzuckerspiegel nach dem Verzehr von Kohlenhydraten, wie zum Beispiel einer Möhre, ansteigt. Die folgenden Werte des glykämischen Indexes gelten als Richtwert für den Blutzuckeranstieg:

GI < 30:	Unproblematisches Nahrungsmittel, keine Mengenbegrenzung
GI 30–50:	Graubereich, gewisse Zurückhaltung ratsam
GI > 50:	Hochproblematisches Nahrungsmittel, nur in geringen Mengen empfehlenswert

Bei dieser Art der Berechnung gibt es jedoch einen großen Haken. Der glykämische Index ergibt sich nämlich aus der Menge der verzehrten Kohlenhydrate und nicht aus der Menge des tatsächlich verzehrten Lebensmittels. Das bedeutet, als Indikator gelten 50 Gramm der Kohlenhydrate aus einer Karotte, jedoch nicht 50 Gramm der Karotte selbst, welche ja noch andere Bestandteile aufweist. In gekochtem Zustand hat sie beispielsweise einen GI zwischen 40 und 85. Da es sich jedoch um ein kohlenhydratarmes Gemüse handelt, müsste man schon rund ein Kilogramm essen, um auf 50 Gramm Kohlenhydrate zu kommen – das ist eine Menge und passiert wohl eher selten. Weißbrot und Haushaltszucker zum Beispiel haben im Vergleich dazu nur einen GI von 70,

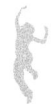

sind hingegen sehr kohlenhydratreich. Es müssen nur etwa 90 Gramm Brot verzehrt werden, um auf 50 Gramm Kohlenhydrate zu kommen.

Das macht deutlich, dass diese Maßeinheit nicht wirklich vertrauenswürdig ist, um sie als Entscheidungsgrundlage für den eigenen Kohlenhydratkonsum in Betracht zu ziehen. Besser ist hierfür eine Weiterentwicklung des glykämischen Indexes: die glykämische Last (GL). Diese Maßzahl berücksichtigt den Anteil der Kohlenhydrate im tatsächlichen Verhältnis zur verzehrten Menge. Et voilà, nun hat die gekochte Möhre nur noch eine glykämische Last von 7,7. Auch hier wieder die entsprechenden Richtwerte:

GL < 10:	Unproblematisches Nahrungsmittel, keine Mengenbegrenzung
GL 10–20:	Graubereich, gewisse Zurückhaltung ratsam
GL > 20:	Hochproblematisches Nahrungsmittel, nur in geringen Mengen empfehlenswert

Nun ist aus der gekochten Möhre statt eines hochproblematischen Lebensmittels ein unproblematisches geworden. Wogegen bei einem Weißmehlbrötchen mit einem GL von 38 immer noch Vorsicht geboten ist. Nun macht das alles einen Sinn. Diese Kennzahl kann dabei helfen, die geeigneten kohlenhydrathaltigen Lebensmittel zu identifizieren und in den Speiseplan zu integrieren, ohne jedes Mal in ein Mittagstief zu stürzen.

Alle Lebensmittel mit einem GL unter 10 können bedenkenlos in den Alltag integriert werden, besonders wenn Konzentration und Fokus gefordert sind. Diejenigen zwischen 10 und 20 sollten bewusst und nur in kleineren Mengen konsumiert werden, wogegen alles über 20 als absolute Energiebombe gilt und gern in Muskelkraft umgesetzt wer-

den möchte, da es sonst auf jeden Fall müde machen wird. Menschen mit einem dauerhaft erhöhten Blutzucker sollten solche Lebensmittel jedoch weitestgehend meiden, um die Insulinrezeptoren nicht noch weiter zu überfordern und somit früher oder später an Diabetes zu erkranken.

Besonders für Ausdauersportler spielen Kohlenhydrate eine übergeordnete Rolle. Jeder, der sich schon mal überlegt hat, an einem Halb- oder gar Marathon teilzunehmen, hat sicher von den berühmten Pasta-Partys gehört, die am Abend vor dem Lauf stattfinden. Hier laden Ausdauerathleten nach einer trainingsintensiven Zeit ihre Kohlenhydratspeicher noch mal so richtig auf, um am nächsten Tag möglichst lange von ihnen zehren zu können.

Fette

Über Fette haben wir schon des Öfteren gesprochen. Auch auf die Gefahr hin, mich zu wiederholen, lege ich an dieser Stelle noch mal ein besonderes Augenmerk auf die Omega-3-Fettsäuren. Jetzt jedoch spezieller auf deren Mitglieder, die bedingt essenziellen Fettsäuren EPA und DHA, die besonders in maritimen Quellen wie Algen und Kaltwasserfischen reichlich zu finden sind. Durch den bereits erwähnten dauerhaft erhöhten Konsum der Omega-6-Fettsäuren in der westlichen Ernährung haben wir einen gesteigerten Bedarf an deren Gegenspielern. Wer in Meeresnähe lebt, hat hier einen deutlichen Vorteil. Anders sieht es da schon im Landesinneren aus. Da fällt es vielen deutlich schwerer, den erhöhten Bedarf zu decken. Hierbei können und sollten sogar Nahrungsergänzungsmittel unterstützend eingesetzt werden. Denn ein ausbalancierter Spiegel an diesen Fettsäuren steht in Verbindung mit einem gesunden Körper. Wichtig in diesem Zusammenhang ist zu verstehen, dass der Körper aus der essenziellen Fettsäure ALA die bedeutenden Omega-3-Fette EPA sowie DHA synthetisieren kann, jedoch nur bei einem ausgeglichenen Verhältnis des Omega-6- zum Omega-3-Haushalt. Dies liegt daran, dass das gleiche Enzym für die Umwandlung ebenfalls im Omega-6-Zyklus benötigt wird, und bevorzugt diesen auch noch. Ist das Enzym aufgebraucht, kann keine effektive Omega-3-Umwandlung gewährleistet werden, und wir müssen diese über die Nahrung zuführen oder supplementieren.

Meine zwei Favoriten:

1. Krill-Öl mit Astaxanthin (tierisch)

Dieses Öl wird aus einem antarktischen Krebstier gewonnen. Da es am Ende der Nahrungsmittelkette steht und sich nur von Plankton ernährt, liegt die Schadstoff- und Schwermetallbelastung weit unter der von Fischöl. Des Weiteren enthält Krill-Öl von Natur aus das Antioxidans Astaxanthin. Manchen Produkten wird dies zusätzlich beigesetzt, was die Verwertbarkeit nochmals verbessert.

2. Algen-Öl (vegan)

Dabei handelt es sich um eine tolle Alternative für Veganer und Vegetarier, jedoch auch für alle anderen. Es gibt auf dem Markt Algen-Öl, das ausschließlich DHA enthält. Produkte aus der Meeresmikroalge Schizochytrium sp. haben einen besonders hohen Wert an DHA- und EPA-Fettsäuren und schneiden damit im Vergleich zu vielen Krill-Öl-Produkten deutlich besser ab. Auch das Preis-Leistungs-Verhältnis stimmt, weshalb diese Präparatgruppe zu meinen persönlichen Top 10 bei den Nahrungsergänzungsmitteln zählt, und das ganz ohne Schwermetallbelastung.

Fett bietet dem Körper eine alternative Energiequelle, weshalb man damit genau so wählerisch sein sollte wie mit den Kohlenhydraten. Transfette, zu viel Omega-6-Fettsäuren und ranzige Fette können die Gesundheit negativ beeinflussen. Mein Appell richtet sich hier besonders an vegan lebende Leser. Viele Produkte, die frei von tierischen Fetten sind, beinhalten als Ersatz billige Trans- und Pflanzenfette. Besonders vegane Käsealternativen, Fast Food und vegane Aufstriche sind hiervon betroffen. Da eine vegane Ernährung auch nur sehr geringe Mengen an Omega-3-Fettsäuren liefert, ist hier ein besonderes Augenmerk auf eine gute Balance zu legen.

Als alternative Energiequelle sollten Fette einen festen Platz in einer ganzheitlichen Ernährung haben, insbesondere und vermehrt dann, wenn die Ernährung mit wenigen Kohlenhydraten angereichert ist oder gar keine Kohlenhydrate enthält. Auch wenn es lange propagiert wurde, ist eine an gesunden Fettsäuren reiche Ernährung nicht verantwortlich für die heutigen Gesundheitsdefizite. Vielmehr sind es die künstlich hergestellten Fettsäuren in Kombination mit schnell verfügbaren Kohlenhydraten, die krank machen. Entscheidet man sich für eine natürliche und bewusst ausbalancierte Ernährungsform, müssen Fette nicht gefürchtet werden, ganz im Gegenteil sogar: Sie verhelfen zu einem längeren und geistig aktiven Leben.

Proteine

Nachdem die Qualität der Ausgangsprodukte klar definiert ist und wir über gesunde Kohlenhydrate und die richtigen Fettquellen Bescheid wissen, darf der Rohstoff, aus dem die menschlichen Zellen großenteils bestehen, natürlich nicht fehlen. Proteine werden von Geburt an für das Wachstum

und die Entwicklung benötigt. Ist man ausgewachsen, erneuert sich der Körper ständig von selbst. Alte und defekte Zellen werden abgestoßen und neue, hoffentlich gesunde, wieder aufgebaut. Somit ist eine ausreichende Proteinzufuhr für ein gesundes und vitales Leben unumgänglich. (Mehr Informationen zur benötigten Menge an Protein siehe 1. Kapitel, mögliche Eiweißquellen und deren Qualität siehe das 4. Prinzip in diesem Kapitel.)

Für den menschlichen Körper können pflanzliches und tierisches Protein sowohl die richtige wie auch die falsche Entscheidung sein – je nachdem, zu welcher Qualität man greift, wie es verarbeitet wird und wie der Rohstoff individuell vertragen wird. Bei tierischen Proteinen sollte in jedem Fall berücksichtigt werden, dass sie bei einer schlechten Qualität mehr Antibiotika und Omega-6-Fettsäuren mitliefern, also den Körper mit zusätzlichen Giften belasten und den Organismus dabei behindern, gesunde und neue Zellen zu bilden. Ähnlich kann es sich bei einer falschen Verarbeitung von Hülsenfrüchten verhalten, wenn diese Antinährstoffe mitbringen und somit die Nährstoffaufnahme blockieren.

Besonders nach der Entwöhnungsphase ist es gut möglich, dass der Körper bei einer Wiedereinführung besonders sensibel auf Schadstoffe reagiert. Je sauberer er ist und je mehr Gehör man ihm schenkt, umso deutlicher wird er mit einem kommunizieren. Dieses Frühwarnsystem sollten wir dankbar annehmen, anstatt genervt darauf zu reagieren. Ein entwöhnter Körper stellt eine optimale Ausgangssituation dar, um herauszufinden, welche Proteine einen nähren und welche einem eher schaden.

Es gibt drei Grundsätze, die ich jedem zum Thema Eiweiß ans Herz lege:

1. Ist die Proteinversorgung ungenügend, muss diese ergänzt werden. Hier können ungesüßte und im Idealfall pflanzliche Proteinpulver (ausgenommen Soja) eine gut verträgliche Quelle darstellen – wenn auch nicht immer die leckerste.
2. Als Baustein der eigenen Zellen sollte nur die beste Qualität gerade gut genug sein.
3. Bekommt man nach dem Essen von Proteinen vermehrt Blähungen, sollte man ein für alle Male die Finger von dieser Quelle lassen, auch wenn es noch so gut schmeckt!

Die Kontroverse mit Soja

Soja enthält wesentlich mehr *Phytinsäure* als andere Hülsenfrüchte, die bei falscher Zubereitung die effektive Mineralienaufnahme blockiert.

Der hohe Anteil von *Lektinen* in Soja kann die Darmwand angreifen und somit zu Unverträglichkeiten und Entzündungen führen.

Soja wirkt als *Trypsinhemmer.* Dieses Enzym ist für die Eiweißverdauung unentbehrlich, weshalb Sojaprodukte zu einem Proteinmangel trotz deren Aufnahme führen können.

Eine Betrachtungsseite sieht die sogenannten *Isoflavone* als Gefahr, da sie dem menschlichen Hormon Östrogen ähneln und somit Hormonstörungen auslösen können. Wogegen neue Studien aufzeigen, dass insbesondere Brustkrebspatienten vom Sojakonsum profitieren, da das Östrogen aus Soja an die Östrogenrezeptoren der Krebszelle andocken und eine Vermehrung verhindern kann.

Eine extrem hohe Pestizidbelastung findet sich besonders in industriell hergestellten Sojaprodukten wie Sojaflocken, Sojamehl, Soja-Lecithin und Soja-Öl aus nicht Bioqualität.

Viele nichtbiologische Sojaprodukte weisen aufgrund der Verarbeitungsverfahren eine hohe Konzentration an Aluminium auf, das einen toxischen Effekt auf die Nieren hat und sich im Gehirn ablagert.

Soja bietet als fast einzige vegane Proteinquelle jedoch das vollständigste Aminosäurenprofil. Möchte man häufiger dazu greifen, empfiehlt es sich, ausnahmslos biologisch angebautes Soja zu konsumieren und die weitaus verträglicheren fermentierten Sojaprodukte wie Tempeh, Miso und Natto vor minderwertigeren Produkten wie Soja-Joghurt, -Milch und Tofu zu bevorzugen.

6. Prinzip: Ein gesunder Stoffwechsel ist die Basis für Anpassungsfähigkeit

In unserer Welt regiert das Prinzip der Dualität. Die beiden Pole, warm und kalt, gut und böse, Tag und Nacht, Ja und Nein gehören untrennbar zusammen. Ohne das eine würde das andere nicht existieren. Stellt man sich eine Welt ohne die Nacht vor, wird einem sehr schnell bewusst, dass viele Prozesse in der Natur nicht mehr funktionieren würden. Der Mensch, die Natur und somit die Welt benötigen die Wechselwirkung aus Dunkelheit und Tageslicht. Laut einigen Ärzten aus dem Bereich der funktionalen Medizin kann man den Gesundheitsgrad eines Menschen an seiner Anpassungsfähigkeit, seiner sogenannten metabolischen Flexibilität, ablesen. Ist diese Flexibilität gestört, spricht der Fachmann von einem kranken Stoffwechsel. Dies hat zur Folge, dass die körpereigenen Aufräumprozesse (Autophagie) nicht mehr ausreichend funktionieren und immer mehr krankhafte und inaktive Zellen im Körper verweilen. Auch sind Autoimmunerkrankungen oder eine Unfrucht-

barkeit klare Signale einer geschwächten metabolischen Flexibilität. Erst diese Anpassungsfähigkeit ermöglicht es, extremer körperlicher Anstrengung und darauf folgender Ruhe standzuhalten oder heiße Sommer und kalte Winter sowie Zeiten von Lebensmittelknappheit zu überleben. All dies bedarf automatischer Regularien im Körper, welche die körpereigenen Prozesse ausbalancieren, die Wärme- und Kälteproduktion steuern, die Vitaminaufnahme regulieren, den Stoffwechsel drosseln oder auf Hochtouren laufen lassen und unterschiedliche Energiequellen aus dem Blutkreislauf nutzen. Der menschliche Körper ist wie eine sehr feine Schaltzentrale, denn nur leichte Abweichungen, zum Beispiel im pH-Wert des Blutes, können gravierende Folgen haben.

Lange habe ich mir darüber ehrlich gesagt keine Gedanken gemacht, dass dieser Stoffwechsel nicht nur für die Traumfigur verantwortlich ist, sondern gleichzeitig ein Garant für die eigene Gesundheit darstellt. Erst mit dem Kennenlernen der zwei Energiestoffwechsel-Prinzipien im Körper habe ich genauer hingeschaut und meine ersten Erfahrungen mit meiner damals nicht mehr vorhandenen Dualität gemacht.

Schon als Jugendliche habe ich unter saunaähnlichen Umständen gelebt. Mein Bett stand neben der Heizung, die selbstverständlich voll aufgedreht war, und die dicke Winterdecke zog ich mir bis unter die Nase. Meine Mutter meinte, das hätte ich von meinem Vater, der sich sogar beim Sonnenbaden am See gern mal zudeckte, da es ihn in der prallen Sonne fröstelte. Doch je älter ich wurde, um so weniger konnte ich extreme Hitze ertragen, ganz zu schweigen von Kälte. Meine Wohlfühltemperatur lag ziemlich genau zwischen 25,5 und 27 Grad, am liebsten mit leichtem Wind und ohne direkte Sonneneinstrahlung. Alles andere löste unvermittelt ein Gefühl der Beklemmung in mir aus. In der Dusche sah es dann schon anders aus – mein Mann hält mir

heute noch vor, dass ich ihn einmal fast mutwillig verbrannt hätte, als er das erste Mal leichtsinnig zu mir in die Dusche kam. Ich genoss währenddessen die angenehmen 45 Grad – laut seiner Einschätzung –, die auf mich niederprasselten. Ich glaube ja, es waren maximal 40 Grad, er beharrt jedoch weiterhin auf fünf Grad mehr. Seine Haut zeigte tatsächlich verbrennungsähnliche Merkmale, während ich noch weitere 30 Minuten entspannt die Wärme genoss. Kaum hatte ich die Dusche verlassen, überkamen mich schüttelfrostähnliche Schauer. Kalte Füße und kalte Hände waren damals bei mir Standard, und eines meiner Markenzeichen war eine Mütze von September bis Juni. Kurz gesagt, ich war eine Frostbeule.

Irgendwann realisierte ich, dass dies nicht normal sein konnte. Auch meine Heißhungerattacken bereiteten mir mehr und mehr Unbehagen. Darüber hinaus nervte mich eine gnadenlose Schlappheit im Sommer, wenn das Thermometer über 30 Grad kletterte. Mein Körper war absolut nicht mehr anpassungsfähig. Dies wäre in der freien Natur gleichbedeutend mit »nicht überlebensfähig« und auf jeden Fall nicht geeignet für die Fortpflanzung. Meine Kondition war so mickrig wie meine Muskelkraft. Es war Zeit, etwas zu ändern. Ich begann, meine Essenspausen bewusst zu setzen und damit meine Ernährung an die unterschiedlichen Stoffwechselprozesse (Fett- und Zuckerstoffwechsel) anzupassen. Den größten Erfolg erlangte ich bei der Anpassungsfähigkeit an die Kälte, auch Thermogenese genannt. Es fühlte sich anfangs ziemlich lächerlich an, als ich es das erste Mal schaffte, fünf Sekunden unter der kalten Dusche zu verweilen. Also unterstützte ich diesen Prozess mit einer speziellen Atemtechnik (dazu mehr bei den Wohlfühlhelfern im 5. Kapitel) und tastete mich in kleinen Schritten an die Kälte heran. Etwa sechs Monate später beschlossen mein Mann und ich im kalten Berliner Winter, das warme Wasser abzustellen, um gar nicht erst in Versuchung zu geraten. Heute, gut zwei

Jahre nach der Umstellung, bin ich stolz darauf, bereits im Mai schwimmen gehen zu können, jeden Morgen kalt zu duschen, keine kalten Hände mehr zu haben und nicht die Erste zu sein, die sich in dicke Klamotten wickelt, wenn es mal etwas frischer wird. Ich habe mir einen Teil meiner Flexibilität zurückerkämpft. Übrigens fällt es mir jetzt auch viel leichter, auf Essen zu verzichten und zwischen dem Fett- und Kohlenhydratstoffwechsel hin- und herzuspringen. Entgegen der Vorhersage einiger Frauenärzte bin ich sogar schwanger geworden. Die Natur hat mich zurück.

Als metabolische Flexibilität im Speziellen bezeichnet man eine optimale Ausnutzung des Kohlenhydrat- und Fettstoffwechsels, wenn der Körper selbstständig und je nach Bedarf beide Energiesysteme nutzen kann. Wie bereits geschildert, kann der Körper, evolutionär bedingt, sehr effektiv Energie aus Kohlenhydraten gewinnen. Dies ist der Grund, warum der Fettstoffwechsel in der Regel mehr Unterstützung benötigt, um aktiviert zu werden. Mittels längerer Essenspausen oder durch einen längeren Abstand zwischen kohlenhydrathaltigen Mahlzeiten fällt der Insulinspiegel ab. Dies bereitet die Basis, wie bereits im 1. Kapitel erläutert, für die Entleerung der Glykogenspeicher in Muskulatur und Leber, um Energie in Form von Zucker verfügbar zu machen. Sind diese Speicher ebenfalls geleert, steigt der Körper um auf den sogenannten Fettstoffwechsel.

Das intermittierende Fasten stellt eine Form solcher Essenspausen dar. So können zum Beispiel zwei- bis dreimal die Woche, oder auch öfter, wenn es gerade passt, das Abendessen oder Frühstück ausfallen, sodass 16 Stunden ohne Nahrungsaufnahme überbrückt werden müssen. In dieser Zeit wird die Autophagie (der Selbstreinigungsprozess) gestartet, um aus Amino- und Fettsäuren Energie und Proteine zu generieren. Alte, nicht effektiv arbeitende Zellen sowie Fettzellen werden hier bevorzugt verwendet. Somit

entsteht Platz für neues Zellmaterial, fehlerhafte Zellen werden aus dem Verkehr gezogen, und die Mülldeponie »Fett« ist ebenfalls am Schmelzen.

Für viele Menschen stellen längere Essenspausen zu Beginn eine scheinbar unüberwindbare Herausforderung dar. Es ist aber auch möglich, die zeitlichen Abstände zwischen kohlenhydrathaltigen Mahlzeiten auszudehnen. Dies bedeutet, dass die Mahlzeiten dazwischen aus Proteinen (Fleisch, Fisch, Ei, Hülsenfrüchte), Ballaststoffen (grünes Gemüse) und Fett (Nüsse, Saaten, Öle) bestehen. Kohlenhydrate aus Getreide, Pseudogetreide, Wurzelgemüse, Obst sowie zuckerhaltige Lebensmittel werden dagegen maximal einmal pro Tag oder alle zwei Tage in einer Mahlzeit integriert. Je länger der Zeitraum zwischen kohlenhydrathaltigen Mahlzeiten ist, umso eher stellt sich der Körper auf eine effektive Verbrennung von Fett ein. Hier geht es nicht darum, etwas zu erzwingen, sondern Kohlenhydrate, anders als in unserer westlichen Ernährungsweise, maßvoll und bewusst zu genießen. Ratsam ist es, spätestens nach zwei Tagen eine geringe Menge an Kohlenhydraten wieder zu konsumieren, um zu Beginn keine Extreme im Körper auszulösen, sondern eine Balance zwischen einer erhöhten und reduzierten Energiezufuhr von Kohlenhydraten herzustellen. Alles andere reguliert der Körper von alleine. Anders verhält es sich bei Diabetes Typ 2 oder einer bereits entwickelten Insulinresistenz. Dazu mehr im 4. Kapitel.

Hier ein Beispiel für eine 24-stündige Kohlenhydratabstinenz bei einer Mischkost.

Abendessen:
18 Uhr
Kartoffeln mit Quark und Ei (Kohlenhydrate, Proteine und Fette)

Frühstück:

8:00 Uhr (14 Stunden nach dem letzten kohlenhydrathaltigen Essen)

Omelett mit grünem Gemüse und eine Tasse Tee oder Kaffee (Proteine, Fette und Ballaststoffe)

Mittagessen:

13:00 Uhr (19 Stunden nach dem letzten kohlenhydrathaltigen Essen)

Gebratener Fisch oder Fleisch mit Brokkoli-Blumenkohl-Gemüse (Proteine, Fette und Ballaststoffe)

Abendessen:

18:00 Uhr (24 Stunden nach dem letzten kohlenhydrathaltigen Essen)

Nudeln mit Tomatensauce und Parmesan (Kohlenhydrate und Proteine)

In diesem Beispiel bekommt der Körper erst nach 24 Stunden wieder eine kohlenhydrathaltige Mahlzeit zu essen. In der Zwischenzeit werden Proteine zugeführt, um die Zellregeneration anzuregen, und hochwertige Fette, um das alternative Energiesystem, den Fettstoffwechsel, zu unterstützen. Je öfter und je länger diese sehr stark kohlenhydratreduzierten Phasen in das Leben integriert werden, umso effektiver wird der Körper im Fettstoffwechsel funktionieren. Nach einer Umstellungsphase von ein bis drei Monaten ist in der Regel kein Energieabfall mehr zu spüren, unabhängig davon, ob der Kohlenhydratstoffwechsel oder der Fettstoffwechsel aktiv ist. Das ist das Zeichen dafür, dass die metabolische Flexibilität wiederhergestellt wurde. Nach diesem Zeitraum gehören Heißhungerattacken auf stark zuckerhaltige Lebensmittel sehr oft der Vergangenheit an, und längere Essenspausen stellen oft keine Herausforderung mehr dar, denn der Körper weiß ja nun, wo er seine Energie herbekommt.

7. Prinzip: Verleihe deinem Essen und somit deinem Leben mehr Farbe

Ich liebe dieses Prinzip. Als Köchin bereitet es mir unendliche Freude, einen Teller so farbenfroh wie nur möglich zu gestalten. Da trifft es schon manchmal mein Öko-Herz, wenn Menschen, für die ich koche, eine unbewusste oder doch sogar sehr bewusste Abneigung gegen die Farbe Grün haben. Wogegen sie sich zu grauem Essen hingezogen fühlen. Oft sind es jedoch genau ihre Körper, die das Grün am nötigsten hätten.

Unser Unterbewusstsein weiß genau, welche Farbe der Lebensmittel welche Reaktion im Körper auslöst. So ist es verständlich, dass die Farbe Grün bei Menschen, die viele Gifte in sich tragen, eine Abneigung hervorrufen kann. Denn grüne Lebensmittel wie etwa Kräuter und Salate wirken giftlösend und können somit vom Unterbewusstsein als gefährlich eingestuft werden.

Es kann aber auch genau andersherum laufen, sodass man plötzlich einen unerwarteten Heißhunger auf ein spezielles Lebensmittel entwickelt. Ich habe so ein besonderes Rote-Bete-Erlebnis hinter mir. Gerade frischgebackene Veganerin, war ich in einem der schönsten Plantbased-Restaurants in München verabredet. Dort wäre ich aber wohl niemals angekommen, wenn da nicht dieser Supermarkt auf dem Weg gewesen wäre, in dem ich mir fast schon hypnotisch ein Glas Rote Bete kaufte. Dazu muss ich sagen, dass ich eigentlich eine ausgeprägte Abneigung gegenüber dieser roten Knolle hatte. Rote Bete an sich war für mich schon in rohem Zustand fast nicht zu ertragen, gar nicht zu sprechen von der gekochten Form. Zum damaligen Zeitpunkt war die seltsam unwiderstehliche Lust auf eingelegte Rote Bete jedoch unleugbar da. Kaum aus dem Laden raus,

hatte ich das Glas auch schon verputzt, wohlgemerkt mit den Fingern.

Rückblickend weiß ich heute, dass meine Eisenwerte zu jener Zeit im Keller waren und mir mein Körper ganz klar signalisierte, was er brauchte. In diesem Fall das Rot aus der Knolle. Übrigens stehe ich seither total drauf – und meine Eisenwerte sind einwandfrei, selbst ohne Fleisch und Nahrungsergänzung.

Bunt, bunt ist das Leben. »Eat the rainbow«, heißt es so schön. Je mehr unterschiedliche Farben des Regenbogens sich auf dem Teller befinden, umso mehr unterschiedliche Vitamine, Spurenelemente und Nährstoffe nimmt man automatisch auf. Ist man befreit von der Zucker- und Glutensucht, werden ganz schnell Gelüste aufkommen, die so schon lange nicht mehr wahrgenommen wurden. So kann zum Beispiel bei Frauen während der Periode besondere Lust auf rotes Gemüse und Obst aufkommen. Diese Nahrungsmittel enthalten oft viel Eisen, was besonders in der Zeit der Blutung benötigt wird.

Die einfachste Methode für den Anfang ist, den Teller immer so farbenfroh wie nur möglich zu gestalten. Und wenn dies auch nur bedeutet, noch eine Tomate aufzuschneiden für ein knalliges Rot oder etwas frische Kräuter für ein schönes Grün dazuzugeben. Schon bald wird es einem negativ auffallen, wenn der Kellner einen Teller mit Fleisch, Sauce und Kartoffeln in einer tristen braun-weißen Combo serviert. Essen macht mit Farben viel mehr Freude, nicht nur, weil das Auge bekannterweise mitisst.

***

7 einfache Prinzipien, die die Essgewohnheiten gravierend verändern können. Ich hoffe, ich habe es geschafft, meinen persönlichen Funken an Inspiration bei jedem einzelnen dieser Prinzipien auf dich überspringen zu lassen. Das eine

oder andere Prinzip mag vielleicht einfach klingen oder für manchen bereits als selbstverständlich gelten – was ja wundervoll wäre. Dann wird es dir noch leichter fallen, möglichst viele dieser Grundsätze in das eigene Leben zu integrieren. Sind für dich jedoch all diese Grundsätze ungewohntes Terrain, dann such dir ein oder zwei Lieblingsprinzipien raus und setz diese als erste um. Sind sie dir dann in Fleisch und Blut übergegangen, integriere zwei weitere für dich. So kannst du ganz in deinem eigenen Tempo eine Veränderung in deinem Essensalltag herbeiführen.

Auch sind alle sieben Punkte mit jeder grundlegenden Ernährungsphilosophie (Paleo, vegetarisch, vegan, Vollkorn, LowCarb) kombinierbar. Denn es kann besonders in einer Umstellungsphase hilfreich sein, eine bewusste Lebensmittelentscheidung zu treffen, um zurück zur eigenen Intuition zu kommen.

Für mich war es früher immer ganz schlimm, wenn mir Menschen weismachen wollten, dass ich *einfach* auf meine Intuition hören solle, weil sich dann alles von ganz allein regele. Ich kann aus eigener Erfahrung sagen, das Wort »einfach« hat da gar nichts zu suchen. Ist man erst mal an einem Punkt angelangt, an dem der Körper wieder Klartext mit einem redet, versteht man auch, was er einem zu sagen hat. In meinem Fall aber sprachen mein Körper und ich lange nicht dieselbe Sprache. Wir haben Zeit gebraucht, um uns wieder anzunähern.

Mir hat es persönlich sehr geholfen, meine aktuelle Lebenslage klar zu identifizieren und zuallererst eine Kopfentscheidung bezüglich meines Essens zu treffen, bis mein Bauch in der Lage war, wieder mitzureden. So entschied ich bewusst, welche Lebensmittel in meinem Kühl-, Vorrats- und Gefrierschrank zu finden sein sollten, und stellte

basierend darauf intuitiv meine Mahlzeiten zusammen. War ich in einem Restaurant verabredet, wählte ich immer eins aus, von dem ich wusste, dass ich dort etwas Geeignetes für meine bewusste Ernährungsform finden würde. Dann erst, viel später, habe ich nach und nach mit meinem Bauch zu entscheiden gelernt.

Für dich kann es bedeuten, neben den 7 Prinzipien auch eine Ernährungsgrundlage wie zum Beispiel die LowCarb-Ernährung zu wählen, welche dir zu Beginn als Wegweiser dienen kann. Je mehr du, beispielsweise mithilfe des Tagebuchs, über deinen Körper herausfindest, umso mehr wird sich diese Basis-Ernährungsform verändern und schließlich zu deiner eigenen werden. Ganz getreu dem Motto »Was interessiert mich mein Geschwätz von gestern« können so alte Glaubenssätze über Bord geworfen und neue Verträglichkeiten bewusst wahrgenommen werden. Probier es aus – und sei gespannt, was dir dein Körper berichtet.

Neben dem präventiven Handeln habe ich auf den vergangenen Seiten auch mehrmals darüber gesprochen, dass bestimmte Lebenssituationen spezifische Antworten erfordern. Im nächsten Kapitel möchte ich mich einigen dieser speziellen Lebenslagen widmen. Im Falle von Krankheiten dürfen meine Empfehlungen keineswegs als medizinische Ratschläge missverstanden werden. Vielmehr sollen sie als Anregung dienen, weiterzuforschen und neue Ansätze mit den behandelnden Ärzten zu besprechen.

Tipps für Wissenshungrige

DVD

- Florian Sauer: *Natürliche Leber- und Gallenblasenreinigung nach Florian Sauer – So verbessern Sie Ihre Leberwerte und entgiften Ihren Körper.* Berlin 2016

Rezepte und Produktempfehlungen

- Plötz Blog – Alte Brotbackkunst wieder alltagstauglich www.ploetzblog.de/
- Anbieter für Urgetreide Urkorn Shop – https://www.shop.urkorn.org/
- Frisch gepresste Öle Ölfreund – https://oelfreund.de/

Verschiedenes

Interessante Zahlen

- Heinrich-Böll-Stiftung (Hg.): *Fleischatlas 2018. Daten und Fakten über Tiere als Nahrungsmittel.* Berlin 2018; Download: https://www.boell.de/de/2018/01/10/fleischatlas-2018-rezepte-fuer-eine-bessere-tierhaltung [22.05.2020]

Compassion in World Farming

- Report *Käfighaltung beenden* von Compassion in World Farming, 2018
- www.ciwf.com; Download: https://www.ots.at/a/OBS_ 20190218_OBS0003 [22.05.2020]

Quellen

- Reinhild Benning: *Germanwatch-Analyse von Hähnchenfleisch auf antibiotikaresistente Erreger* in: Germanwatch e.V., Berlin, Bonn 16. Apr. 2019; https://www.germanwatch.org/ sites/germanwatch.org/files/Germanwatch-Analyse%20

von%20Hähnchenfleisch%20auf%20antibiotikaresisten-
te%20Erreger.pdf [22.05.2020]

- Marktplatz Ernährung: Schimmel bei Walnüssen, in: Verbraucherzentrale Bayern v. 16.7.2014; https://projekte.mei-
ne-verbraucherzentrale.de/DE-BY/schimmel-bei-walnu-
essen [22.05.2020]

4. Kapitel

Lebenshungrig in jeder Alltagslage

*Wer immer tut, was er schon kann, bleibt immer
das, was er schon ist.*

Henry Ford

E s gibt Situationen im Alltag, da fällt es einem irgendwie
besonders schwer, auf die inneren Bedürfnisse zu hören,
obwohl man intuitiv genau weiß, dass es gerade jetzt ange-
bracht wäre. Natürlich ist jeder von uns mit den unterschiedlichsten Herausforderungen auf der persönlichen Reise zur
eigenen Ernährung konfrontiert. In diesem Kapitel geht es
speziell um jene Lebenslagen, denen sich erfahrungsgemäß
viele Menschen in ihrem Alltag stellen müssen und die einen
manchmal ratlos machen können.

Es ist zum Beispiel kein Einzelfall, dass Menschen, nachdem sie ihre optimale Ernährungsweise gefunden haben,
endlich wieder Kraft und Motivation verspüren, sich körperlich zu betätigen. Mit dem erhöhten Leistungspensum verändern sich jedoch der Appetit und das Essverhalten. Durch
die neue Ernährungsweise, in der ein erhöhtes körperliches
Pensum zunächst nicht vorgesehen war, werden die nun
gesteigerten Bedürfnisse des Körpers nicht mehr befriedigt.
Das Resultat sind Heißhungerattacken, die oft nach alten
Mustern befriedigt werden. Ein gutes Beispiel dafür sind

Hochleistungssportler, die sich während einer Krankheit wie in der Trainingsphase ernähren und sich dann nach der Genesung erst mal mit überflüssigen Pfunden plagen.

Die Koordinaten variieren ständig. Es ist daher wichtig, in der eigenen Ernährung flexibel zu bleiben. So wird eine für das sonnige Umfeld auf Bali perfekte Rohkost für das kalte Deutschland einfach nicht geeignet sein. Schade, aber eben auch Realität.

Der folgende Teil des Buches soll ermutigen, Neues auszuprobieren. Denn Leben bedeutet Veränderung, und jede Veränderung sollte in ihren Konsequenzen bedacht werden. Ein veränderter Lebenswandel oder eine Krankheit beispielsweise haben immer Auswirkungen auf den Nährstoffbedarf. Es gibt sie auch hier nicht, die eine »richtige« Ernährung.

Beginnen wir mit einer Alltagssituation, die wohl jeder auf die eine oder andere Weise schon erlebt hat und wahrscheinlich wieder erleben wird. Man ist zu einer Feier oder einem schicken Abendessen eingeladen und muss sich zwangsläufig die Frage stellen: Wie halte ich es mit dem Alkohol? Das ist sicher kein existenzielles Problem. Entweder man grenzt sich als Nicht-Alkoholtrinker offen von den anderen ab, was mittlerweile in der Regel ja auch allgemein akzeptiert wird, vielleicht bleibt man gewissen Feiern auch bewusst fern, oder aber man stellt seine Vorsätze hin und wieder zurück, genießt den Moment und schaut dann auch schon mal etwas zu tief ins Glas.

Alkohol und der Kater am nächsten Morgen

Ein bewusster Umgang mit Alkohol ist für die Erhaltung der körperlichen und geistigen Gesundheit essenziell. Nun leben wir allerdings in einer Zeit, in der Alkohol fast überall dabei ist: auf den Geburtstagsfeiern in der Clique sowieso, aber auch beim Sommerfest der Firma oder beim Kundenmeeting im Restaurant. Die wichtigen Entscheidungen sind getroffen, es folgen lockere Gespräche, und das Glas Rotwein füllt sich wie von Geisterhand immer wieder auf. Wundervoll, wenn nicht gerade Dienstag wäre und morgen ein Tag voller Aktivitäten bevorstünde. Natürlich wäre Verzicht die wirksamste Form, einem Kater vorzubeugen, es gibt aber auch den einen oder anderen SOS-Trick, wenn der zweite Drink dann doch noch besser schmeckt als der erste.

Wenn du also das nächste Mal vor dem Dilemma Party versus Leistungsfähigkeit stehst und dich für die Party entscheidest, helfen dir die folgenden Tipps dabei, möglichst unversehrt den nächsten Tag zu bestreiten. Ein Garant für einen katerfreien Tag sind auch diese Biohacks nicht, und eines ist mal sicher: Das eigene Befinden am nächsten Tag ist nicht gleichzusetzen mit der Klarheit, die man hat, wenn am Abend zu Wasser gegriffen wurde. Das ist der Preis, der dafür zu zahlen ist. Er ist es dir heute wert? Dann Cheers!

Tipp Nr. 1: Greif zum richtigen Alkohol. Qualität ist Trumpf!

Oft wird davon ausgegangen, dass harter Alkohol schädlicher ist als Bier und Wein. Grundsätzlich gilt jedoch: Je reiner der Alkohol, je öfter er also destilliert wurde, umso weniger Giftstoffe sind in ihm noch enthalten. Wodka, Gin, Whisky oder Rum in hoher Qualität, pur und mit oder ohne Eis ge-

nossen, können bei maßvollem Konsum einen katerfreien Morgen bedeuten. Wird jedoch zu billigem Fusel gegriffen, oder werden Spirituosen als Mischgetränk mit Zuckerwasser verdünnt, sieht es wieder anders aus. Denn bei Longdrinks stellt neben dem Alkohol eben auch der hohe Zuckeranteil eine Belastung dar, die von der Leber verarbeitet werden muss. Schon mal Wodka Soda probiert?

Auch alles andere, besonders aber Weine und Biere, sollte natürlich in Maßen genossen werden, wenn der Kater am nächsten Tag, der nichts anderes als eine schmerzhafte Vergiftungserscheinung ist, vermieden werden soll. Denn nach Wein gilt Bier als *der* Alkohol mit den meisten Schadstoffen und als Garant für einen Kater am nächsten Morgen.

Tipp Nr. 2: Ein Glas Wasser, ein Glas Alkohol, ein Glas Wasser, ein Glas Alkohol …

Bevor der Körper die Giftstoffe aus dem Alkohol abtransportieren kann, müssen diese mit Wasser verdünnt werden. Das Wasser kommt entweder aus dem eigenen Gewebe, oder aber man führt es ihm zu. Trinkt man zu jedem Glas Alkohol ein Glas Wasser, wird der Körper dabei unterstützt, die Giftstoffe aus dem Alkohol besser abzutransportieren. Wird auf Wasser verzichtet, dürfte der Kater aufgrund von Dehydrierung am nächsten Tag deutlich schlimmer ausfallen.

Tipp Nr. 3: Vitamin C – ein wahrer Jungbrunnen

Durch Alkoholkonsum steigt der oxidative Stress im Körper. Die Zugabe von 500 bis 1000 Milligramm Vitamin C zu jedem Glas Alkohol kann diesen verringern – und damit übrigens auch verhindern, dass man am nächsten Morgen zehn Jahre älter aussieht. Denn Vitamin C trägt dazu bei, die Umwandlung von Alkohol in Aldehyd zu blockieren, was den Meta-

boliten darstellt, der am meisten einen Kater, aber auch sehr schnelles Altern, Falten und noch einiges mehr verursacht.

Tipp Nr. 4: Raus damit – Aktivkohle hilft dabei

Aktivkohle kann den Körper zwar nicht dabei unterstützen, Alkohol besser zu verarbeiten. Greift man jedoch mal zu qualitativ schlechteren Produkten, hilft Aktivkohle, deren Giftstoffe zu binden und rasch aus dem Körper zu transportieren. Aktivkohle ist in Form von Kohletabletten aus der Apotheke bekannt. Nebenwirkung: Es werden auch Vitamine und Mineralien gebunden. Daher sollten Vitamin C aus Tipp Nr. 3 und Magnesium aus Tipp Nr. 5 zeitlich mindestens eine Stunde versetzt eingenommen werden.

Übrigens: Bei akuten, durch die Nahrung ausgelösten Vergiftungserscheinungen können Kohletabletten und Aktivkohle Wunder verrichten.

Tipp Nr. 5: Magnesium vor dem Schlafengehen

Da übermäßiger Alkoholkonsum die Nierentätigkeit ankurbelt und einen alle zwei Minuten auf die Toilette rennen lässt – Oktoberfesterfahrung –, erleidet der Körper einen Mineralstoffmangel. Durch einen Magnesiummangel können zum Beispiel Kopfschmerzen entstehen. Dem kann ein Magnesium-Supplement entgegenwirken, das vor dem Zubettgehen eingenommen wird. Damit lassen sich mögliche Katersymptome am nächsten Morgen lindern oder gar vermeiden.

Tipp Nr. 6: Einfach mal alles verschlafen

Der Körper benötigt Zeit und Ruhe, um die Vergiftung zu verarbeiten. Nicht der Letzte zu sein, der die Party verlässt,

und somit etwas mehr Zeit für die Entgiftung zu haben, kann schon einen großen Unterschied ausmachen. Nach der Traditionellen Chinesischen Medizin verrichtet die Leber zwischen 1 und 3 Uhr nachts ihre Arbeit am effektivsten. Liegt man zu dieser Uhrzeit schon im Bett, lassen sich ein paar Symptome gekonnt verschlafen! Wir wissen doch alle: »Nothing good happens after 2 o'clock in the morning.«

Alterung

Bereits mit dreißig werden die ersten Veränderungen am Körper wahrgenommen. Als würde man eine magische Grenze überschreiten. Die Haut wirkt plötzlich faltig und schlaff, wir brauchen mehr Schlaf, und eine durchzechte Nacht stecken wir nicht mehr so ohne Weiteres weg. Zunächst nimmt man das vielleicht noch mit Humor. Wenn dann jedoch der 50. gefeiert wird, die ersten Gelenkbeschwerden, Gedächtnislücken und Antriebslosigkeit dazukommen, werden aus lästigen Begleiterscheinungen besorgniserregende Anzeichen der Vergänglichkeit. Aber warum altern manche Menschen schneller als andere?

Während meiner Ausbildung zur Ernährungsberaterin für Sportler wurde der Energiestoffwechsel 100.000 Male durchgenommen: wie die Zellen aus Zucker und Fetten Energie in Form von ATP bereitstellen, damit diese möglichst effizient für sportliche Höchstleistungen genutzt wird. Im Grunde ging es immer nur darum, die richtige Nahrung zusammenzustellen, um eine schnelle Verstoffwechselung von ATP in der Muskulatur zu gewährleisten. Das spielt aber nicht nur für Sportler eine Rolle.

Um genau zu sein, generieren nicht »die Zellen« das ATP, sondern die Mitochondrien, die bekannten Kraftwerke des Körpers. Versteckt in den Zellen produzieren die Orga-

nellen Tag und Nacht Energie aus Nährstoffen, die über die Nahrung aufgenommen oder aus den eigenen Ressourcen verwertet werden. Sie befinden sich in allen Zellen des Körpers und in besonders hoher Dichte im Gehirn, im Herzen und in der Muskulatur. Mit dem Alter nimmt die Zahl der Mitochondrien ebenso wie ihre Leistungsfähigkeit kontinuierlich ab. Das reduziert das Energielevel insgesamt und führt zu Abbauprozessen, die man umgangssprachlich »altersbedingt« nennt.

Aber zurück zu der Frage, warum diese Degeneration bei manchen Menschen schneller verläuft als bei anderen. Eine der Hauptursachen ist oxidativer Stress. Durch Rauchen, Alkohol- oder Drogenkonsum, Stress, exzessiven Sport, Schlafmangel, hohen Zuckerkonsum und Umweltbelastungen werden sogenannte freie Radikale freigesetzt, die Schädigungen innerhalb der Zellen bewirken. Wird eine Vielzahl solcher Radikale gebildet, spricht man von oxidativem Stress. Erhöhter oxidativer Stress lässt die Mitochondrien ineffizienter arbeiten. Das hat zur Folge, dass diese bevorzugt Zucker zur ATP-Herstellung heranziehen, dadurch aber den oxidativen Stress weiter erhöhen. Müdigkeit, Heißhungerattacken, Antriebslosigkeit und dadurch bedingter Bewegungsmangel sind Symptome dieser ineffizienten Energiebereitstellung. Eine Abwärtsspirale, die über kurz oder lang zum Absterben der Mitochondrien führt. Wir altern.

Was in jungen Jahren für selbstverständlich gehalten wird, bedarf im Alter mehr und mehr Aufmerksamkeit: die unerschöpfliche Energie. Zum Glück kann man etwas für die Gesundheit und Leistungsfähigkeit der Mitochondrien tun. Auch wenn es paradox klingen mag: Obwohl alltäglicher Stress den Mitochondrien zusetzt, kann ein kurzfristig und gezielt ausgelöster Stress ihre Neubildung anregen. Wir kennen den Mechanismus aus dem Kraftaufbautraining. Wird ein Muskel leicht überstimuliert, werden in der Re-

generation neue Muskelfasern gebildet, um im nächsten Training der Belastung standhalten zu können. So wachsen Muskeln, und genau so ist es auch mit den Mitochondrien. Use it or lose it.

Bei anhaltendem Stress, zum Beispiel bei Leistungsdruck in der Schule oder am Arbeitsplatz, gibt es die sogenannte Regenerationsphase nicht. Auch zu Hause plagen einen Versagensängste. Dem Organismus bleibt keine Zeit, sich zu erholen und auf neue Belastungen vorzubereiten. Im Sport spricht man in solchen Fällen von einem Übertraining, das zu Ermüdungsbrüchen und Leistungseinbußen führen kann. In der Arbeitswelt nennt man solche Überbeanspruchung dann Burn-out.

Für die Stimulierung und Regeneration von Mitochondrien wird kurzfristiger Stress benötigt. Dieser ist ausnahmslos nur dann möglich, wenn kein chronischer Stress vorhanden ist. Dieser kurzfristige Reiz kann durch folgende Maßnahmen hervorgerufen werden.

Sport, Krafttraining, insbesondere kurze HIIT-Einheiten (High Intensity Interval Training)

Wie schon erwähnt, ist hohe körperliche Anstrengung die bekannteste Methode, um Mitochondrien zu stimulieren. Dies ist der schlichte Grund dafür, dass Sportler über mehr Energie verfügen als der Bewegungsmuffel. Durch körperliche Belastung, kombiniert mit bewusst geplanten Ruhephasen, werden die mitochondrialen Strukturen stimuliert und damit das Energielevel erhöht. Am ehesten wird dies durch ein kurzes und intensives Training, wie es beim High Intensity Interval Training der Fall ist, angestoßen. Die Übungen dauern meist nur 15 bis 20 Minuten, fordern dem Sportler aber aufgrund der hohen Intensität einiges ab – ähnlich wie in der Steinzeit die berühmte Flucht vor dem Säbelzahntiger:

kurze, aber intensive Belastung. Also kurze und knackige Einheiten im Gym bevorzugen, anstatt stundenlang Gewichte zu stemmen. Das Schöne daran: Die gewonnene Zeit dient der Regeneration und somit der Mitochondrienbildung, allein durchs Nichtstun.

 Essenspausen oder auch Intervall-Fasten

Neben kurzer, extremer körperlicher Anstrengung versetzen auch Essenspausen den Körper in einen Stresszustand. Eine kurzfristige Nahrungsknappheit veranlasst den Körper, seine eigenen Reserven anzuzapfen und besonders effektiv zu nutzen. Dabei werden ineffizient arbeitende Mitochondrien in den Zelltod gestürzt und die daraus generierte Energie für die Bildung neuer und gesunder Mitochondrien investiert. Die Phase der darauf folgenden Nahrungsaufnahme wird zur Regeneration genutzt. Die aufgenommene Energie füllt die Nährstoffspeicher wieder auf, um für neue Zeiten des Mangels gerüstet zu sein.

Viele Gesundheitsfans tasten sich heutzutage an unterschiedliche Konzepte des Intervall-Fastens heran. 16/8 (16 Stunden fasten / 8 Stunden Nahrungsaufnahme) und 5/2 (5 Tage normal essen / 2 Tage fasten) sind zwei der gängigsten Ansätze. Mehr zum Thema wird bei den Wohlfühlhelfern im 5. Kapitel besprochen.

 Ketogene Ernährung als kurzzeitige Ernährungskur

Die ketogene Ernährung stellt die Light-Version des Fastens dar. Durch das Eliminieren der Kohlenhydrate aus der Nahrung werden die gleichen Selbstheilungskräfte wie beim Fasten angestoßen. Kohlenhydrate sind für den Körper gleichbedeutend mit Nahrungsmittelaufnahme. Fehlen diese in der täglichen Ernährung, fällt er kurzzeitig in ein Energiedefizit.

Die Mitochondrien müssen nun auf den Fettstoffwechsel umstellen, um ATP zu generieren.

Neben der Energie, die während einer ketogenen Ernährung aus der Nahrung gewonnen wird (aus Fetten, Gemüse und Proteinen), werden körpereigene Proteine und Fette (sofern keine Überversorgung über die Nahrung erfolgt) für die Aufrechterhaltung der Stoffwechselvorgänge hinzugezogen. Wie beim Fasten werden krankhafte Zellen und Mitochondrien abgestoßen, um aus ihnen Zucker für die Organe und Proteine für die Zellerneuerung bereitzustellen. Dabei werden übrigens auch nicht so viele freie Radikale gebildet wie bei der Verstoffwechselung von Kohlenhydraten. Somit tragen eine zeitweilige ketogene Ernährung wie auch das Fasten zu einer Verlangsamung und sogar Rückgängigmachung des Alterungsprozesses bei.

Übrigens ist diese Form der Ernährung besonders effektiv in den Wintermonaten, in denen der Mensch von Natur aus nicht so viel Zugang zu Nahrung und süßen Früchten hatte. So kann ein verlangsamter Winter-Stoffwechsel auf Trab gebracht und robust in den Winter gestartet werden. Das Ausbleiben des Winterblues, der klassischen Grippe oder aber der ungewollten Gewichtszunahme werden für die Entbehrungen einer solchen natürlichen Ernährungsanpassung an die Jahreszeiten mehr als entschädigen.

Unerfüllter Kinderwunsch

Ungeahnte Möglichkeiten liegen in der richtigen Ernährung für sie und ihn beim Kinderwunsch. »Less sugar, more babies« lautet der Leitsatz des Fruchtbarkeitsexperten Dr. Michael Fox aus den USA. Allein durch eine Ernährungsumstellung kann laut Dr. Fox die Wahrscheinlichkeit einer Schwangerschaft verdoppelt werden. Unfruchtbarkeit ist in

der westlichen Welt keine Seltenheit mehr. Immer mehr junge Frauen leiden an einem gestörten Hormonhaushalt, der in vielen Fällen eine Mutterschaft verhindert. Männer sind von Unfruchtbarkeit ebenfalls betroffen. Auch ihre Reproduktionsfähigkeit lässt besonders in der westlichen Welt stark nach. Eine deutlich reduzierte Spermienanzahl pro Samenerguss, eine steigende Rate an Impotenz (mit hoher Dunkelziffer) sowie zahlreiche gesundheitliche Einschränkungen lassen auch männliche Kinderwünsche immer öfter unerfüllt.

In Studien konnte nachgewiesen werden, dass insbesondere Frauen, die unter dem Metabolischen Syndrom oder Polyzystischen Ovarialsyndrom (PCO) litten, durch eine kohlenhydratreduzierte Ernährung extrem profitieren, weil sich neben dem Hormon Insulin auch die Fruchtbarkeitshormone (Östrogen, Progesteron, Testosteron, FSH) regulieren. Da eine Erkrankung an beiden Krankheitsbildern eine ähnliche Risikogruppe betrifft (Übergewicht, Typ-2-Diabetes, Insulinresistenz, Bluthochdruck sowie Cholesterinanomalien), wurden sowohl beim Metabolischen wie auch beim PCO-Syndrom Verbesserungen festgestellt. So konnte allein durch eine Ernährungsumstellung bereits nach wenigen Monaten ein regelmäßiger Zyklus erreicht werden. Auch bei Männern stieg die Gesundheit durch eine kohlenhydratreduzierte Kostform. Gesunde Fette aus Nüssen, Saaten, kalt gepressten Ölen und die Omega-3-Fettsäuren aus Saaten, Algen und Fischen konnten insbesondere die Spermienqualität erheblich verbessern.

Unfruchtbarkeit, hormonelle Unausgeglichenheit oder gar das Ausbleiben der Periode stellen mit diesem Wissen keine unlösbare Situation mehr dar. Vielmehr kann ein gemeinsamer bewusster Umgang mit der Ernährung Abhilfe schaffen. Bei einem unerfüllten Kinderwunsch kann eine Lebensumstellung beider Partner schneller als erwartet zum Wunschkind verhelfen.

Schwangerschaft

Während einer Schwangerschaft ist eine optimale Nährstoffversorgung besonders wichtig. Denn das Ungeborene nimmt nicht nur in der äußeren Welt bereits von Anfang an einen hohen Stellenwert ein. Auch im Inneren dreht sich alles um das werdende Kind, alle Nährstoffreserven der Mutter stehen ihm ausnahmslos zur Verfügung. Bevor das Baby einen Mangel erleidet, wird also die Mutter in eine Unterversorgung fallen. Eine Ernährung nach den 7 Prinzipien der vitalen Ernährung kann auch während der Schwangerschaft weitergeführt werden, da sie dem Körper das beste Maß an Nährstoffen mit der geringstmöglichen Menge an Giftstoffen bereitstellt.

Anders sieht es da mit der Entwöhnungsphase aus. In der Schwangerschaft sollten keinerlei radikalen Ernährungsumstellungen mit hohem Gewichtsverlust stattfinden und insbesondere keine Entgiftungen eingeleitet werden. Denn die gelösten Gifte schwirren im Organismus der Mutter herum und gelangen somit auch in den Fötus, der mit diesen Stoffen nicht umgehen kann. Bewusst eingeleitete Entgiftungen sollten mindestens ein halbes Jahr vor der gewünschten Schwangerschaft beendet sein, damit der Körper noch genügend Zeit hat, die Gifte zu binden und aus dem Kreislauf zu eliminieren.

Auch alltägliche Stimulanzien haben einen Einfluss auf die Entwicklung des Ungeborenen. So hat der übliche Kaffeekonsum für die Mutter nur wenig Auswirkung, wogegen das Kleine bei jeder Tasse gewissermaßen einen Koffeinschock erleidet. Aber auch hier gilt es, abzuwägen und den Kaffeekonsum möglicherweise Schritt für Schritt zu reduzieren, um den Körper der Mutter nicht dem Stress eines Entzugs auszusetzen.

Lebt man schon eine gewisse Zeit vor der Schwangerschaft eine LowCarb-Ernährung, treten Studien zufolge kei-

ne negativen Effekte für das Kind ein. Der Körper der Mutter hat sich auf diese Art der Ernährung eingestellt und läuft im Idealfall bereits effektiv. Mütter, die sich in der Schwangerschaft LowCarb ernähren – sofern dies durch Heißhunger und ohne Kasteiung möglich ist –, erleben in der Regel sogar eine schmerz- und komplikationsfreie Geburt und erkranken weniger häufig an Schwangerschaftsdiabetes als andere. Aber auch hier gilt, trotz mancher Vorteile, nicht erst in der Schwangerschaft die Ernährung umzustellen. Der Körper ist jetzt mit der Versorgung des Babys beschäftigt, und dies sollte auch so respektiert werden. Wenn man dennoch erst in der Schwangerschaft seine Ernährung verändert, sollte eine Umstellung langsam, intuitiv, ganzheitlich und achtsam durchgeführt werden.

Stress und Burn-out

Sich zu spüren ist ein wunderbares Gefühl, das für viele nicht mehr leicht zu erreichen ist. Denn hätte man diese Fähigkeit noch, wäre man wahrscheinlich gar nicht erst in eine dauerhafte Stresssituation geraten. Schon bei dem Thema Alterung habe ich den Unterschied zwischen langfristigem und kurzfristigem Stress erwähnt. Dauerhafter Stress ist einer der Faktoren, der Alterung begünstigt und somit das Risiko erhöht, altersbedingte Verschleißerscheinungen zu erleiden. Einer der Verursacher solcher Stresssymptome ist das Hormon Cortisol, auch bekannt als *das* Stresshormon. Ein dauerhaft erhöhter wie auch ein dauerhaft zu niedriger Wert beeinflussen direkt, wie Stress wahrgenommen und verarbeitet wird.

Zu hohe Werte bedeuten, dass man sich aktuell in einer stressigen Situation oder gar Phase befindet. Der Wert an sich ist noch wenig aussagekräftig, weil ein gesunder Kör-

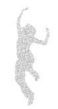

per ja dafür gemacht ist, einer gewissen Menge an Belastung standzuhalten und im Zweifelsfall mit dem bekannten »Fight or Flight-Response« zu reagieren. Zu kämpfen oder die Flucht vor etwas Lebensbedrohlichem zu ergreifen löst im Körper einen kurz- bis mittelfristigen Stressreflex aus. Aber auch die Auseinandersetzung mit dem Partner oder die Vertragsverhandlungen für einen neuen Job werden als Bedrohung des eigenen Lebens empfunden. Dank der vermehrten Ausschüttung von Cortisol wird unsere Aufmerksamkeit in solchen Momenten verstärkt, die Sinneswahrnehmung verbessert und im Ernstfall die Muskulatur mit Energie versorgt, um die Flucht ergreifen zu können. In dieser Phase ist man also sehr aktiv und fokussiert. Nichts kann einen unterkriegen. Natürlich kann dann auch noch ein zusätzlicher Auftrag angenommen und dem Freund beim Umzug geholfen werden. Kein Problem. Üblicherweise werden leichte Erschöpfungserscheinungen verspürt, wenn dem Körper kurze Ruhephasen eingeräumt werden. Oft passen solche Pausen aber nicht in den gefüllten Tagesablauf. Man packt das schon.

Anders verhält es sich bei einem dauerhaft zu niedrigen Cortisolwert. Dieser stellt einen ziemlich genauen Indikator dafür dar, dass der Körper über einen längeren und in dem Fall zu langen Zeitraum hinweg Stress ausgesetzt war und jetzt kapituliert. Grund dafür sind die erschöpften Nebennieren, die für die Produktion von Cortisol zuständig sind. Umgangssprachlich ist man ausgebrannt, und das trifft es auch recht passend. Die so gut funktionierenden Nebennieren, die während der letzten Wochen, Monate oder gar Jahre alles gegeben haben, um endlich dem Stress zu entrinnen, werfen das Handtuch. Für sie ist es egal, ob es sich dabei um drei Monate hartes Training für einen Wettkampf gehandelt hat, um durchzechte Nächte, weil man wieder Single war, um das dauerhafte Mobbing am Arbeitsplatz oder die

Existenzangst in der Selbstständigkeit. Für sie geht es immer um dasselbe: Stress. Nun haben sie aufgeben, und der Betroffene sinkt in einen Burn-out. Müdigkeit, Depression, Muskelschwäche, Konzentrationsschwierigkeiten, Wutanfälle und unbeherrschbare Stimmungsschwankungen sind klare Anzeichen der Kapitulation. Von hier aus wird es erst mal etwas dauern, da wieder rauszukommen. Kurzum, ignoriert man die Warnsignale zu lange, wird aus einem erhöhten Cortisolwert ganz plötzlich ein dauerhaft zu niedriger. Die Überraschung ist dann oft groß. Gerade ging alles noch mit »Leichtigkeit« von der Hand, und jetzt ist schon das Aufstehen morgens eine kaum mehr zu bewältigende Anstrengung.

Schenkt man den Warnsignalen die benötigte Aufmerksamkeit, kann das Ruder noch herumgerissen und dauerhafte Schäden können abgewendet werden.

☞ Verdauungsprobleme

Wenn sich der Körper im Stress und somit im Kampf-oder-Flucht-Modus befindet, werden überflüssige Körperfunktionen erst mal stillgelegt. Eine dieser Funktionen ist das Verdauen von Speisen, denn in den seltensten Fällen wird während eines Kampfes oder auf der Flucht in einen Burger gebissen. Ein durchlässiger Darm, auch Leaky-Gut-Syndrom genannt, Übelkeit, Sodbrennen, Magenkrämpfe, Durchfall, Verstopfung sowie eine chronisch entzündete Darmwand und ein daraus resultierender Nährstoffmangel sind keine Seltenheit bei Dauerstress. Dennoch fällt es heutzutage schwer, den erhöhten Stresspegel wahrzunehmen, weil er geradezu schon als normal erachtet wird. So sind das Frühstück to go unter Zeitdruck, die Kekse in einem Verhandlungsgespräch oder das Abendessen nach einem Blick auf die unerwartet hohe Heizkostenabrechnung unverdaulicher

Ballast, der zu einer tatsächlich schlechten Verdauung und möglichen Folgeerkrankungen führen kann.

☞ Gewichtszunahme

Durch chronisch hohe Cortisolwerte häuft der Körper Viszeralfett an, das die inneren Organe in der Bauchhöhle (lat. viscera = Eingeweide) gewissermaßen schützend umhüllt. Diese Form des Körperfetts ist unter anderem eine Ursache für viele entzündliche Prozesse im Körper. Oft werden die ersten Anzeichen der Fetteinlagerung nicht wahrgenommen, da sich der Bauchumfang zu Beginn nicht sichtbar verändert. Bei schlanken Menschen wird dies auch als Skinny Fat bezeichnet, da es sich um eine innere Verfettung handelt.

☞ Verringerte Libido

Da Cortisol aus demselben Stoff gebildet wird wie die Sexualhormone (Testosteron und Östradiol), führt eine erhöhte Cortisolproduktion zu einem verringerten Sexdrive. Ähnlich wie schon bei der Verdauung ist sich die Natur sicher, dass wir uns in gefährlichen Situationen auf Wichtigeres konzentrieren sollten als auf die Fortpflanzung. Unachtsamkeit könnte mit dem Leben bezahlt werden. Der zur Abendstunde für gewöhnlich niedrigere Cortisolwert ist auch der Grund, warum sich vermehrt zu dieser Zeit geliebt wird. Steht man jedoch abends weiter unter Druck, da zehn Minuten vor dem Zubettgehen noch eine unangenehme E-Mail die Aufmerksamkeit gefordert hat, wird aus dem Schäferstündchen mal wieder nichts.

👉 Körperliche Abgeschlagenheit

Ein geschwächtes Immunsystem ist ebenfalls das Resultat der sehr akribischen Energieverteilung während einer Gefahrensituation. Es ist nicht von Relevanz, eine Grippe abzuwehren, wenn man gleich von einem Raubtier gefressen werden könnte. Ein besonderer Stellenwert kommt diesem Mechanismus auch in Verbindung mit starker körperlicher Betätigung zu. Menschen, die unter einem hohen chronischen Stresslevel leiden, erkranken nach »zu intensiven« Trainingseinheiten oft an grippalen Effekten. Dabei ist es völlig irrelevant, ob das Training der eigenen Einschätzung nach gar nicht so heftig war. Bei extremer mentaler Beanspruchung wäre es weitaus besser, Entspannungsübungen, Dehnungen oder ein Training in niedriger Herzfrequenz durchzuführen, um einer Überanstrengung entgegenzuwirken und Cortisol abzubauen.

👉 Schlaflosigkeit oder Erschöpfung trotz genügend Schlaf

Ein morgens für gewöhnlich ansteigender Cortisolspiegel erweckt täglich die Lebensgeister. Bleibt der Wert morgens jedoch im Keller, stellt das Aufstehen eine schier unüberwindbare Qual dar. Dies ist bereits ein deutliches Signal dafür, die Cortisolwerte prüfen zu lassen, denn besonders eine durchgängige Morgenmüdigkeit ist ein erstes Anzeichen einer bestehenden Nebennierenschwäche. Hohe Cortisolwerte lassen zudem den Serotoninspiegel abfallen. Serotonin wiederum ist für die Bildung von Melatonin, dem Schlafhormon, mitverantwortlich. Durch eine noch abends aktive Nebennierenrinde kann das Einschlafen deutlich schwerer fallen, zudem verhindern die zu hohen Cortisolwerte einen tiefen und erholsamen Schlaf. Hier kann die Einnahme eines

Serotonin-Supplements eine mögliche Entlastung verschaffen. Der Glaube daran, dauerhaft nur drei bis sechs Stunden Schlaf zu benötigen, hält sich zwar hartnäckig, bedarf jedoch dringend der Aufklärung. Gerade in Zeiten großer Beanspruchung sind Regenerationsphasen essenziell, um die Balance von Stress und Entspannung und damit die eigene Widerstandsfähigkeit aufrechtzuerhalten.

☞ **Antriebslosigkeit über den ganzen Tag hinweg.**

Das Burn-out-Syndrom und auch Depressionen gelten schon fast als Volkskrankheiten. Das ist auch nachvollziehbar, wenn man versteht, wie diese zustande kommen. Die Auslöser sind oftmals keine tiefen Lebenskrisen, der Grund liegt vielmehr im Hormonhaushalt. Die Nebennieren schaffen es schlicht nicht mehr, genügend Cortisol für die anstehenden Aufgaben zu produzieren. Man ist nun ausgepowert, da man dauerhaft etwas zu viel gegeben hat. Der Cortisolspiegel bleibt chronisch niedrig, die Lebensenergie schwindet, alles erscheint aussichtslos. Ist dies der Fall, sollte zusammen mit einem Arzt oder Heilpraktiker ein individuelles Programm zusammengestellt werden, um den Nebennieren bei der Regeneration zu helfen. Hier spielen Zeit, Achtsamkeit sowie eine Veränderung des Lebenswandels eine große Rolle, denn eine ausgebrannte Nebenniere erholt sich nur langsam.

Der Weg raus aus dem Stress

Besteht der Verdacht, unter chronischem Stress zu leiden, sollte ein Tages-Cortisoltest durchgeführt werden. Anhand der Cortisolkonzentration im Speichel kann festgestellt werden, ob es sich um dauerhaft erhöhte, zu niedrige oder um

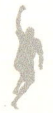

normale Werte handelt. Der Cortisolwert ist in der Regel am Morgen nach dem Aufstehen am höchsten, fällt über den Tagesverlauf hinweg entsprechend ab und erreicht nachts, beim Schlafen, seinen Tiefpunkt. Somit ist dieses Hormon auch mitverantwortlich für einen optimalen Tag-Nacht-Rhythmus und Taktgeber vieler Abläufe im System.

Um einen chronisch erhöhten Cortisolwert wieder in den Griff zu bekommen, ist es unumgänglich, das Stresslevel zu regulieren. Hier können folgende Gegenmaßnahmen unterstützend hilfreich sein.

 ### Zeitmanagement

Ein gutes Zeitmanagement kann dabei helfen, weniger gestresst durch den Alltag zu hetzen. Fünf Minuten früher als vereinbart da zu sein und noch mal durchzuatmen, kann das eigene Stresslevel massiv verändern. Wer kennt sie nicht, die Teufelsfahrt durch die Stadt in der Rushhour auf dem Weg zu einem wichtigen Termin, und die Uhr tickt erbarmungslos weiter. Das wahllose Beschimpfen von langsameren Verkehrsteilnehmern lässt einen nicht nur zu spät, sondern auch noch fix und fertig ankommen.

 ### Schlafhygiene

Abendrituale können dabei behilflich sein, Schlafprobleme in den Griff zu bekommen. Eine bildschirmfreie Zeit von mindestens einer Stunde vor dem Zubettgehen kann schon helfen, besser zur Ruhe zu kommen. Das Abendessen drei Stunden vor der Nachtruhe zu genießen kann ebenfalls zu einem tieferen Schlaf führen. Also kein Snacken mehr vor dem Fernseher! Vielmehr eine Tasse Tee und ein gutes Buch. Erstrebenswert ist eine Nachtruhe von durchschnittlich acht

Stunden. Dabei ist es von Vorteil, wenn die Zubettgeh- und Aufstehzeiten möglichst regelmäßig sind. Den erholsamsten Schlaf schenken am zuverlässigsten dunkle und ruhige Räume.

 ## Bewegung

In stressigen Lebensphasen oder aber bei Cortisolmangel kann moderate Bewegung, im Idealfall an der frischen Luft, sehr förderlich wirken. Zusätzlicher Stress in Form eines intensiven Work-outs wird dagegen mehr Schaden anrichten als guttun. Befindet man sich hingegen, langfristig betrachtet, eher in einer kontrollierten und entspannten Phase, können intensivere Einheiten dabei unterstützen, für den nächsten Stress sogar robuster zu werden. Hier muss jeder für sich selbst entscheiden, was gerade am besten für ihn ist.

 ## Atmung

In stressigen Situationen wird in den meisten Fällen flach und schnell geatmet. Diese Art der Atmung begünstigt den Anstieg des Stresslevels im Körper und versorgt ihn nicht ausreichend mit Sauerstoff. Dies führt wiederum zu mehr Stress. Eine bewusste und tiefe Atmung kann hier Abhilfe schaffen, besonders in Situationen, in denen sich die Anspannung körperlich durch Reaktionen wie Übelkeit, Zittern, Druck im Hals und in der Brustgegend sowie Nacken- und Kopfschmerzen bemerkbar macht. Die Bauchatmung, bei der man im Idealfall bis vier beim Einatmen und bis sechs beim Ausatmen zählt, kann Anspannungen merkbar lindern und Stresssymptome direkt abflauen lassen. Mehr Aufmerksamkeit bekommt das Thema Atmung im nächsten Kapitel unter den Wohlfühlhelfern.

✔ Entspannung

Meditation, Atmung, Yoga oder andere Entspannungsübungen können dabei helfen, im Geist zur Ruhe zu kommen, und das Stresslevel natürlich senken. Diese Praktiken stimulieren das parasympathische Nervensystem, das für Regeneration, Verdauung und Heilung verantwortlich ist. Besonders in den Abendstunden praktiziert, kann es zu einem besseren und erholsameren Schlaf beitragen. Ein übermäßig gestresster Körper benötigt Zeit, um runterzukommen. Für getriebene Menschen, so wie auch ich es war und manchmal noch bin, ist diese Erkenntnis schwer umzusetzen. Es ist alles andere als einfach, aus seinem Aktionismus auszubrechen und sich ein Gefühl der Erschöpfung einzugestehen. Meditieren, auf dem Sofa rumliegen, ausschlafen, am Strand chillen oder Yoga waren lange eine Folter für meinen so unruhigen Geist. Beständiges Üben hilft jedoch dabei, Praktiken zu entwickeln, die einen auch mal abschalten lassen und dem Körper Heilungszeit gewähren. Und nein, Ausreden wie »So bin ich halt« gelten nicht.

Erschöpfung des Immunsystems

Jede Erkrankung des Immunsystems (wie zum Beispiel Morbus Crohn, Hashimoto, Zöliakie, Multiple Sklerose) verläuft bei jedem anders. Auch werden verschiedene Ärzte unterschiedliche Therapien anbieten. Die Flut an Gefühlen ist überwältigend und verunsichernd zugleich. Da verfällt man nicht selten in eine Schockstarre und überlässt die Entscheidungen über die eigene Gesundheit allein den Medizinern. Das ist jedoch zu einseitig. Externe Eingriffe oder gar Medikamente allein können nicht wiedergutmachen, was durch die eigene Lebensweise und die Belastungen der Umwelt,

denen man ausgesetzt ist, verursacht wurde. So entstehen Gelenkschmerzen häufig durch eine einseitige Überlastung des Gelenks, Krebserkrankungen durch eine Überlastung des Körpers mit Giften, Diabetes durch die Überlastung der Insulinrezeptoren – um nur einige Beispiele zu nennen. Die Symptome können medizinisch vielleicht gelindert werden, um deren Ursachen müssen wir uns selbst kümmern.

Die russische Neurochirurgin Galina Sergejevna Schatalova beispielsweise hat in ihren Büchern zum Ausdruck gebracht, dass sich die Menschheit zu Tode frisst. Schatalova vertritt die Ansicht, dass der Mensch zu viel Energie aufnimmt und damit seinen Organismus unnötig belastet. Würde man den Körper wie eine Maschine betrachten, könnte man ihm eine gewisse Laufzeit garantieren, bevor Einzelteile wie Magen, Darm, Leber oder Drüsen, je nach »Laufleistung«, verschleißen. Beim Auto ist es für uns nachvollziehbar, dass nach 85.000 Kilometern oder acht Jahren der Keilriemen getauscht werden muss. Hat man diese Kilometerzahl bereits nach sechs Jahren erreicht, verringert sich die Haltbarkeit eben um zwei Jahre.

Beim eigenen Körper gehen wir hingegen davon aus, dass er durchgehend funktioniert, egal, was und wie viel wir ihm zumuten. Das ist aber, wie wir gerade beim Cortisol gesehen haben, selbstverständlich nicht der Fall. Nach einer gewissen Zeit oder Menge ermüden die bildenden Drüsen und erschlaffen. Das mündet in Krankheiten und schwächt den Körper, sodass er all die anstehenden Aufgaben (Nährstoffverarbeitung, Entgiftung) immer schlechter erledigen kann. Eine Abwärtsspirale setzt ein. Wenn ich selbst krank zu Hause liege, bin ich doch auch nicht mehr zufriedenstellend in der Lage, mir etwas zum Essen zu kochen, den Müll rauszubringen, die Wohnung zu saugen, meine Wäsche zu waschen und zu erledigen, was sonst noch so anfällt. Vom Körper erwarten wir dies aber: nach zu wenig Schlaf den

Alkohol richtig abzubauen, die zugeführten Gifte aus der Nahrung von den wertvollen Bestandteilen zu unterscheiden, dauerhaften Stress zu bestehen und dann auch noch die optimale Figur zu halten. Solch eine Einstellung kann nirgends anders hinführen als in die Krankheit. Ob das nun Krebs, ein Herzinfarkt, eine Autoimmun- oder Gelenkerkrankung ist, die Botschaft des Körpers ist immer dieselbe: *Ich kann nicht mehr!* In der Regel bricht dann die Krankheit an der eigenen persönlichen Schwachstelle aus. Wie bei einem Staudamm: Er bricht an der schwächsten Stelle, fällt dann jedoch komplett zusammen.

Mit jeder noch so kleinen Tat kann dem Körper geholfen werden. Nicht immer besteht die einzige Lösung darin, die Schwachstelle am Damm zu reparieren, um ein Zusammenbrechen zu verhindern. Die Mauern können auch entlastet werden, man kann den Wasserdruck verringern. Dann ist Zeit gewonnen, um den kompletten Damm inklusive der Schwachstelle wieder instand zu setzen. So können gute Entzündungswerte, eine ausreichende Nährstoffversorgung, frische Luft, erholsamer Schlaf und anderes mehr dazu beitragen, das System Körper insgesamt zu stützen. Es ist niemals zu spät, diese Themen anzugehen und sich neben der ärztlichen Behandlung auch mit alternativen Genesungsmethoden der Komplementärmedizin auseinanderzusetzen, um die eigene Stärke zurückzugewinnen. Dann erst kann Heilung beginnen.

Insulinresistenz und Diabetes

Die Prognosen sind erschreckend. Forscher vermuten, dass 2040 weltweit jeder Zehnte an Diabetes erkrankt sein wird. Diabetes Typ 2 ist wie eine Seuche, die sich immer schneller über die Menschheit ausbreitet. Sie bleibt oft unentdeckt, ob-

wohl die Betroffenen zumeist bereits über Jahre an Insulinresistenz leiden. Von der verhinderten Zuckeraufnahme sind nicht nur unsere Muskeln betroffen, sondern, langfristig gesehen, ebenfalls das Gehirn, auch wenn der Körper versucht, alle Schäden so lange wie möglich von dem wertvollsten aller Organe fernzuhalten. Die Unterversorgung von Teilen des Gehirns, die sich dann in Form von Alzheimer, Demenz und Parkinson auswirkt, wird umgangssprachlich bereits als Diabetes Typ 3 bezeichnet. Typ 2 ist also einer der größten Risikofaktoren für die Entwicklung von Diabetes des Gehirns.

Leider wird weiterhin von vielen Ärzten die Meinung vertreten, dass Diabetes nicht aufzuhalten sei. Ich halte das für eine fahrlässige, gefährliche Position. Denn dieses Krankheitsbild steht mehr als jedes andere in direktem Zusammenhang mit den persönlichen und täglichen Lebensgewohnheiten. Die Entscheidung, sich bewusst gegen die Mainstream-Lebensweise zu stellen und die eigene Gesundheit und insbesondere den Zuckerstoffwechsel wieder selbst in die Hände zu nehmen, wird ein Leben jenseits von Diabetes und Insulinresistenz ermöglichen. Jeder hat die Wahl, der Lebensmittel- und Pharmaindustrie, der Politik und den Ärzten die Gesundheit auf dem goldenen Tablett zu servieren und die Verantwortung abzugeben oder aber selbst tätig zu werden.

Diabetes ist so gut wie allein auf den Zuckerstoffwechsel zurückzuführen. Unbedachter Konsum von zuckerhaltigen, süßen und getreidehaltigen Lebensmitteln bei gleichzeitiger Reduktion von körperlicher Anstrengung und Bewegung, die wiederum Zucker verbrennt, ist die unnatürliche Situation, die zu dieser Störung des Stoffwechsels führt. Wir essen mehr kohlenhydrathaltige Lebensmittel als je zuvor und bewegen uns weniger als all unsere Vorfahren. Im Zusammenspiel führen diese beiden Faktoren entweder schon bei uns, jedoch mit hoher Wahrscheinlichkeit bei unseren Kindern

und mit Sicherheit bei deren Kindern zu Diabetes. Und das ist zugleich der Türöffner für viele weitere Erkrankungen.

Egal, in welchem Alter man sich befindet, das Gehirn ist in der Lage, neue Routinen zu bilden. Es ist der erste Schritt, der gegangen werden muss. Start heute!

***

Das Thema Ernährung mag dem einen oder anderen wie ein überwältigendes schwarzes Loch vorkommen, in das man immer weiter hineingezogen wird. Auf der anderen Seite gibt es einem so viel Verantwortung zurück und versetzt einen in die Lage, über die eigene Gesundheit selbst zu entscheiden. Gleichwohl wird es immer Lebenssituationen geben, in denen man nicht weiß, wie man sich ernähren sollte, damit es einem besser geht. Oft bedarf es erst mal Zeit, um erhaltene Diagnosen und auftretende Symptome zu verdauen und Informationen zu sammeln, um sich eine eigene Meinung bilden zu können.

Dabei ist große Achtsamkeit geboten, denn jede, aber auch wirklich *jede* Erkenntnis trifft immer auch auf Widerspruch. Ist man von einer bestimmten Ernährungs- oder gar Lebensform überzeugt und legt viel Vertrauen hinein, ist es dennoch essenziell, sich auch die vermeintlichen Schattenseiten anzuhören. Erst dies ermöglicht ein 360-Grad-Verständnis und hilft dabei, einzuschätzen, worauf man sich wirklich einlässt. Ernährung ist in den seltensten Fällen ein roter Faden, der sich linear durch das Leben zieht. Einzig dass wir essen, stellt eine Konstante dar, nicht, was wir essen. Nahrung ist ein Angebot der Natur. Was jeder damit anfängt, ist ihm selbst überlassen. Weiß man gar nicht mehr weiter, darf grundsätzlich jedoch mehr Vertrauen in das Angebot der Natur gelegt werden als in die Regale der Supermärkte.

Und Ernährung ist nicht alles, ist nicht allein verantwortlich für die Gesundheit. Sie ist aber ein hervorragender Einstieg zu einem bewussten Umgang mit sich selbst und natürlich der eigenen Gesundheit. Vitalität bedeutet so viel mehr, als was wir in der westlichen Welt darunter verstehen. So wird sich ein Tor mit unzähligen Möglichkeiten öffnen, sobald das Thema Ernährung wieder zur eigenen Routine geworden ist. Ganz unabhängig vom Essen.

Daneben gibt es andere Wohlfühlhelfer, die ein besseres Körpergefühl unterstützen, den Körper gesund erhalten und einen wachen Geist ermöglichen, genauso wie die persönlich richtige Ernährung. Ein paar dieser wunderbaren Werkzeuge möchte ich im nächsten und letzten Kapitel vorstellen.

Tipps für Wissenshungrige

Bücher

- Dr. Jason Fung: *Diabetes rückgängig machen: Das Ernährungsprogramm, um Diabetes Typ 2 natürlich zu heilen.* München 2018
- Galina Schatalova: *Wir fressen uns zu Tode. Das revolutionäre Konzept einer russischen Ärztin für ein langes Leben bei optimaler Gesundheit.* München 2002
- Galina Schatalova: *Heilkräftige Ernährung: Eine energetische Lebensmittel- und Heilkräuterkunde für wahre Gesundheit.* München 2006
- Galina Schatalova: *Philosophie der Gesundheit.* München 2009

Internet

- Dr. Michael Fox
  Fruchtbarkeitsexperte – www.dietdoctor.com
- Dave Asprey: *What to Drink: Bulletproof Alcohol Infographic and Hangover Cures*
  https://www.bulletproof.com/diet/bulletproof-diet/alcohol-without-the-hangover-bulletproof-partying-business-networking/ [22.05.2020]

Quellen

- John C. Mavropoulos et al.: *The effects of a low-carbohydrate, ketogenic diet on the polycystic ovary syndrome: A pilot study,* in: *Nutrition & Metabolism* 2: 35, 16. Dez. 2005
- Antonio Paoli et al.: *Effects of a ketogenic diet in overweight women with polycystic ovary syndrome,* in: *Journal of Translational Medicine* 18: 104, 27. Feb. 2020

5. Kapitel

Alles außer essen: Die Wohlfühlhelfer

Die Natur ist die beste Apotheke.

Sebastian Kneipp

Bei den Wohlfühlhelfern geht es komplementär zu der Ernährung darum, dem Körper zu mehr Vitalität zu verhelfen. Denn nicht nur die Nährstoffe aus dem Essen liefern die für den Körper notwendige Energie. Auch Sauerstoff und Licht, Wärme und Kälte, Anspannung und Entspannung sind für unzählige Stoffwechselvorgänge mitverantwortlich. Vernachlässigt man diese Aspekte, kann auch der beste Brennstoff nicht zur benötigten Energie umgesetzt werden. Verhilft die richtige Ernährung nicht zu den gewünschten Erfolgen, kann der bewusste Einsatz einiger dieser Wohlfühlhelfer im Alltag den Unterschied ausmachen.

Atmung

Atem – die Quelle des Lebens. Bei der Atmung handelt es sich in der Regel um einen unbewussten Prozess, der von einem der entwicklungsgeschichtlich ältesten Teile des Gehirns kontrolliert wird. Jeder Mensch atmet rund 10.000 Liter Luft (etwa 13,5 Kilogramm) am Tag ein. Das variiert natürlich,

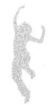

je nachdem, wie aktiv jemand ist. Ein Langstreckenläufer wird mehr Luft einatmen als jemand, der flach atmend vor dem Rechner sitzt. Doch relevant ist nicht allein die Menge, die wir atmen. Wie und wie tief wir atmen, ist von weitaus größerer Bedeutung.

Da es sich bei der Atmung um einen angeborenen Reflex und einen weitgehend unbewusst ablaufenden Vorgang handelt – denn wir atmen ja auch nachts, wenn wir schlafen –, ist es wichtig, zu verstehen, was diesen Automatismus eigentlich beeinflusst und steuert.

Im Prinzip gilt hier der altkluge Spruch »Gelernt ist gelernt«. Das menschliche Gehirn speichert alles Erlernte mittels einer synaptischen Verbindung von Nervenzellen ab. Je öfter das Gelernte dann abgerufen wird, umso dichter wird diese Verschaltung, bis sich ganze Nervenbündel bilden, die immer wieder auf dasselbe Wissen zurückgreifen. So entstehen feste Routinen wie beispielsweise das Atmen. Dabei handelt es sich zwar um einen angeborenen Reflex, der wie alle evolutionsbedingten Veränderungen jedoch auch erst einmal gelernt werden musste, bevor er zu besonders festen Verschaltungen führte, die dem Menschen nun bereits im Mutterleib mitgegeben werden. Das menschliche Gehirn arbeitet so energieeffizient wie nur möglich, was bedeutet, dass es auf verinnerlichte Muster, auf stabile Nervenverbindungen zurückgreift. Dies ist ganz nebenbei auch der Grund, warum es so viel Willensstärke bedarf, um etwas Erlerntes wieder zu entlernen und durch neues Wissen und neue Handlungen zu ersetzen. Es müssen neue synaptische Verbindungen im Gehirn erzeugt werden, die dann die alten Muster überlagern.

Auf das Thema Atmung bezogen bedeutet dies: Wenn der eigene Lebensstil ganz überwiegend aus Aktivitäten besteht, die eine flache Atmung erfordern, wird sich der Körper daran anzupassen versuchen. Wer also in einem Bürojob sitzend mindestens ein Drittel des Tages mit einer flachen

Atmung verbringt, versorgt seinen Körper mit vergleichsweise wenig Sauerstoff, sodass die Kraftwerke in den Zellen, die Mitochondrien, nicht optimal arbeiten können. Denn sie brauchen Sauerstoff, um Fette und Kohlenhydrate in Energie umzuwandeln. Je weniger sie produzieren, desto weniger Energie steht dem Körper und dem Geist zur Verfügung; es reicht dann möglicherweise nur für das Nötigste. Und zum Notwendigsten gehören aus Sicht der Natur weder das Arbeiten oder sportliche Bewegung noch der Lebensgenuss, und selbst Gesundheit interessiert den Organismus erst an zweiter Stelle. In erster Linie geht es um das bloße Überleben in der ganz gegenwärtigen Situation.

Für ein langes Leben in Fülle und Erfolg braucht man jedoch jede Menge Energie, und ein guter und tiefer Atem ist hierfür die beste Voraussetzung. Dieser ist die Quelle des Lebens, die auf Dauer nicht gesund bleiben kann, wenn falsch geatmet wird. Die gute Nachricht ist jedoch, dass wir unserem quasi-automatischen Atemreflex nicht bedingungslos ausgeliefert sind. Wir können ihn beeinflussen, neue Muster im Gehirn verschalten und die Atmung somit dauerhaft verändern.

Es gibt Tausende Atemtechniken, und jede hat ihre Berechtigung, auch wenn mit einer bewussten Atmung durchaus unterschiedliche Ziele verfolgt werden können. Immer geht es jedoch auch darum, den Mitochondrien eine gute Energieproduktion zu ermöglichen. Dass dies durch gegenläufige Prozesse behindert werden kann, habe ich oben schon am Beispiel des Flucht-oder-Kampf-Reflexes beschrieben, der mit einer flachen und schnellen Atmung einhergeht. Da dieser Reflex ebenfalls dem Überlebenstrieb folgt, ist der dabei einsetzende Mechanismus nur schwer zu durchbrechen.

Ist man gestresst, wie beispielsweise während eines Burn-out-Syndroms, ist das sympathische Nervensystem dauerhaft angestoßen. Neben der Ausschüttung von Cortisol und

Adrenalin bereitet sich der menschliche Körper noch mit weiteren Mechanismen auf die bevorstehende Flucht (die in der Realität übrigens zumeist die erste Wahl darstellt) oder aber den Kampf vor. Wenn der Überlebenstrieb einmal in Gang gesetzt ist, wird man ihn kaum noch stoppen können. Der Puls steigt und somit der Blutdruck, die Durchblutung in den Verdauungsorganen nimmt ab und dafür in den Extremitäten zu, es wird mehr Zucker zur Energiebereitstellung ins Blut abgegeben, Hormone versetzen das Gehirn in höchste Alarmbereitschaft, die Pupillen weiten sich, und die Linse wird klarer, für eine bessere und weitere Sicht. Die Bronchien vergrößern ihre Fläche, um mehr Sauerstoff in die Lungen zu ziehen, weshalb die Atmung schneller und flacher wird. All diese Veränderungen versetzen den Körper in den Status höchster Wachsamkeit und bereiten ihn darauf vor, körperlich aktiv zu werden, zu kämpfen oder doch lieber zu fliehen.

Es ist ein faszinierender Mechanismus, der uns als Menschheit zwar das Überleben gesichert hat, der aber heute in seltsam unpassenden Situationen immer noch einsetzt. Wer sich etwa beim Autofahren über einen anderen Verkehrsteilnehmer aufregt, wer sich im Supermarkt über die zu lange Schlange an der Kasse ärgert oder wem ein meckernder Chef die eigene Arbeitszeit zur reinsten Qual werden lässt, der wird die gleichen Körperreaktionen aufzeigen wie unsere Vorfahren beim Anblick eines Raubtiers. Das Konzept mag veraltet erscheinen, denn so gern, wie wir auch von der Arbeit flüchten oder die Schlange an der Kasse bekämpfen wollten, bleibt uns nichts anderes übrig, als die Situation zu ertragen. Und zu atmen!

Da ist es ganz logisch, dass einem die Luft im Halse stecken bleibt, zumal viele Körperfunktionen parallel ablaufen, die man bewusst gar nicht realisiert. Daher liegt der Schlüssel zur richtigen Atmung nicht nur bei der Atmung selbst, sondern vielmehr beim Stressabbau. Erst dadurch kann das

parasympathische Nervensystem wieder aktiv werden, das für Entspannung, Regeneration und Verdauung zuständig ist und somit einen tiefen und ruhigen Atem unterstützt.

Übung: Den Atem beobachten, Stress abbauen

Setze dich hin und schließ die Augen. Fühle, wie die Luft automatisch in deine Lungen einströmt und wieder hinausfließt. Solches Selbstbeobachten wird auch als Meditationstechnik verwendet und ist nicht so einfach, wie es klingt. Leg zur Unterstützung eine Hand auf deinen Bauch und die andere auf die Brust. Jetzt beobachte deine Hände, wie sie sich heben und senken. Dadurch merkst du, wohin dein Atem fließt und wohin er womöglich aktuell nicht möchte.

Egal, was du beobachtest, du wirst nun die automatische Atmung mit der ersten Übung bewusst steuern.

Lass die Hände dort liegen, wo sie sind, und stelle dir Folgendes vor: Du teilst einen Atemzug in vier Abschnitte. Das tiefe Einatmen in zwei und das volle Ausatmen auch in zwei Abschnitte. Die Einatmung startest du, indem du die Hälfte der Luft, die du einatmest, in den Bauch lässt und die zweite Hälfte in die Brust. Zähl einfach langsam bis zwei, während du in den Bauch atmest, und dann im selben Tempo weiter bis vier, während du in die Brust atmest.

Du wirst merken, dass dies nach einigen Malen immer leichter geht.

Das vollständige Ausatmen beginnt im Bauch (wieder bis zwei zählen) und geht dann in die Brust über (drei, vier). Achte darauf, dass du zwischen dem Ein- und Ausatmen keine Pausen machst, lass deinen Atem fließen. Das war ein kompletter Atemzug, der ungefähr acht Sekunden gedauert hat. Gelingt dir der Atemfluss gut, kannst du die Atemzyklen auf zweimal drei ausdehnen.

Das Ziel ist es, langsam, fließend und dadurch tief zu atmen. Diese Atemübung bringt dich in eine schöne Ruhe, weshalb sie eine der wirkungsvollsten Anti-Stress-Übungen ist, die ich kenne. Und das Beste ist, man kann sie überall und zu jeder Zeit durchführen. Ob jemand nun im Büro am Schreibtisch sitzt und sich auf das erste Meeting vorbereitet, das vor der gesamten Firmenführung stattfinden wird, oder ob jemand damit die Angst vor dem Landen eines Flugzeugs beruhigen möchte, ist völlig egal. Es kann wunderbar wirken, wenn es vorher geübt wurde.

Es ist überaus erstaunlich, was diese sehr leicht und einfach umsetzbare Übung für eine Auswirkung auf Körper und Geist hat. Dabei merkt man, dass die Atmung nicht nur von den anderen Körperfunktionen abhängig ist, sondern auch umgekehrt. Mittels der Atmung kann das gesamte System entspannen. Es funktioniert wie eine Rückkopplung an das Gehirn. Wenn der Atem so ruhig und tief ist, kann aktuell keine Gefahr mehr bestehen. Mein Mann berichtete mir einmal, dass er, auf diese Weise atmend, einen ganzen Termin, 90 Minuten lang, beim Zahnarzt unerwartet entspannt überstanden hat. Eine ähnliche Reaktion haben wir bei meiner Mutter erlebt, als ihr Blutdruck nach einem erlittenen Schlaganfall engmaschig überwacht wurde. Während der Atemübung ist ihr Blutdruck von 180 schlagartig auf 130 gefallen. Sie ist ruhiger und klarer geworden. Nach der Übung hat es ein paar unbewusste Atemzüge gebraucht, bis der Blutdruck wieder auf dem Ausgangswert von 180 war, denn eine dauerhafte Veränderung kann erst durch eine regelmäßige Praxis erfolgen. Dieses Beispiel zeigt eindrucksvoll,

welche Auswirkungen eine tiefe, bewusste und richtige Atmung gesundheitlich haben kann.

Neben der Stressreduktion gibt es auch andere Gründe für ein bewusstes Atmen. So richtet eine immer bekannter werdende Atemtechnik, die WimHof-Methode, den Fokus darauf, durch einen tieferen Atem den Mitochondrien mehr Sauerstoff zuzuführen und somit mehr Energie zur Verfügung zu haben. Je öfter diese Atemtechnik geübt wird, umso wirkungsvoller soll sie werden. Das Energielevel wird sich dauerhaft erhöhen, die Kondition verbessern, das Gedankenkarussell langsamer drehen und das Immunsystem widerstandsfähiger werden.

Die WimHof-Methode setzt auf eine Kombination aus Atemtechnik und Kältetraining, um dem Körper zusätzlich dabei zu helfen, mit niedrigen Temperaturen entspannter umzugehen. Die erhöhte Mitochondrienaktivität generiert dadurch vermehrt Energie, sodass es dem System leichterfällt, die Körpertemperatur trotz Kälte stabil zu halten. Die Annahme, dass damit eine verbesserte Zellreparatur und Zellerneuerung einhergehen, dass die Methode also ein natürliches Anti-Aging-Mittel darstellt, liegt zumindest nahe.

Im Jahr 2011 hat das Universitätsklinikum St. Radboud in Nijmegen die WimHof-Methode auf ihre Wirksamkeit geprüft. Nachdem mehrere Tests durchgeführt wurden, konnte bewiesen werden, dass Wim Hof und andere Probanden der Methode bewusst das autonome Nervensystem beeinflussen können. Dies war der Startschuss für eine Gesundheitsbewegung abseits von Sport und Ernährung mit Fokus auf Atmung und Kälte.

Das Schöne am Wohlfühlhelfer Atmung ist, dass er rein gar nichts kostet und für jeden, egal in welchem Alter und in welchem Gesundheitszustand, umsetzbar ist. Nur Mut zum tiefen Einatmen und zur Ruhe, die darauf folgt.

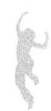

Thermogenese

Als Thermogenese bezeichnet man die Wärmebildung durch den aktivierten Stoffwechsel bei Säugetieren, somit auch beim Menschen, sowie bei Vögeln. Der Stoffwechsel hat viele Facetten, und alle haben unweigerlich zur Folge, dass Energie beziehungsweise Wärme freigesetzt werden. Das ist eine natürliche Funktion des Körpers, die, wie das Atmen, das Überleben auf der Erde sichert. Denn Kälte ist tödlich.

Im Allgemeinen reagiert der Körper auf Kälte mit einem Zittern, oft sogar am ganzen Leib. Wir können das weder bewusst hervorrufen noch verhindern. Vielmehr handelt es sich um eine automatische Funktion des Körpers, die dazu dient, durch Muskelkontraktion Wärme zu erzeugen. Für gewöhnlich unterstützen wir diesen natürlichen Mechanismus möglichst schnell dadurch, dass wir uns etwas überziehen, um wieder warm zu werden. Und das ist auch sinnvoll, denn ein durchschnittlicher Mensch könnte solches Zittern nur ungefähr zwei Stunden durchhalten, dann ist er erschöpft. Zwei Stunden Muskelkontraktionen am ganzen Körper verbrauchen mehr Energie als ein Marathon.

Thermogenese (Wärmeproduktion) ist ein Teil des hormetischen Effekts, wie er beispielsweise beim körperlichen Training, durch Arbeit oder beim Fasten eintritt. Auch kleine Dosen von giftigen und schädlichen Substanzen können diesen Anstoß (Hormesis) im Körper auslösen. Der Hormesis-Effekt tritt ebenso bei positivem Stress ein, wenn sich der Körper wieder wappnet für die kommenden Aufgaben. Diese natürliche, durch äußere Reize ausgelöste Stärkung des Organismus macht unsere Anpassungsfähigkeit aus.

Nun ist gerade in der heutigen Zeit genau diese auf Anspannung und Entspannung basierende Anpassungsfähigkeit nicht mehr ausreichend vorhanden. Stattdessen befindet sich der Großteil der Menschheit in einer Art Dauerstress.

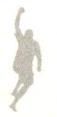

Im 4. Kapitel habe ich unter den Punkten »Alterung« und »Stress und Burn-out« die wichtigsten Informationen dazu zusammengefasst. Zum Glück kann man, wie schon bei der Atmung, die Anpassungsfähigkeit aktiv beeinflussen und stimulieren. Der Mensch muss dafür »nur« seine Überlebensangst überwinden, und das ist oft leichter gesagt als getan.

Dass eine gestärkte Thermogenese zu mehr Ausgeglichenheit und Gesundheit führt, hat der bereits beim Stichwort »Atmung« erwähnte Niederländer Wim Hof wieder ins Bewusstsein gehoben. Er ist weltweit unter dem Namen The Ice-Man bekannt und hält mittlerweile 26 Weltrekorde, die alle im Zusammenhang mit dem Effekt der Thermogenese stehen. Unter anderem hat Wim einen Halbmarathon über dem Polarkreis barfuß mit kurzen Hosen bestritten, tauchte 66 Meter unter meterdickes Eis und saß fast zwei Stunden in einem Eisbad.

Dank ihm erlebt das Kältetraining eine neue Renaissance. Schon 23 v. Chr. war die Heilwirkung von Wasserbehandlungen bekannt. Der bekannte Pfarrer Sebastian Kneipp (1821–1897) hatte die Kaltwasserbehandlung erstmals erfolgreich an sich selbst getestet. Mittels täglicher Bäder in der eiskalten Donau behandelte er seine Tuberkulose. Die von ihm entwickelten hydrotherapeutischen Maßnahmen wie das Wassertreten und Kneippgüsse kommen noch heute in vielen Heileinrichtungen zur Anwendung. Dass einem gestressten Körper durch Kaltwassertherapie wieder zu einer gesunden Anpassungsfähigkeit verholfen werden kann, ist also bereits altes Heilwissen. In der richtigen Dosis und angepasst an die Ausgangssituation des jeweiligen Menschen bewirkt ein kontinuierliches Arbeiten mit Temperaturunterschieden eine Steigerung der Variabilität und somit Vitalität.

Einer der bemerkenswertesten Punkte im Umgang mit der Kälte ist die Tatsache, dass dadurch der Überlebensinstinkt

unmittelbar wie durch das Drücken eines Schalters ausgelöst wird. »Fliehen oder Kämpfen!« Wenn Menschen zum ersten Mal in ihrem Leben einen Fuß in fünf Grad kaltes Wasser setzen, ziehen sie ihn sofort wieder zurück, so wie die Hand, die etwas sehr Heißes berührt. Beim Training mit der Kälte wird man sich unweigerlich immer wieder dieser inneren Angst stellen. Je mehr man trainiert, desto besser kann man diese Angst verstehen lernen und zu seinem Vorteil nutzen. Dies kann so weit führen, dass man insgesamt wieder leichter Entscheidungen trifft, zu denen man jahrelang nicht in der Lage war.

Der Umgang mit dieser Überlebensangst ist eines der größten Benefits der Thermogenesearbeit, wird aber nur selten erwähnt. Gerade in der heutigen leistungsorientierten Gesellschaft, in der es auf die eine oder andere Art ständig ums Überleben geht, braucht es genau diese mentale Stärkung. Tatsächlich handelt es sich bei der Kältearbeit zu 90 Prozent um ein mentales Training, die restlichen zehn Prozent erledigt der Körper ganz automatisch. Solange man dabei seinen Ehrgeiz zügelt und nicht in einen Wettkampfmodus abdriftet, sondern ganz bewusst auf die Reaktionen des Körpers achtet, ist diese präventive Methode eine wunderbare Möglichkeit, um mehr Konzentration, Kraft und Widerstandsfähigkeit zu erlangen. Das Immunsystem wird nachweislich gestärkt, und selbst sehr kälteempfindliche Menschen machen mit etwas Geduld völlig neue, unverhofft positive Erfahrungen mit dem kalten Nass. Eines ist dabei jedoch immer zu beachten: Niemals sollte man sich zu etwas zwingen!

Steigt man zum Beispiel in acht Grad kaltes Wasser und verbringt dort zehn Minuten, wird der Körper währenddessen, spätestens jedoch unmittelbar danach, zu zittern anfangen. Je nachdem, wie gut der Organismus an Kälte gewöhnt ist, tritt dieser Effekt früher oder etwas später ein. Durch die Muskelkontraktion, die mit dem Zittern einher-

geht, produziert der Körper die benötigte Energie (Wärme). Würde man jetzt, wie zum Beispiel bei der Atemtechnik von Wim Hof, zuvor drei bis vier spezielle Atemzyklen durchführen, würde diese Reaktion ausbleiben. Aber warum?

Durch die spezielle Atmung wird der Sauerstoffgehalt im Blut erhöht. Dies veranlasst die Mitochondrien dazu, auf Hochtouren zu arbeiten. Bekanntermaßen ist es ihr Job, Energie freizusetzen und den Zellen zur Verfügung zu stellen. Energie bedeutet gleichzeitig immer auch Wärme. Nachdem die Atemübung gemacht wurde, befindet sich der Körper also in einem Zustand des Energieüberflusses. Wenn man nun ins kalte Wasser geht, wird zuerst die Energie verbraucht, die durchs Atmen generiert wurde, der Körper kann also eine ganze Weile die benötigte Wärme produzieren.

Eine weitere wichtige Körperfunktion kommt parallel noch hinzu. Im Körper verlaufen ungefähr 128.000 Kilometer Blutgefäße, und alle werden durch den Einfluss der Kälte und des Atmens zur Aktivität angeregt. Bei Kälte ziehen sich die Blutgefäße zusammen. Noch wichtiger ist, dass die sogenannten Shunt-Venen die nicht überlebensnotwendigen Teile des Körpers nach und nach vom Blutkreislauf abschneiden. Durch das Blut, das in den Venen fließt, wird ebenfalls Wärme an die Umgebung abgegeben. Es wäre jedoch ein Energieverlust, wenn das Blut in einer Notsituation (Kälte) weiterhin auch Hände und Füße, Arme und Beine mit Wärme versorgen würde, denn diese Extremitäten sind für den Überlebenskampf mit der Kälte sekundär.

Das macht noch mal deutlich, dass die Natur primär nur an zwei Dingen interessiert ist:

1. die nächsten fünf Minuten zu überleben,
2. den Fortbestand der Art zu sichern.

Um die nächsten fünf Minuten in der Kälte zu überleben, braucht der Mensch keine Arme und Beine, allerdings fast alle

Organe, die sich in der Körpermitte befinden. Also schränkt das System die Gesamtversorgung ein und konzentriert sich nur noch auf den Rumpf. Wenn vor einer Kältearbeit Atemzyklen praktiziert werden, merkt man erst deutlich später, dass die Fingerspitzen und auch die Zehen zu kribbeln beginnen. Der Körper aktiviert seine Überlebenssysteme und schottet die Extremitäten von der Energiebereitstellung ab. Dieser Mechanismus ist nicht zu unterschätzen. Man sollte hier auf keinen Fall über den Schmerz hinweggehen, denn eine Unterkühlung kann lebensbedrohlich sein.

Jede Arbeit mit der Kälte sollte bewusst und langsam begonnen werden. Den Tag mit einer kalten Dusche zu starten ist eine Taktik, die ich persönlich gewählt habe. So dusche ich morgens seit mittlerweile zwei Jahren ausschließlich kalt. Ja, auch im Winter. Das weckt meine Lebensgeister und macht mich startklar für den Tag.

Auch das Kaltwasserbecken in einer Saunalandschaft kann gut zum Training genutzt werden. Wer eher ein Naturbursche ist und das Training draußen durchführen möchte, dem rate ich, sich nach Rücksprache mit seinem Arzt eingehend mit dem Thema zu beschäftigen und immer einen Trainingspartner, eine Kanne Tee, ein paar dicke Socken und eine Decke dabeizuhaben. Denn manchmal macht einem der Körper einen Strich durch die Rechnung. Wenn die aktuelle Stresssituation falsch eingeschätzt wird und der Körper durch die Arbeit, gesundheitliche Probleme oder das Training bereits stark belastet ist, kann es vorkommen, dass die Energiebereitstellung nicht optimal läuft. In dem Fall erleichtern die erwähnten Hilfsmittel das Wiederaufwärmen.

Diesen Hack ins Leben zu integrieren und beständig zu üben hilft dabei, eine gute Kommunikation zwischen Körper und Geist aufzubauen und seine Widerstandsfähigkeit, weit über das kalte Wasser hinaus, zu stärken.

Bewegung

Motiviert von körperlichen oder leistungsorientierten Wunschvorstellungen werden oft Entscheidungen getroffen, bei denen das sportliche Ziel im Fokus steht und nicht die eigene Gesundheit. Auch das Erreichen eines körperlichen Ideals wird von vielen mit Gesundheit gleichgesetzt. Dies ist jedoch oft nicht der Fall. Häufig sind gerade solche Menschen, die wegen ihres Körpers bewundert werden, gesundheitlich nicht gut aufgestellt. Der erlangte Beachbody spricht nicht automatisch für Gesundheit und Fitness. Tatsache ist aber, dass Körper und Geist Bewegung brauchen, um gesund zu bleiben oder gesund zu werden. Viele entfachen nach einer Ernährungsumstellung einen ungeahnten Drang, sich zu bewegen. Raus aus der Stagnation der letzten Jahre. Das ist ein wundervoller Effekt, wenn die Veränderung der eigenen Ernährung zu einem Startschuss wird für alles, was danach kommt – zum Beispiel ein Leben in Bewegung.

Gerade wer sich als hartnäckiger Sportmuffel bezeichnet, sollte die Veränderung des Lebenswandels nutzen, um mehr Schwung in sein Leben zu bringen. Hat man sich noch nie wirklich sportlich betätigt, ist die Wahrscheinlichkeit ziemlich gering, dass sich plötzlich ein inneres Bedürfnis zu mehr Bewegung entwickelt. Aber die einfache Umsetzbarkeit könnte eine bewusste Entscheidung leicht machen; man muss sich ja nicht gleich dem Marathon zuwenden. So kann zum Beispiel eine Schrittzähler-App motivieren, täglich mindestens 10.000 Schritte zu gehen. Auch einfach mal die Treppe zu benutzen, statt den Aufzug zu nehmen, kann ein wundervoller Anfang sein. Mit dem Rad zur Arbeit zu fahren, die Yogaklasse im Haus nebenan zu besuchen oder sich im Bekanntenkreis bei sportlichen Betätigungen zu integrieren sind alles schnell umsetzbare Möglichkeiten, die unweigerlich zu mehr Bewegung führen.

Für alle, die mehr wollen, stellt das HIIT eine zeitsparende Alternative dar, die überall durchgeführt werden kann. Online gibt es unzählige Trainingsvideos, die den Einstieg erleichtern. »Einfach machen« lautet hier die Devise. Übrigens besagen Studien, dass Menschen mit einer höheren körperlichen Aktivität in der Regel auch geistig aktiver und agiler sind. Hier muss jeder sein eigenes Maß finden. Allerdings sollte der Bewegungsradius den Weg zum Kühlschrank deutlich überschreiten.

Es ist immer wieder interessant zu beobachten, wie sich die eigene Ernährung bei erhöhter sportlicher Aktivität verändert. Dabei überschätzt man jedoch häufig, wie viele Kalorien tatsächlich beim Sport verbraucht werden, auch wenn der Hunger danach immens ist. Wie aber geht man damit um, wenn insbesondere die Gewichtsreduktion im Fokus steht? Zuallererst gilt es, einzusehen, dass ein plötzlich sportlich aktiver Mensch kein Hochleistungssportler ist. Ein Hochleistungssportler trainiert täglich mehrere Stunden mit hohem Pensum. Geht man dagegen zweimal die Woche ins Fitnessstudio oder steigt aufs Rad, um zur Arbeit zu fahren, handelt es sich um gesunde Bewegung und bedarf keiner extra ausgeklügelten Ernährung – weder Amino-Shakes noch gar strikt geplante Pre- und Post-Work-out-Mahlzeiten sind hier erforderlich.

Beim Sport kommt, wie weiter oben schon erwähnt, den Kohlenhydraten als schnellen Energiegebern ein besonderer Stellenwert zu. Gleichwohl kann und sollte ein Hobbysportler neben der Energie aus Kohlenhydraten auch die eigenen Fettreserven nutzen, will er gleichzeitig Gewicht verlieren. Als Hobbysportler sollte man sich sein eigenes Ziel stets klar vor Augen halten. Strebt man eine konstante Leistungssteigerung an, sind Kohlenhydrate das Mittel der ersten Wahl. Liegt der Fokus etwa im Kraftsport auf Muskelaufbau, führt an Kohlenhydraten kein Weg vorbei. Denn zusätzliche Mus-

kulatur kann nur durch einen Kalorienüberschuss aufgebaut werden. Abnehmen und gleichzeitig Muskeln aufbauen ist zunächst einmal ein Widerspruch in sich. Um neue Muskelmasse aufzubauen, braucht der Körper überschüssige Energie, die in der Regel über die Nahrung zugeführt wird. Muskeln entstehen allerdings unterhalb des Fettgewebes. Um diese auch sichtbar zu machen, muss also erst das darüberliegende Fett weichen. Im Fachjargon würde man dies die Definitionsphase nennen.

Fettabbau wiederum passiert allein durch Kaloriendefizit oder, präziser formuliert, durch Zuckerdefizit, also immer dann, wenn der Körper mehr Energie benötigt, als ihm über die Nahrung zugeführt wurde. Erst dann wird er die eigenen Fettreserven mobilisieren, um die bevorstehende Anstrengung zu meistern. Es ist ganz einfach: Je mehr Energie von den Muskeln gefordert wird, umso mehr macht der Körper auch aus den Reserven locker – aber nur, wenn der Bedarf nicht bereits übers Essen gedeckt wurde. Übrigens benötigen Muskeln mehr Energie als Fettzellen, was auch der Grund dafür ist, dass muskulöse Freunde die doppelte Portion beim Grillen vertilgen können, ohne gleich zuzunehmen.

Oft wenden sich Hobbysportler, wie schon erwähnt, völlig unnötig einer »Sporternährung« zu. Möglicherweise steht da auch manchmal der Wunsch im Hintergrund, dadurch weniger tun zu müssen. Ginge es allein um die körperliche Erscheinung, könnte das vielleicht sogar helfen. Dabei gilt es allerdings zu bedenken, dass Kleidergröße 36 noch kein Indikator für einen aktiven und gesunden Körper ist. Ebenso wenig sagt ein dicker Bizeps etwas über die Gesundheit seines Trägers aus. Bewegung sollte über dem Schönheitsideal stehen und einem in erster Linie Freude bereiten. So schlägt man nämlich zwei Fliegen mit einer Klappe. Neben der langfristigen Förderung von Gesundheit wird durch die Endorphine, die durch das Gefühl von Spaß und Freude frei-

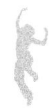

gesetzt werden, Stress reduziert. Egal, ob es sich dabei um Klettern, Inline-Skaten, Rennradfahren, Boxen, Volleyball oder Tanzen handelt, Hauptsache, der Körper bewegt sich. Kommt man persönlich an den Punkt, so viel Freude an einem Sport zu haben, dass man die eigene Leistungsfähigkeit zusätzlich mit der Ernährung unterstützen möchte, dann sollte man aufpassen, nicht einem weiteren Hype sowie der Protein-Mast oder der übermäßigen Ergänzung mit künstlicher Sportnahrung ins Netz zu gehen. All das mag zwar das Muskelwachstum fördern, aber gewiss nicht die Gesundheit. Wie schon zu Beginn erwähnt, führt Sport nicht zwangsläufig zu einem ausbalancierten Körper. Sobald die Leistung und die Optik auf der Prioritätenliste ganz oben stehen, kann die eigene Gesundheit sogar Schaden nehmen. Keine sportliche Leistung ist dieses Opfer wert. Aber Gesundheit ohne Bewegung gibt es auch nicht. Just move!

Gewichtsreduktion durch Sport bei Diabetes/Insulinresistenz

Eine der klassischen Empfehlungen zur Bekämpfung von Diabetes lautet: Gewichtsreduktion. Bereits eine Insulinresistenz macht sich durch erhöhte Fetteinlagerungen um den Bauch herum bemerkbar. Doch was war zuerst da: der Bauch oder ein gestörter Fettstoffwechsel?

Zucker, der nicht von den Zellen aufgenommen wird, da diese bereits gesättigt sind oder aber eine gestörte Aufnahme aufweisen (Insulinresistenz), werden in der Leber weiterverarbeitet. Die Leber verstoffwechselt den Zucker aus dem Blut zu Fettsäuren. Diese wiederum werden in den Fettdepots der Leber oder der Organe abgelagert, und der Bauch wächst. Ein auffällig strammer, praller Bauch kann ein sichtbares Zeichen der Organverfettung sein. Oft erscheint der restliche Körper sogar recht schlank. Das stellt ein klares Indiz dafür

dar, dass dessen Ursprung ein erhöhter Kohlenhydratkonsum ist. Kann hier Sport Abhilfe schaffen?

Ein Diabetiker muss bereits vor der Essensaufnahme eine definierte (meist mit dem Arzt festgelegte) Menge an Insulin spritzen, und zwar unabhängig von der tatsächlichen Nahrungsmenge. Damit wird jedoch außer Acht gelassen, welche Menge an Zucker über die Nahrung wirklich aufgenommen wird. Dank des zugeführten Insulins lagert der Körper, unabhängig vom Blutzuckerwert, freudig weiter Glukose wie auch Fettsäuren ein. Parallel dazu hemmt ein hoher Insulinwert die Freisetzung von Zucker aus den Zellen sowie den Fettstoffwechsel der Leber. Ohne diesen Mechanismus ist aber der Körper nicht in der Lage, eigene Fettzellen abzubauen, um daraus Energie zu gewinnen. In diesem Stadium wäre ein Training äußerst ermüdend, denn es würde vor allem der Zucker, der sich in den Zellen befindet, zur Energiebereitstellung herangezogen werden. So ist keine Gewichtsreduktion möglich. Dies kann durch die verordnete Insulingabe zu einer verzweifelten Endlosschleife werden.

Zwei der bekannteren Auswege aus der Abwärtsspirale stellen das Fasten und eine dauerhafte Ernährung ohne Kohlenhydrate, also im Fettstoffwechsel, dar. Das Fasten hat hier einen unfassbar großen und einfachen Vorteil. Grob gesagt muss kein Insulin gespritzt werden, wenn nichts gegessen wird. Kann es so einfach sein? Der im 1. Kapitel erwähnte kanadische Arzt Dr. Jason Fung hat bereits unzähligen Menschen aus der Insulinfalle geholfen und bietet verschiedene Möglichkeiten einer Therapie an.

Anders verhält es sich bei der Vorstufe von Diabetes – der Insulinresistenz und der Fettleber. Hier kann durch Bewegungen die Sensitivität der Zellen gefördert und der Fettstoffwechsel stimuliert werden, der wiederum eine Gewichtsreduktion erst möglich macht. Sport kann somit dabei unterstützen, erst gar nicht an Diabetes zu erkranken. Auch eine bewusste Ernährung mit wenig Kohlenhydraten (LowCarb)

und damit ausbleibenden Blutzuckerspitzen kann die Aktivierung des Fettstoffwechsels zusätzlich stimulieren. Warum das gerade von Vorteil ist, wissen wir ja bereits.

Fasten

Vom Ursprung her handelt es sich beim Fasten um eine vorübergehende, zeitlich begrenzte Pause der Nahrungszufuhr. Solch freiwilliger »Hunger« hat und hatte einen entweder spirituellen/religiösen oder aber medizinischen/gesundheitlichen Hintergrund. Um die Wende zum vergangenen Jahrhundert, als das kirchliche Fasten immer weniger praktiziert wurde, entwickelte sich eine Bewegung des medizinischen Fastens. Einrichtungen, die das Fasten zur Prävention und Therapie chronischer Krankheiten einsetzten, nahmen an Popularität zu. Heute gibt es viele unterschiedliche Arten des medizinischen Fastens. Neben Kliniken findet man auch privat veranstaltete Fastenreisen, mit dem Ziel, sich in der Enthaltsamkeit gegenseitig zu stärken.

In den letzten Kapiteln habe ich häufig die Vorteile des Fettstoffwechsels erwähnt. Auch der Trend der ketogenen Ernährung stellt eine Ableitung des Fastens dar, indem darin eine Art des (Kohlenhydrat-)Hungers imitiert wird. In ähnlicher Ausrichtung hat der Arzt und Forscher Valter Longo die »Fasting Mimiken Diet« entwickelt, die, wie die ketogene Ernährung, die Selbstheilungsprozesse im Körper ankurbeln soll. Ernährungsformen, bei denen nicht komplett auf Nahrung verzichtet wird, stellen Alternativen zum Fasten dar. Für den Menschen ist Nahrungsverzicht, wie wir gesehen haben, immer auch von Überlebensangst begleitet. Geschichtlich betrachtet wurden Hungerzeiten meistens durch zu kalte Winter, Dürreperioden oder Kriege ausgelöst. Wir in

der westlichen Welt sind heute in der glücklichen Situation, davon weitestgehend verschont zu bleiben. Um aber von den Benefits der kurzfristigen Kalorienrestriktion zu profitieren, müssen die Phasen des aktiven Verzichts über den Willen gesteuert werden.

Es gibt verschiedenste Ausrichtungen des Fastens, mit unterschiedlichen Vor- und Nachteilen. Im Folgenden möchte ich einen groben Einblick in die Prinzipien des Heilfastens und des intermittierenden Fastens geben. Entscheidet man sich persönlich für eine Fastenzeit, sollte man stets weitere Informationen über die einzelnen Vorgehensweisen einholen. Bei gesundheitlicher Beeinträchtigung ist es zu empfehlen, immer auch behandelnde Ärzte, Heilpraktiker oder Therapeuten miteinzubeziehen. Denn ein bereits sehr geschwächter Körper könnte mit einer falschen und unachtsam ausgeführten Fastenmethode die letzten Reserven verlieren.

Zwar stellt die Nahrung eine wichtige Lebensgrundlage dar, doch hat sich in den letzten Jahrzehnten unsere Einstellung zum Essen drastisch verändert. Kurz gesagt: Heute leben wir, um zu essen, anstatt zu essen, um zu leben. Fünf Mahlzeiten am Tag sind keine Seltenheit. Um diese eingefahrenen Routinen zu durchbrechen, können bewusste Essenspausen gute Dienste leisten. Von solchen kurzen Phasen geht zwar für gesunde und erwachsene Menschen keinerlei Gefahr aus, sie bleiben aber, wie beschrieben, stets angstbehaftet.

Heilfasten

Unter Heilfasten versteht man eine Form der Nahrungsabstinenz, die mittels Entschlackung und daraus geförderter Regenerationsfähigkeit der Gesundheit zugutekommen soll. Nicht selten ist bei Fastenden auch der Wunsch nach der

seelischen Reinigung ein weiterer Antrieb für diese Art der Nahrungsabstinenz.

Es gibt unterschiedliche Arten des Heilfastens. Die bekanntesten sind das Fasten nach Buchinger, Mayr oder aber das Saftfasten, das auf der Zugabe geringer Mengen an Kalorien und Nährstoffen basiert. In allen Fällen wird der Verdauungstrakt komplett entlastet. Fastenperioden können zwischen drei Tagen bis hin zu einem Monat dauern. Je nachdem, wie hoch die Zufuhr von Zucker etwa aus Säften ist, tritt eine Aktivierung des Fettstoffwechsels in der Regel nach drei bis sieben Tagen ein. Von nun an stellt der Körper die Energiebereitstellung durch das Anzapfen der eigenen Reserven sicher, er reinigt sich.

Eine Studie der Charité Berlin von 2019 zeigt die nachweislichen Vorteile von längeren Essenspausen deutlich auf.

Fasten führt zu einer Fettreduktion insbesondere des sehr schädlichen Organfetts.

Nach dem Fasten verbesserten sich die Blutdruckwerte sowie die Diabetes-Parameter wie Blutzucker und HbA1c (Langzeitblutzucker, gemessen im Blut).

Fasten mobilisiert den Fettstoffwechsel durch die Bildung von Ketonkörpern und fördert somit die Autophagie. Diese gilt auch als Selbstreinigungsprozess des Körpers.

84 Prozent schwerwiegender Krankheiten wie zum Beispiel Arthritis, Diabetes Typ 2, Fettleber, ein chronisch erhöhter Cholesterinspiegel, Bluthochdruck und Erschöpfungszustände konnten durch die Essenspausen deutlich verbessert werden.

Durch Ausbleiben des Hungers fiel es den Probanden, trotz zum Teil körperlicher Einschränkungen, nicht schwer, die Fastenperiode durchzustehen.

Ein Aspekt, der beim Heilfasten oft untergeht, ist die starke Entgiftung während längerer Fastenphasen. Nicht der Ge-

wichtsverlust und auch nicht der Abtransport der sogenannten Schlacken sind das Entscheidende. Wenn die Körperfette
zur Energiebereitstellung mobilisiert werden, kann man sich
dies wie das Auflösen einer Mülldeponie vorstellen. Denn der
Körper lagert im Körperfett neben überschüssiger Energie
auch Gifte ab, die zum Beispiel aus Schadstoffbelastungen
oder langzeitiger Medikamenteneinnahme, Stress, Schimmelpilzbelastung, Reinigungsmittel, Pestizide, Drogen- und
Zigarettenkonsum und vielen weiteren Quellen stammen.
Solch eine Ablagerung von Giften passiert immer dann, wenn
die Vergiftung im Körper zu hoch ist, um sie noch kontrolliert abzubauen. Ab wann das der Fall ist, ist von Mensch zu
Mensch verschieden, denn jeder Körper ist in unterschiedlichem Maß dazu in der Lage, Schadstoffe zu binden und
auszuscheiden. Dieser Reinigungsprozess kann, wie schon
erwähnt, auch durch einen Nährstoffmangel verhindert werden, da die Nährstoffe als Transportstoffe benötigt werden.
Sind diese im Organismus nicht in ausreichender Menge
vorhanden, entscheidet der Körper, die Schadstoffe in der
eigenen Mülldeponie – dem Fett – einzulagern. Mehr Gifte
benötigen demzufolge mehr Transportmoleküle. Eine zu
hohe Giftbelastung zum Beispiel durch Rauchen, Alkohol
und Schlafentzug, also aus einer normalen Partynacht, kann
zu so einer erhöhten Vergiftung führen.

Eine besonders gefährdete Berufsgruppe sind die Friseure.
Färbemittel, Festiger, Bleichmittel und Dauerwellenpräpa-
rate enthalten eine Vielzahl von gesundheitsgefährdenden
Substanzen, die über die Atemwege oder im direkten Haut-
kontakt aufgenommen werden. Eben solche eingelagerten
Gifte sind im Grunde dafür verantwortlich, warum eine
schnelle Mobilisierung der Fette (rascher Gewichtsverlust)
gefährlich sein kann. Die eigene Krankheitsgeschichte und
der damit in Verbindung stehende Vergiftungsgrad sollten
immer berücksichtigt werden. Denn werden in einer Fas-

tenkur mehr Gifte gelöst als abtransportiert werden können, sucht sich der Körper alternative Ablageorte. Und die Fettpolster stellen immer eine kurzfristig bessere Deponie dar als Organe und Knochen, da sich dort sehr viel schneller gravierende Erkrankungen bilden können.

Um nun einer möglichen Flut an aus den Fettpolstern gelösten Giften (auch Rückvergiftung genannt) entgegenzuwirken und einen Abtransport sicherzustellen, sollten die Ausleitungsorgane wie Leber, Niere, Darm und Blase zusätzlich unterstützt werden. Dies kann durch unterschiedlichste Maßnahmen erfolgen.

Heilerde

Es gibt verschiedenste Anbieter und Zusammensetzungen von Heilerde. Besonders zu empfehlen ist eine Kombination aus Bentonit und Zeolith. Beide Stoffe binden Giftstoffe und Schwermetalle mittels Ionenaustausch. Das bedeutet, dass die Mineralien aus dem Vulkangestein an den Körper abgegeben werden und als Austausch Schadstoffe, zum Beispiel Aluminium, Blei, Quecksilber und Kadmium, Radionuklide, Histamin sowie Ammonium, gebunden werden können. Insbesondere Bentonit wirkt schützend auf die Schleimhaut des Magen-Darm-Kanals. Es eignet sich daher vor allem beim Entgiften für Menschen mit einer empfindlichen Magen-Darm-Schleimhaut.

Die Heilerde durchwandert den Magen-Darm-Trakt, bindet dabei wie ein Schwamm Schadstoffe und wird auf natürlichem Weg mit dem Stuhl wieder ausgeschieden. Diese Art von Ausleitung kann im Rahmen jeglicher Ernährungsumstellung zum aktiven Abtransport gelöster Giftstoffe aus den Fettzellen eingesetzt werden. So lässt sich sicherstellen, dass durch die Mobilisierung von Fetten keine sogenannte Rückvergiftung stattfindet.

Chlorella

Neben der Versorgung mit wichtigen Nährstoffen wie Vitamin B12, weiteren Vitaminen, Aminosäuren und Chlorophyll bindet Chlorella Schwermetalle und hilft, diese auszuleiten. Zusätzlich zur Unterstützung beim Fasten kann eine tägliche Dosis dieser Alge Schwermetalle, die zum Beispiel aus beschädigten Amalgamfüllungen austreten oder aus belasteten Speisefischen aufgenommen werden, unmittelbar binden und abtransportieren.

Trinken

Mindestens drei Liter sollten während einer Fastenkur täglich getrunken werden. Bevorzugt stilles Wasser (optimal Quellwasser), Kräutertees ohne Zusätze oder auch Kokoswasser. Frisch gepresste Säfte während einer Saftkur werden unabhängig von der Flüssigkeitszufuhr betrachtet. Pro Liter Saft sollte mindestens ein Liter Wasser getrunken werden.

Einläufe

Durch die Mobilisierung des Fettgewebes sammeln sich vermehrt Gifte im Darm, was zu vergiftungsartigen Erscheinungen führen kann. Insbesondere Kopfschmerzen während des Fastens deuten auf eine Rückvergiftung hin. Gelöste, in der Regel hochkonzentrierte Gifte werden dabei durch die Darmwand wieder in den Kreislauf aufgenommen. Da während des Fastens, besonders bei einer längeren Fastenzeit, wenig Kot gebildet wird, kann dem Körper mittels Einläufen beim Abtransport geholfen werden. Solche Vergiftungserscheinungen können trotz Chlorella, Heilerde und genügend Flüssigkeitszufuhr auftreten. Deswegen sollte spätestens bei den ersten Anzeichen, wie etwa Kopfschmerzen, Durchfall

oder anderen Heilkrisen, direkt mit Einläufen gearbeitet werden. So kann besonders morgens, nach dem nächtlichen Entgiften, der Darm mittels Einlauf entlastet werden. Lindert dieser die Kopfschmerzen nicht, kann zu einem späteren Zeitpunkt am Tag noch mal ein Einlauf durchgeführt werden. Ich persönlich folge hier den Anleitungen von Florian Sauer, die ich jedem Fastenfreund für die richtige und effektive Einlaufpraxis ans Herz lege.

Es ist hilfreich, bereits vor der geplanten Fastenkur Erfahrungen mit Einläufen zu sammeln. Gesellschaftlich handelt es sich leider immer noch um ein Tabuthema, über die eigenen Ausscheidungen zu sprechen oder sie gar anzuschauen. Schon verwunderlich, dass der Mensch so eine Abneigung gegen die eigene verdaute Nahrung hat. Durch eine frühzeitige Auseinandersetzung mit den eigenen Exkrementen und das Herantasten an das Durchführen von Einläufen kann einem unnötiges Unwohlsein und Rumprobieren in der Fastenzeit erspart bleiben. Wie die Tochter des bekannten Arztes und Begründers der Gerson-Therapie, Charlotte Gerson, in ihren Interviews immer wieder bekräftigt, ist Fasten und Entgiften ohne die Unterstützung von Einläufen grob fahrlässig und kann zu gesundheitlichen Schäden führen.

Damit der Körper mit den durch Nahrungsentzug auftretenden Herausforderungen umgehen kann, steht neben dem Ausleiten vor allem Ruhe auf dem Zeitplan. Bitte davon Abstand nehmen, nebenbei zu fasten und dem Körper das übliche Stresspensum zuzumuten. Er braucht all seine Energie für das Aufrechterhalten der überlebenswichtigen Körperfunktionen und die Entgiftung, nicht jedoch, um dem Stress in der Arbeit standzuhalten oder sportliche Leistungen zu erbringen.

Wird ein Fastenzeitraum von mehr als drei Tagen angestrebt oder besteht bereits eine lange Krankheitsgeschichte, ist es sinnvoll, das Fasten in einer geschulten Einrichtung

durchzuführen. Insbesondere Chemotherapie-Patienten sollten diese Entscheidung mit ihrem Arzt besprechen und ihr Fasten nur unter ärztlicher Aufsicht durchführen. Denn es wird häufig berichtet, dass das Lösen der Gifte von den Patienten wie eine zweite Chemotherapie erlebt wird. Bei der Auswahl eines geeigneten Fastenzentrums ist darauf zu achten, dass immer ausleitende Maßnahmen mit auf dem Programm stehen, insbesondere Einläufe.

Neben den klassischen und strikten Fastenmethoden, die zumeist Zeit, Geld und Urlaubstage in Anspruch nehmen, mehren sich Forschungen in eine weitere Richtung des Fastens.

Intermittierendes Fasten

Beim Intervallfasten handelt es sich um Essenspausen, die zwischen 12 und 24 Stunden betragen und somit das Fenster für die Nahrungsaufnahme zeitlich entsprechend verkürzen. Je länger die Zeit ohne Essen ist, umso höher wirkt sich der positive Effekt auf den Organismus aus.

Sehr motivierend ist auch die Tatsache, dass es keine »Regeln« im klassischen Sinn gibt. Man genießt um 18 Uhr noch ein schönes Abendessen und isst das erste Mal erst um 10 Uhr wieder, und schon sind die 16 Stunden voll. Das Einzige, was man neben Wasser noch zu sich nehmen kann, ist schwarzer Kaffee und ungesüßter Kräutertee. In dieser Zeit empfiehlt es sich, auch die Finger von Zigaretten & Co. zu lassen. Warum? Weil der Körper Giftstoffe aus dem Fettgewebe lösen wird und alle von außen zugeführten Gifte dann besonders belastend wirken.

Als Alternative zur kompletten Essenspause hat Dave Asprey, der Autor von *Hirntuning* und *Die Bulletproof-Diät*, eine weitere

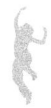

Art des intermittierenden Fastens entwickelt. Die Nutzung der eigenen Ketonkörper aus dem Fettgewebe zur Energiebereitstellung kann durch die Zuführung von externen Ketonen noch verbessert werden. Für Menschen, die bereits morgens gedankliche Höchstleistungen abrufen müssen, bietet dies oft eine gute Zwischenlösung, insbesondere dann, wenn der Körper noch nicht sehr effektiv eigene Energie aus Fettsäuren herstellt. Das Ziel hinter dieser Fastenabwandlung ist es, in der Zeit der Essenspause nur Lebensmittel zu konsumieren, die den Blutzuckerspiegel nicht ansteigen lassen, also etwa reines Fett, Kaffee und ungezuckerten Tee. Sein Geheimrezept ist der sogenannte Bulletproof-Kaffee, der aus schwarzem Kaffee mit etwas Butter und MCT-Öl besteht. Bei dem MCT-Öl handelt es sich um mittelkettige Triglyceride, die sehr effektiv vom Körper in Ketone umgesetzt werden können und eine schnelle Extraportion Energie liefern. Im 1. Kapitel finden sich die wichtigsten Informationen zu den mittelkettigen Triglyceriden zum Nachlesen.

Übrigens spart intermittierendes Fasten ganz pragmatisch Geld und Zeit und stößt ungeahnte Selbstheilungsprozesse an. Der Frühjahrsputz kann kommen.

Meditation

Der Begriff Meditation geht auf das lateinische »meditari« zurück, das »nachdenken« oder auch »nachsinnen« bedeutet. Durch Achtsamkeits- oder Konzentrationsübungen soll sich der Geist beruhigen und wieder sammeln. Meditationsübungen sind Bestandteil vieler Rituale in den unterschiedlichsten Religionen, insbesondere jedoch in den östlichen Glaubensrichtungen. In der westlichen Welt wird diese Praktik oft losgelöst von jeglichem religiösen Hinter-

grund zur Stressbewältigung und Persönlichkeitsentwicklung praktiziert.

Einige Untersuchungen geben Grund zu der Annahme, dass Meditation sowohl das Gehirn als auch den Körper physisch verändert und möglicherweise dazu beitragen kann, viele gesundheitliche Beeinträchtigungen des heutigen Zeitalters zu verbessern und ein positives und ausgeglichenes Verhalten zu fördern.

1. So wurde festgestellt, dass während und nach dem Meditationstraining die Probanden konzentrierter waren, besonders bei sich wiederholenden und langweiligen Aufgaben. Des Weiteren zeigte die Studie auch eine verbesserte Leistung bei der Informationsverarbeitung, die darauf abzielte, Terminstress zu erzeugen. Tatsächlich gibt es Hinweise darauf, dass Meditierende einen ausgeprägteren präfrontalen Kortex haben und dass Meditation den Verlust der kognitiven Fähigkeit im Alter ausgleichen könnte.

2. Die University of Southern California (Laboratory of Neuro Imaging) hat herausgefunden, dass Langzeitmeditierer größere Mengen an Großhirnwindungen haben als Menschen, die nicht meditieren. Es wird vermutet, dass diese Großhirnwindungen dafür verantwortlich sind, dass das Gehirn Informationen besser verarbeiten, Entscheidungen schneller treffen, Erinnerungen bilden und Aufmerksamkeit verbessern kann.

3. Die Ergebnisse einer Studie aus dem Jahr 2012 zeigen auf, dass durch Meditation die Aktivität in der Amygdala (einem Teil des Gehirns, welcher an der Verarbeitung von Emotionen beteiligt ist) beeinflusst werden kann, selbst dann, wenn sich die Person nicht im Zustand der Meditation befindet.

Besinnt man sich zurück an den Anfang und auf die Bedeutung der Meditation, das Nachdenken und Sinnieren, steht nicht die körperliche Gesundheit, sondern die Gesundheit des Geistes im Vordergrund. Ein gesunder Geist trägt allerdings zu mehr körperlichem Wohlbefinden bei. Besonders die Aktivierung von Mitgefühl und Dankbarkeit ermöglicht durch eine positivere Stimmung einen besseren Umgang mit Stresssituationen. Und wie im Laufe dieses Buches bereits mehrfach erwähnt, stellt dauerhaft erlebter Stress einen enormen Risikofaktor für eine unausgeglichene Körperchemie dar und ebnet somit den Weg in die Krankheit.

In vielen Management-Etagen gehört Meditation inzwischen zum Tagesablauf. Im Ergebnis, so berichten es die Meditierenden selbst, entstünden bessere Entscheidungsfähigkeit, ein schärferes Auffassungsvermögen, eine erhöhte Stressresistenz und ein größeres Einfühlungsvermögen. Es ist also einen Versuch wert.

Schlaf

Allein die Erinnerung an eine schlaflose Nacht macht die Wichtigkeit von Schlaf mehr als deutlich. Neben der ausreichenden Schlafdauer ist auch die Qualität des Schlafes einer der Indikatoren für eine gute Schlafhygiene. Denn eine achtstündige Nachtruhe, die durch zwei Mal aufs Klo gehen und unzähliges Herumwälzen unterbrochen ist, kann kaum erholsamer sein als eine durchgemachte Nacht. Insbesondere die Tiefschlafphasen und der sogenannte REM-Schlaf sollen dafür verantwortlich sein, ob eine Nacht erholsam ist oder nicht. Diese Phasen durchlebt jeder Schlafende mehrmals pro Nacht in einem etwa 90-minütigen Fenster, umringt von Leichtschlafphasen. Im ersten Drittel der Nacht dominieren die tiefen Schlafphasen, wogegen im zweiten

und letzten Drittel der REM-Schlaf mehr Zeit einnimmt. Tiefenentspannung und körperliche Erholung finden nur in der Tiefschlafphase statt; der Traumschlaf, der in der REM-Phase geschieht, begünstigt in erster Linie die geistige und emotionale Regenerierung. Die REM-Phasen sind auch dafür verantwortlich, dass sich manchmal Probleme wie im Schlaf lösen. Eine Nacht über eine wichtige Entscheidung zu schlafen kann dank des REM-Schlafs so manche falsche Weichenstellung verhindern.

Beim Schlafrhythmus ist die Genialität der Natur wieder in Perfektion zu bewundern. Denn ist es nicht fantastisch, dass zuallererst die körperliche Regeneration im Fokus steht, die einem das tägliche Überleben sichert, und erst, wenn noch genügend Schlafenszeit verbleibt, auch der Geist zur Ruhe kommen kann? Kein Wunder, dass die Emotionen und der Geist sowie die damit in Verbindung stehende Konzentrationsfähigkeit eher unter einem Schlafmangel leiden als der Körper, der nach außen den Anschein erweckt, dass alles passt.

Man liest immer mal wieder, dass der erholsamste Schlaf vor Mitternacht stattfindet. Dies bestätigen Schlafforscher nicht einheitlich und geben der grundlegenden Schlafqualität eine höhere Priorität. In der Traditionellen Chinesischen Medizin (TCM) wiederum werden den verschiedenen Organen recht genaue Zeiten zugewiesen, in denen sie während der Nachtruhe regenerieren: die Bauspeicheldrüse (23–1 Uhr), die Leber (1–3 Uhr), die Lunge (3–5 Uhr) und der Dickdarm (5–7 Uhr). Werden diese Organe nachts noch mal stimuliert, wie zum Beispiel durch Alkohol oder nächtliche Essattacken, ist ihre Regeneration eingeschränkt. Auf Dauer gesehen, können sich so leichter Vergiftungen manifestieren und den Organismus sowie die einzelnen Organe unnötigerweise belasten.

Die Mehrheit der deutschen Bevölkerung gehört laut Studien zu den guten Schläfern. Jedoch sprechen immer mehr

Menschen von einer zeitweiligen Beeinträchtigung des Einschlafens oder des Durchschlafens. Morgens wiederholt müde aufzuwachen kann stark an die Substanz gehen und zu einem leichtsinnigen Griff hin zu Koffein am Morgen oder aber Schlaftabletten am Abend führen. Das kann natürlich nicht die Lösung sein. Die eigene Schlafhygiene kann positiv unterstützt werden. Die nachfolgend aufgeführten Veränderungen werden vielleicht nicht bei allen, die unter chronischen Schlafbeschwerden leiden, zu einem guten Schlaf führen. Aber bei Menschen, die von kurzweiligen Ein- und Durchschlafproblemen geplagt sind, konnten damit gute Erfolge verzeichnet werden.

Anregungen für eine gute Schlafhygiene

1. Feste Zubettgehzeiten und regelmäßige Aufstehzeiten ermöglichen es dem Körper, verschiedenste biologische Rhythmen aufeinander abzustimmen. Die Einhaltung einer regelmäßigen Aufstehzeit ist dabei am wichtigsten, denn sie stellt den biologischen Ankerpunkt für diesen Rhythmus dar.

2. Ein Nickerchen tagsüber kann dazu führen, dass der Schlafdruck abends abfällt. Ein- und Durchschlafstörungen in der Nacht können die Folge sein. Wenn man jedoch gar nicht ohne einen Mittagsschlaf auskommt, sollte dieser nicht länger als 20 Minuten sein und im Idealfall nicht mehr nach 15 Uhr stattfinden.

3. Auf Alkohol sollte mindestens drei Stunden vor dem Zubettgehen verzichtet werden. Alkohol verhilft zwar manchem zu einem leichteren Einschlafen, jedoch beeinträchtigt er gravierend die Schlafqualität. Bereits relativ geringe Mengen, wie etwa zwei Gläser Wein oder Bier, führen zu einer deutlichen Verschlechterung der Erholung in der Nacht.

4. Nach 14 Uhr sollte auf koffeinhaltige Getränke komplett verzichtet werden. Kaffee gilt als Wachmacher und kann somit zu erheblichen Schlafstörungen beitragen. Neben Kaffee wirken auch schwarzer und grüner Tee sowie Cola stimulierend.

5. Die letzte Mahlzeit des Tages sollte spätestens drei Stunden vor dem Zubettgehen eingenommen werden. Dies stellt deren ausreichende Verdauung vor dem Einschlafen sicher. Besonders tierische Proteine und Rohkost haben eine lange Verweildauer im Magen und sollten daher abends eher in geringen Mengen genossen oder aber ganz weggelassen werden. Mit einem entspannten Verdauungstrakt schläft es sich deutlich erholsamer.

6. Sportliche Höchstleistungen nach 18 Uhr sollten weitestgehend vermieden werden. Diese stimulieren das sympathische Nervensystem, und der Sportler befindet sich ruckzuck im Kampf-oder-Flucht-Modus, wodurch eine unmittelbare Cortisolfreisetzung veranlasst wird, was besonders für chronisch gestresste Menschen das abendliche Zur-Ruhe-Kommen erschwert. Auch für alle anderen Personen bedeutet spätes Training mindestens eine Beeinträchtigung der Schlafqualität und somit der Regeneration. Aktive Bewegung über den Tag hinweg verhilft im Gegensatz dazu zu einem guten und meist tiefen Schlaf.

7. Der Ort der Nachtruhe sollte möglichst dunkel und leise sein, um das eigene Unterbewusstsein nicht unnötig zu stimulieren. Denn bereits die kleinsten Reize versetzen es in Alarmbereitschaft. So kann schon eine Nachtlampe die Schlafqualität beeinträchtigen.

8. Eine Stunde vor dem Zubettgehen ist technikfreie Zeit, um sich zum einen besser von der Arbeit und den Geschehnissen des Tages zu distanzieren und sich zum anderen keinem Weißlicht aus den Bildschirmen tech-

nischer Geräte mehr auszusetzen. Führt mal kein Weg am späten Arbeiten am Computer vorbei, können sogenannte BlueLightBlocker-Brillen Abhilfe schaffen. Diese wandeln das künstliche weiße Licht aus dem Monitor in ein wärmeres, mehr rötliches um. Dieses Licht kommt dem natürlichen Farbspektrum einer Dämmerung recht nahe und trägt somit zu der abendlichen Bildung von Melatonin bei. Dabei handelt es sich um das Schlafhormon, das dafür sorgt, dass man müde wird. Denn ist man lange und dauerhaft weißem Kunstlicht ausgesetzt, wie es in so vielen Büros der Fall ist, kommt der Tag-Nacht-Rhythmus aus dem Gleichgewicht. Das Licht, das über die Augen wahrgenommen wird, suggeriert dem Gehirn, es sei helllichter Tag.

9. Ein regelmäßiges Zubettgeh-Ritual kann den Geist unterstützen, sich auf die Nacht vorzubereiten. So kann die Tasse Tee oder aber das gemütliche Lesen eines Buches auf dem Sofa den Abend ganz entspannt ausklingen und das parasympathische Nervensystem zum Einsatz kommen lassen.

10. Bereits das Aufwachen ist die erste Routine für einen guten Schlaf am Abend. Sich direkt morgens dem Tageslicht auszusetzen stabilisiert den Schlaf-Wach-Rhythmus und hat dazu auch noch eine stimmungsaufhellende Wirkung.

Das mag nun alles recht umfangreich erscheinen. Aber wie sagt man so schön: Guter Schlaf ist teuer. Auch muss man nicht sofort alles gleichzeitig umsetzen, sondern beginnt mit den Veränderungen, die einem am leichtesten fallen, um erste Erfolge für sich zu erzielen.

Ich persönlich habe mein über lange Zeit krankes Schlafbild durch Einhaltung dieser Regeln erfolgreich verändert und in eine gesunde, stabile Form gebracht. Zwar konnte ich schon immer gut einschlafen – kein Ort war sicher vor mir –,

aber heute weiß ich, dass dies meinem damaligen Erschöp-
fungszustand geschuldet war. Mein Körper war dankbar
für jede Schlafmöglichkeit, da war es ihm ganz egal, wann
und wo. Heute schlafe ich täglich acht Stunden, gehe jeden
Tag, ganz automatisch, zur gleichen Zeit zu Bett und wa-
che automatisch zur gleichen Zeit auf. Nicht immer schlafe
ich durch, aber ich fühle mich an den meisten Morgenden
erholt. Dies stellt in meinem Leben eine hundertprozentige
Verbesserung dar.

Wasser

Sechzig Tage kann der Mensch ohne Nahrung überleben,
aber nur ein paar wenige Tage, ohne zu trinken. Faszinierend dabei ist es, dass wir uns so viele Gedanken über das
Essen machen, aber kaum über das Trinken. Dabei ist Wasser
das wichtigste Elixier auf Erden. Ohne Wasser würde es uns
nicht geben, denn der Mensch besteht zu etwa 70 Prozent
aus Wasser. Zwei bis drei Liter dieser Wasserreserven werden
täglich ausgeschieden, müssen also für einen stabilen Wasserhaushalt wieder aufgefüllt werden. Da ist es klar, dass die
drei Liter Flüssigkeit die bestmögliche Qualität haben sollten.
   Was einst jedoch frisch aus der Quelle kam, stammt heute
aus Plastikflaschen, versetzt mit künstlichen Mineralien und
Fluoriden (Nervengift), oder aber aus dem Wasserhahn, nicht
selten gezwängt durch alte und rostende Rohre. Quellwasser
ist und war schon immer Träger von Informationen der Erde.
Zwingen wir es jedoch in enge Flaschen, verliert es diese
Informationen, und somit bleiben sie auch dem Trinken-
den verwehrt. Durst verlangt also nach mehr als nur nach
der Aufnahme von Flüssigkeit. Jeder, der schon mal Wasser
frisch aus einer Quelle kosten durfte, weiß genau, wovon
ich spreche.

Dem japanischen Wasserforscher Dr. Masaru Emoto ist es gelungen, mit einem speziellen Verfahren sichtbar zu machen, was sensible Menschen schon seit Menschengedenken spüren. Wasser ist nicht gleich Wasser, sondern kann verschiedene Schwingungen aufweisen. Dementsprechend zeigen Wassertropfen, die nach dem Verfahren von Emoto unter dem Mikroskop fotografiert werden, entweder auffallend schöne und regelmäßige Strukturen oder eben unregelmäßige und unvollständige Formen, abhängig davon, ob sie positiver oder negativer Energie ausgesetzt sind.

Zum Glück gibt es mittlerweile inspirierte Menschen, die es sich zur Aufgabe gemacht haben, (Leitungs-)Wasser wieder in die schöne Form des Quellwassers zu versetzen, geladen mit den für den Menschen so wichtigen Informationen. Die Anschaffung einer Filteranlage stellte für mich persönlich die Lösung dar. Seither habe ich Zugriff zu Leitungswasser in Quellwasserqualität, egal ob in der Großstadt oder im Urlaub. Natürlich kann auch Wasser aus Glasflaschen eine Alternative darstellen. Hier sollte jedoch auf die zugeführten Mineralien und Salze geachtet werden. Wasser aus Plastikflaschen sollte nicht nur aus ökologischen Gründen gemieden werden. Diese enthalten aufgrund der gängigen Abfüllverfahren und Lagerung (Aussetzung großer Hitze) oft Plastikrückstände, die mit jedem Schluck in den Organismus gelangen.

Ich persönlich litt in den ersten Monaten meiner Wasserumstellung direkt unter Ent- und Vergiftungserscheinungen. Erst nach Durchlaufen dieser Phase hat mir das stille Wasser dann auch geschmeckt. Bekommt der Körper reines Wasser, versetzt mit den richtigen Informationen von Mutter Erde, werden automatisch die eigenen Entgiftungsmechanismen angekurbelt – was bekanntermaßen bei vielen Menschen zu sogenannten Heilungskrisen führen kann. Eine Heilungskrise ist eine erste Verschlechterung von Symptomen oder

des allgemeinen Wohlbefindens durch eine Rückvergiftung. Durch das Trinken von viel Wasser kann dem Körper dabei geholfen werden, die gelösten Gifte über den Urin und den Schweiß auszuscheiden.

Woher jeder sein Wasser bezieht, kann variieren, jedoch sollte kein Abstrich bei der Qualität gemacht werden. Denn dieses Elixier sichert das Leben.

Rituale

Unter Ritualen verstehe ich positive Routinen, die der Gesundheit und dem Wohlbefinden zugutekommen. Es gibt natürlich auch negative Routinen wie das Rauchen, die zwei Biere am Feierabend, die Tüte Chips vor dem Fernseher oder das regelmäßig späte Zubettgehen. Davon ist hier nicht die Rede. Jeder hat einige solcher Laster, so viel steht fest. Es geht auch nicht darum, sein Leben in Abstinenz zu führen, sondern um eine Stärkung und Bewusstmachung von Ritualen, die der Gesundheit förderlich sind.

So kann jeder für sich prüfen, ob es negative Rituale im eigenen Leben gibt, die nach all dem hier erfahrenen Wissen in positive umgewandelt werden sollten. Jeder wird auch positive Rituale kennen und praktizieren, wie das gemeinsame Essen als Familie einmal am Tag, die liebevolle Umarmung für den Partner, wenn man das Haus verlässt, oder vielleicht, dass man jeden Sonntag mit den Eltern telefoniert, um ihnen zu sagen, was sie einem bedeuten. Solche Momente verankern sich nicht nur im eigenen Gedächtnis, sondern auch in dem des Gegenübers, und führen unweigerlich zu positiven chemischen Reaktionen. Sie sorgen für Glücksmomente. Und davon sollte es tagein, tagaus mehrere geben.

Da ich hier jedoch keinen Beziehungsratgeber vorlege, sondern ein Buch über gesunde Ernährung, möchte ich nur

kurz Inspirationen für verschiedene positive Rituale nach Tageszeiten gegliedert teilen. Vielleicht hilft es dem einen oder anderen dabei, alte, ungesunde Rituale zu erkennen und mit neuen zu überschreiben.

Morgens

Morgens ist die Welt noch in Ordnung, heißt es so schön, und das stimmt. All die Gefühle und Herausforderungen des Tages sind noch fern, und der eigene Geist ist entspannt und hoffentlich in freudiger Erwartung darauf, was der Tag so bringt. Dies ist die optimale Zeit, um persönliche Morgenroutinen zu implementieren. Es bedeutet meistens, etwas früher aufzustehen, die Auswirkungen auf den Tag sind jedoch gravierend.

1. 10 bis 15 Minuten Meditation, bevor das Gedankenkarussell des Tages zu rotieren beginnt.
2. Eine kalte Dusche am Morgen weckt nicht nur Lebensgeister und bringt den Kreislauf in Schwung. Sie verschafft dem Organismus auch den ersten kurzzeitigen Stress und feuert somit die Mitochondrien an. Außerdem wurde bereits das erste Mal an diesem Tag der innere Schweinehund überwältigt, also werden auch andere Herausforderungen leichter.
3. Ein kurzer Spaziergang, um den Kreislauf in Gang zu bringen und frische Luft in die Lungen zu bekommen. Hundebesitzer haben hier einen deutlichen Vorteil. Auch das Rad für den Arbeitsweg zu nutzen kann morgens zusätzliche Vitalität schenken.
4. Sich ein paar Minuten Zeit zu nehmen, um die Ziele und Prioritäten des Tages zu definieren, kann den Fokus schärfen.
5. Ein gesundes Lunchpaket für sich und die Familie vorbereiten und somit den Gang zur Dönerbude vermeiden.

6. Sport am Morgen vertreibt Kummer und Sorgen. Da die natürliche Cortisolausschüttung am Morgen am höchsten ist, beeinflusst so der Sport auch einen gesunden Tag-Nacht-Rhythmus. Sport am Abend kann dagegen die Nachtruhe stören.

Mittags

1. Die Mittagspause draußen an der frischen Luft verbringen. Vielleicht sogar barfuß durchs Gras gehen. Dieses Ritual verleiht neue Energie, und es scheint fast so, als würden all die Anspannung und der Stress über die Fußsohlen in den Boden fließen. So kann die Pause zu mehr Klarheit für wichtige Entscheidungen verhelfen und einen manch herausfordernde Situation lockerer betrachten lassen.
2. In Ruhe, ohne das Smartphone in der Hand, das mitgebrachte Essen genießen.
3. Ein Atem-Ritual, an der frischen Luft durchgeführt. Besonders die in diesem Buch beschriebene Anti-Stress-Atmung kann die bereits erlebte Anspannung des Vormittags neutralisieren und neue Zuversicht für den Tag schenken.
4. 500 Milliliter Wasser jede Mittagspause trinken, um eine möglicherweise entstandene Dehydrierung zu reduzieren.

Abends

1. Nicht zu spät zu Abend essen, damit der Körper noch genügend Zeit hat, um das Gegessene zu verdauen. Somit bleibt ihm positive Zeit für die Regeneration während des Schlafs.
2. Gemeinsam mit der Familie ein gesundes Abendessen zubereiten, das zusammen genossen wird.
3. Bereits eine Stunde vor dem Zubettgehen Abstand von

technischen Geräten nehmen, um sich weniger weißem Licht auszusetzen.

4. Fallen doch mal Spätschichten am Rechner an, kann das routinemäßige Tragen einer BlueLightBlocker-Brille die Bildung von Melatonin positiv unterstützen.

5. Eine beruhigende Tasse Tee mit dem oder der Liebsten auf dem Sofa, um die Erlebnisse des Tages mit ihm oder ihr zu teilen. Nach besonders aufregenden Tagen kann der Griff zu Lavendel-, Melissen-, Hopfenblüten-, Kamillen- oder Passionsblumenkraut-Tee extra beruhigend wirken.

6. Meditation oder Entspannungsübungen wie YinYoga, um den angestauten Stress des Tages zu neutralisieren.

7. Tagebuchschreiben, auch Journaling genannt, um die Gedanken und Erlebnisse zu Papier zu bringen und damit im Kopf Platz für die Erlebnisse des kommenden Tages zu schaffen.

Man sagt, neue Gewohnheiten bedürfen 30 Tage des kontinuierlichen Wiederholens, bis diese verinnerlicht werden. Alle Wohlfühlhelfer können die Basis für neue Rituale bilden, langfristig ins Leben integriert werden und zu einem aktiven und gesunden Lebenswandel beitragen. Auch wenn sie keine Garantie bieten, von Krankheiten verschont zu bleiben, tragen sie auf jeden Fall dazu bei, den eigenen Körper und dessen Bedürfnisse besser kennen und verstehen zu lernen.

Also finde deinen eigenen Rhythmus und dann: Keep going!

Tipps für Wissenshungrige

Bücher

- Dave Asprey: *Hirntuning: Die Bulletproof-Methode für höhere geistige Leistungsfähigkeit, besseren Schlaf und mehr Energie.* München 2017
- Dave Asprey: *Die Bulletproof-Diät: Verliere bis zu einem Pfund pro Tag, ohne zu hungern, und erlange deine Energie und Lebensfreude zurück.* München 2018
- Dr. Joe Dispenza: *Schöpfer der Wirklichkeit – Der Mensch und sein Gehirn – Wunderwerk der Evolution.* Burgrain 2010
- Masaru Emoto: *The Hidden Messages in Water.* Hillsboro 2005
- Wim Hof: *Nie wieder krank: Gesund, stark und leistungsfähig durch die Kraft der Kälte.* München 2018
- Vishen Lakhiani: *The Code of the Extraordinary Mind: 10 Unconventional Laws to Redefine Your Life and Succeed On Your Own Terms.* New York 2016
- Jimmy Moore und Dr. Jason Fung: *The Complete Guide to Fasting: Heal Your Body Through Intermittent, Alternate-Day, and Extended Fasting.* Las Vegas 2016

Internet

- HIIT – »The Body Coach TV« auf YouTube
- Freeletics – https://www.freeletics.com
- Florian Sauer – https://www.nakurapie.de
- Mehr über die Wirkung von Meditation – https://meditierenlernen.org/meditieren/

Quellen

- Gaelle Desbordes et al.: *Effects of mindful-attention and compassion meditation training on amygdala response to emotional stimuli in an ordinary, non-meditative state,* in: *Frontiers in Human Neuroscience* 6:1–15, 1. Nov. 2012

- Sara W. Lazar et al.: *Meditation experience is associated with increased cortical thickness*, in: *Neuroreport* 16 (17): 1893–1897, 28. Nov. 2005
- Marc und Mary Stevens: *LONI – Laboratory of Neuro Imaging*, in: USC University of California; http://www.loni.usc.edu [22.05.2020]
- Francoise Wilhelmi de Toledo et al.: *Safety, health improvement and well-being during a 4 to 21-day fasting period in an observational study including 1422 subjects*, in: *PLoS ONE*, 2. Jan. 2019

Zum Ende ein Anfang

Wie ich mich niemals satt essen kann am Leben: Mein persönlicher Weg

Wenn ich loslasse, was ich bin,
werde ich, was ich sein könnte.
Wenn ich loslasse, was ich habe,
bekomme ich, was ich brauche.

Lao-Tse

Heute, um viele Selbsterkenntnisse reicher, würde ich behaupten, meinen persönlichen Lebensstil entwickelt zu haben. Dieser macht es mir möglich, ein gesundes Leben ohne Verzicht zu leben. Was mitnichten bedeutet, dass ich auf nichts verzichte. Das tue ich, und zwar sehr oft und auf sehr viel sogar. Ich vermeide Gluten weitestgehend, mit Ausnahme von gekeimtem Getreide im Hochsommer, esse so gut wie kein tierisches Eiweiß und somit keine Laktose, so gut wie kein Fleisch und nur äußerst selten Fisch. Frische Hühnereier beziehe ich ausnahmslos von genau einem Bauern, und sie landen nur bei Verlangen auf dem Teller. Ich meide Zucker zu 100 Prozent, halte Abstand von raffinierten Ölen, konsumiere keinerlei Fertigprodukte, und auswärts esse ich nur in einer Handvoll ausgewählter Restaurants. Kaffee genieße ich in bester Qualität aus der FrenchPress, meine Wasserfilter- und Vitalisierungsanlage ist auf jeder Reise

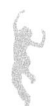

mit dabei, und von Alkohol lasse ich komplett die Finger. Jetzt mag der eine oder andere vielleicht die Hände über dem Kopf zusammenschlagen und in Schnappatmung verfallen. Für mich jedoch ist mein Verzicht mit keinerlei Einbußen verbunden. Tatsächlich verbiete ich mir mittlerweile sogar nichts mehr bewusst von dem oben Genannten. Vielmehr weiß ich, mit tiefster Gewissheit, warum ich gewisse Lebensmittel weglasse. Von dem Moment an, als ich das verinnerlichte, war jede Qual wie weggeblasen. Ich würde heute sogar leichtsinnig behaupten, dass ich alles davon essen würde, wenn ich es wirklich wollte. Ich kann mir bloß nicht mehr vorstellen, warum ich das tun sollte. Niemand würde doch seinen Teller noch leer essen, wenn er bereits nach dem fünften Löffel wüsste, dass die Suppe vergiftet ist, oder?

Natürlich habe ich unzählige Rückfälle durchlebt, die mich jedes Mal Kraft gekostet haben. Denn die Schäden, die in meinem Körper durch den vermeintlichen Genuss entstanden sind, mussten ja wieder bereinigt werden. Alkohol merkte ich tagelang in meinem Organismus. Nur eine rauschige Nacht ließ mich mehrere Tage unkreativ, mürrisch und energielos werden. Gluten wiederum bremste meinen Geist, ich wurde unflexibel und weniger offen für neue Ideen. Zusätzlich plagten mich Heißhungerattacken, und vom Blähbauch will ich erst gar nicht sprechen. Nach dem Konsum von Milchprodukten, mit Ausnahme von gereiftem Käse, konnte ich nicht mehr geregelt aufs Klo gehen. Der Verzehr von Zucker beschenkte mich mit katerähnlichen Symptomen. So litt ich am Tag nach dem Zuckerrausch an Kopfschmerzen, und natürlich verspürte ich Lust auf mehr Süßes – viel mehr. Diese Liste könnte ich seitenlang weiterführen. Aber ist es nicht vielmehr beeindruckend, wie es dem Körper wieder möglich wird, mit dem Geist zu kommunizieren? Vergiftungen anzuzeigen und einem dabei zu helfen, sich von diesen

Stoffen gänzlich abzuwenden? Ich bin jedenfalls dankbar für diese zweite Chance auf ein Leben im Einklang mit meinen Bedürfnissen.

Nach dem Ausmisten von alten Gewohnheiten hatte ich wieder Platz für Neues. So erweiterte ich meine täglichen Routinen, integrierte neben täglicher Bewegung an der frischen Luft kurze und längere Fastenphasen und verließ die Großstadt für ein Leben näher an der Natur. Mein eigener Alltag ist aufregend genug, dafür benötige ich keine weiteren 3,5 Millionen hektischer Menschen um mich herum. Ich meditiere regelmäßig, wenn auch nicht so oft, wie ich gern möchte. Ich betreibe Kraftsport, sofern es zeitlich möglich ist, und dehne meinen Körper mehrmals die Woche bewusst durch. Eine ausgewogene Nahrungsergänzung gehört für mich ebenso dazu wie eine bewusste Restriktion der Kohlenhydrate und ketogene Phasen in der Winterzeit. Ach ja, und die kalte Morgendusche nicht zu vergessen oder gar das immer mal wieder praktizierte Eisbaden. Ich bin mir sicher, es werden noch viele weitere kleine Routinen in meinem Leben dazukommen, sobald alte und für mich nicht mehr dienliche Angewohnheiten meinen Alltag wieder verlassen. Neues kann erst dann kommen, wenn Altes gegangen ist.

Auch diese Erfahrung kann zu deiner eigenen werden. Ein Leben ohne den ganzen Ballast, der einen langsam vergiftet, setzt ungeahnte Kräfte in einem frei. Von dem berühmten fallenden Vorhang, der die Sicht plötzlich wieder aufklaren lässt, habe ich bereits in einem anderen Kapitel berichtet. Dabei handelt es sich keineswegs um Übertreibung. Wenn der Körper nicht ständig damit beschäftigt ist, unverträgliche Substanzen zu bekämpfen, hat er Kapazitäten für weitaus Wichtigeres frei. Ungeahnte Träume können sich vor dem inneren Auge entfalten, neue Ziele formuliert werden, das innere und äußere Erscheinungsbild sich wandeln – was auch anderen Menschen nicht verborgen bleiben wird. Kurz,

ein Leben außerhalb des Autopiloten. Die neue Offenheit, die dadurch entsteht, wird sich ganz automatisch mit Bewegung, Achtsamkeits- und Persönlichkeitsentwicklung füllen. Wirklich jeder, den ich während dieser Reise begleiten durfte, berichtet von solchen Momenten. Die großen Fragen des Lebens finden zu Antworten und werfen neue Fragen auf. Das Leben kann beginnen, sich zu entfalten.

Zu guter Letzt möchte ich eine abschließende Geschichte aus meinem Leben dazu erzählen. Es ist wohl die für mich bedeutendste von allen: Ich befand mich in meiner routinemäßigen Tiefschlafphase zwischen zwei Filmprojekten, ich glaube, es war ein Tag nach meinem Geburtstag, als ich den Anruf meiner Mutter bekam. Diagnose Krebs, diesmal war die Brust betroffen. In üblicher Manier, als hätten wir so eine Situation schon mehr als einmal durchlebt, arrangierte ich alles mir Mögliche, um meine Mutter nach der bevorstehenden OP zu mir nach Berlin zu holen. Denn die Frage, wie es nun weitergehen sollte, plagte nicht nur sie. Ich konnte meiner Mutter keine Entscheidungen abnehmen, wollte aber auf jeden Fall an ihrer Seite sein. Lösungen lassen sich sehr viel besser finden, wenn jemand dabei behilflich ist, den Menschen die richtigen Fragen zu stellen, die einem hoffentlich die passenden Antworten geben können. So also auch in unserem Fall. Meine Mutter erreichte die Hauptstadt, und der Ärztemarathon startete auf ein Neues. Wie Mutter und Tochter nun mal so sind, blieb es zum Glück nicht dabei, von Arzt zu Arzt zu rennen. Nein, die schönen Seiten im Leben mussten auch noch gelebt werden. Und wie geht das besser als bei ausgelassenen Gesprächen während einer guten Tasse Kaffee? Ohne Zweifel hat Berlin gerade da einiges zu bieten, besonders für so Food Nerds, wie wir es waren. Kein Zucker, da ketogen, keine Laktose, da krebsfördernd, und Bio war ja eh selbstverständlich. Aber zum Glück kannte ich da bereits eine gute Adresse in Kreuzberg. So, und hier

endet das Thema Essen und Krankheit. Denn darum geht es bei dieser Geschichte eigentlich gar nicht mehr, sondern vielmehr darum, wozu mir mein veränderter Lebensstil verholfen hatte. Mitnichten möchte ich ein Loblied auf mich selbst singen. Vielmehr will ich dazu ermutigen, die eigene Komfortzone zu verlassen, in welche Richtung auch immer, das bleibt jedem von uns selbst überlassen.

Ich kann jedenfalls bezeugen, dass ich an Klarheit gewonnen habe und mich auch durch so zehrende Zeiten wie durch die Krankheit meiner Mutter nicht mehr aus der Bahn bringen ließ. Nach den langen Nachwehen meines Burn-outs konnte ich wieder Ziele definieren, mein Fokus war neu ausgerichtet, und das tat gut. Es hatte dann auch unmittelbare Auswirkungen auf mein Leben.

Nach meiner Arbeit am Set hatte es meine Mama und mich mal wieder in die Kreuzberger Markthalle verschlagen, wo ich nachmittags die Leckereien für den nächsten Tag besorgte. Uns stand das Gemüt, wie eigentlich immer, nach einer heißen Schokolade. Auch an diesem Tag war der nette Barista wieder da, der es wie üblich schaffte, uns ein Lächeln ins Gesicht zu zaubern, trotz der harschen Realität, in der wir uns befanden. Ich weiß es noch wie heute, dass etwas anders war als sonst. Plötzlich ging eine besondere Anziehung von dem Mann aus, der mir schon des Öfteren meinen Matcha-Latte zubereitet hatte. Einige weitere Besuche vergingen, das Gefühl blieb. Eines Tages ging ich ein letztes Mal mit meiner Mama in dieses Café. Wir wollten ihre grandiose Entscheidung für die weiterführende Krebsbehandlung gebührend feiern. Nachdem wir unsere Heißgetränke in den Händen hielten, machten wir es uns an unserem Stammplatz gemütlich. Ich weiß noch, dass meine Mutter anfing zu erzählen, aber ich sah nur, wie sich ihre Lippen bewegten. Mein Blick war auf den Tresen gerichtet. Da stand er, allein, kein Kollege, kein Gast, niemand. Unvermittelt stand ich

auf. In dem Moment realisierte auch meine Mutter, dass ich ihr schon lange nicht mehr zuhörte, und schaute mir schweigend nach. Denn ich war schon auf dem Weg an die Bar. Er schaute mich an, erwartete wohl eine Bestellung – und ich stotterte irgendetwas wie: »Bevor ich heute wieder gehe und mich ärgere, dich nicht angesprochen zu haben, wollte ich fragen, ob wir uns mal auf einen Kaffee treffen wollen?« Hochrot, selbst erschrocken von meiner Tat, aber gleichzeitig so klar wissend, was ich wollte. Wir verabredeten uns für den nächsten Tag, und von diesem Zeitpunkt an ist er nicht mehr von meiner Seite gewichen.

Auch meine Mutter hat diese Erfahrung gestärkt, ihren Weg zu gehen, unabhängig davon, was Mediziner, Freunde oder gar ihre Tochter für richtig hielten. Meine Reise begann einst ebenfalls mit der Ernährung und mündete unweigerlich in meiner Persönlichkeitsentwicklung. Ich habe gelernt, mehr als nur einmal meine Komfortzone zu verlassen und auch kurzzeitigen Schmerz für langfristiges Glück in Kauf zu nehmen. Meine jahrelang durchgeführten Rituale haben mich dabei gestärkt und aufgezeigt, was ein resilientes Verhalten so möglich macht. Ich habe Gesundheit, Kreativität und Flexibilität gewonnen und würde nicht davor zurückschrecken, ein weiteres Mal die eigene Komfortzone zu verlassen, wenn es die körperliche und geistige Gesundheit fordert. Wir wissen nicht, was das Leben noch alles für uns bereithält. Wir können jedoch stets selbst entscheiden, was wir dazu beitragen.

Ich wünsche dir eine wundervolle Reise.
Deine Kathy

Wir sind, was wir immer wieder tun.
Herausragend zu sein ist also kein Akt, sondern
eine Angewohnheit.

Aristoteles

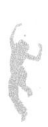

Danksagung

Was für eine Reise dieses Buch für mich dargestellt hat, kann ich kaum in Worte fassen. Eins ist jedoch klar: dass ich dies niemals geschafft hätte ohne die ganze Unterstützung und Liebe, die ich erfahren durfte, während dieses Buch entstand. Daher möchte ich die nächsten Zeilen denjenigen widmen, die mich so tatkräftig auf meiner Reise unterstützt haben.

Mein größter Dank gilt Katrin Bauerfeind, die mich aus meinem Dornröschenschlaf am Set geweckt hat. Dank ihrer liebevollen und sehr direkten Art wurde der Samen für dieses Buch gesät. Niemals hätte ich es jedoch geschafft, dies zu Papier zu bringen, wäre meine Agentin Nina Sillem nicht gewesen, die mich stets motivierte und immer an mich und mein Wissen glaubte. Nicht zu vergessen die zwei Personen, ohne die meine Gedanken nie so klar verständlich diese Seiten schmücken würden: Rüdiger Dammann und Angela Kuepper haben mit ihrer Lektoratsarbeit etwas Wundervolles erschaffen, ich danke euch von Herzen für eure Geduld und die wunderbare Zusammenarbeit.

Jedoch wäre ich ohne die unzähligen Ärzte, die ihre Studien für meinen Wissensdurst zur Verfügung gestellt haben, heute nicht da, wo ich bin. Sie sind es, die so vielen von uns ein besseres Leben ohne Krankheit ermöglichen. So haben mich unter anderem Dr. Daniel Amen, Dr. Mercola, Dr. Jason Fung und Dr. Rüdiger Dahlke mit Wissen versorgt und dazu inspiriert, immer weiter und tiefer zu forschen. Auch meinen

Lebenslehrern Sonja Eberhard, Lucie Aujeska und Daniel Aaron, die mich auf eine Reise der Persönlichkeitsentwicklung geschickt haben, die ich niemals für möglich gehalten hätte, möchte ich an dieser Stelle danken. Ohne euch wäre ich nicht die Kathy, die ich heute bin, erfüllt mit Liebe, Dankbarkeit und Weiblichkeit, wie ich sie mir nie hätte träumen lassen.

Zu guter Letzt möchte ich meiner Familie danken. Meiner Mama, die mir so oft Lehrerin und Gelehrte war wie kein anderer Mensch in meinem Umfeld, und Robert, meinem Mann, der schon weit vor mir wusste, was in mir steckt, und mit seiner Liebe und Unterstützung jeden Tag zu einem besonderen auf dieser Erde werden lässt.

Gesegnet von so viel Unterstützung und Liebe freue ich mich auf alle zukünftigen gemeinsamen Erlebnisse und Projekte mit euch. Ich danke euch von Herzen.

Anhang

Meine Checkliste

für eine erfolgreiche Entwöhnungsphase

- ☐ Ich habe mich gedanklich auf die Entwöhnungsphase eingestellt!
- ☐ Mein »Warum« ist mir bewusst und hängt gut sichtbar in meiner Küche.
- ☐ Ich habe unter Berücksichtigung meiner Termine das geeignete Startdatum festgelegt.
- ☐ Ich habe das Buch fertig gelesen und kenne alle Schritte, welche auf mich zukommen.
- ☐ Ich habe mir einen detaillierten Überblick verschafft, was ich essen darf.
- ☐ Ich habe Rezepte und Inspirationen gesammelt.
- ☐ Vorratsschrank und Kühlschrank sind entrümpelt.
- ☐ Ich habe mir einen Wochenplan erstellt, der in meinen Alltag integrierbar ist.
- ☐ Der Kühlschrank ist mit Vorräten gefüllt.
- ☐ Für etwaig aufkommende Heißhungerattacken habe ich vorgesorgt.
- ☐ Familie, Freunde & Kollegen sind über meine geplante Ernährungsumstellung informiert.
- ☐ Ich habe mir ein Ernährungstagebuch besorgt.
- ☐ Ich bin voller Vorfreude, bereit!

Lebensmittelliste

für die Entwöhnungszeit

Grundnahrungsmittel

Gemüse:
Artischocke, Avocado, Blumenkohl, Brokkoli, Erbsen, Fenchel, Frühlingszwiebeln, Grüne Bohnen, Grünkohl, Gurke, Knoblauch, Kohl, Kohlrabi, Okra, Oliven, Pak Choi, Paprika, Pilze, Portulak, Radieschen, Rosenkohl, Salat, Sauerkraut, Spargel, Spinat, Sprossen, Stangensellerie, Tomaten, Zucchini, Zwiebel, Knollensellerie, Kürbis (Spaghetti-Kürbis, Hokkaido, Butternut), Möhren, Rote Beete, Pastinake, Kartoffeln, Süßkartoffeln, Maronen (Esskastanien) Kochbananen

Obst:
Avocado, Himbeeren, Blaubeeren, Erdbeeren, Stachelbeeren, Johannisbeeren, Grapefruit, Limette, Zitrone, grüne Äpfel, Bananen (als Süßungsmittel)

Proteinquelle:
Fleisch aus Weidehaltung, Fisch aus Wildfang, heimischer Fisch, Freiland- Eier, Knochenbrühe, Hühnerbrühe, Räucherlachs, Räucherfisch, Räucherfleisch, Speck, Schinken, Tempeh (Soja, Lupine), Tofu, Linsen, Kichererbsen, Bohnen (weiß, rot, schwarz)

Fettquellen:
Butter (Weidehaltung), Ghee (geklärte Butter), Talg, Schmalz, Kokosöl, MCT-Öl, Olivenöl, Kürbiskernöl, Leinöl;

Pseudogetreide als Beilage wie auch Mehl:
Amaranth (gepufft), Reis (Mehl), Quinoa (gepufft), Hirse (Flocken),Polenta, Mais (Mehl), Buchweizen (Mehl), Kastanienmehl (Flocken), Kokosmehl, Kürbiskernmehl, Leinmehl, Mandelmehl, Flohsamenschalen,

Milchalternativen (ungesüßt):
Kokos-, Mandel-, Cashew-, Soja-Joghurt; Mandelmilch, Lupinenmilch, Sojamilch, Reismilch, Kokosmilch, Kokossahne, Sojasahne, Nusskäse, Sahne

Süßungsmittel:
Akazienhonig (neutral), Blütenhonig (herb), trocken Obst (Dattel, Aprikosen, etc),

Nüsse & Saaten:
Frische Kokosnuss, Macadamia, Cashew-Nuss, Mandeln, Paranüsse, Pecan, Walnüsse, Haselnuss, Kürbiskerne, Sonnenblumenkerne, Leinsamen, Hanfsamen, Sesam,

Knabberkram:
100% Schokolade (Naturata und Vivani), Studentenfutter, Nuss-Mix, geröstete Nüsse, Oliven, Gemüsechips, Kohlchips, Paleo Müsliriegel, Apfelringe, BananenChips, Kakaonibs, Kakaobohnen, Beef Jerky Salziges Popcorn,

Gewürze & Kräuter:
Salz, Pfeffer, Chili, Ingwer, Jalapenos, Kurkuma, Knoblauch, Bärlauch, Basilikum, Koriander, Kresse, Minze, Oregano, Petersilie, Rosmarin, Schnittlauch, Thymian, Zitronen-

melisse, Apfelessig, Vanille, Zimt, Gewürzmischungen (Zuckerfrei)

Getränke:
Rohkakao, Chai-Tea, Matcha-Tea, Lupinen-Kaffee

Convenience Food
Auf Zutatenliste achten bezüglich Zuckerzusatz!

Saucen & Eingemachtes:
Ajvar, Tomatensaucen, veganes rotes und grünes Pesto, Hülsenfrüchte fertig gegart aus dem Glas, Gewürzgurken, Oliven, eingelegte Peperoni, Apfelmus

Nudelalternativen:
Reisnudeln, Linsennudel, Soba-Nudeln (Buchweizen), Mungobohnennudeln (Explore) Linsen-Lasagne Platten (Explore), etc.

Brotaufstrich:
veganes rotes und grünes Pesto, vegane Aufstriche (ohne Zucker), Nussmus, Hummus, Butter, Ajvar, Olivencreme, Senf, Auberginencreme, Tahini (Sesampaste)

Wenn es mal schnell gehen muss:
Falafel-Mix, glutenfreies Brot (Biobäcker), Reispapier, LowCarb Pizzaboden (Lizza),glutenfreie Brotbackmischung (eatPerformance), glutenfreier Müsli-Mix

Restaurants:
Thailändisch, Japanisch (Sushi), Rohkost, Vietnamesisch, Fischlokal, Steakhouse, Spanische Tapas, Indisch

Kathy's Lieblingsrezepte

Cashew-Bananen-Protein-Shake

• vegetarisch • glutenfrei • LowCarb • sojafrei •

250 ml Mandel- oder Kokosmilch
1 Banane
50 g Cashewkerne
20 g Hanfsamen
1 TL Honig (optional)
etwas Zitronenabrieb (Bio-Zitrone)
¼ TL gemahlene Vanille

Die Milch gut schütteln. Alle Zutaten in den Mixer geben und 2 Minuten cremig mixen.
Ein Shake liefert 15 g Protein.

LowCarb-„Kartoffelsalat"

• vegetarisch • glutenfrei • LowCarb • Keto • sojafrei • nussfrei •

1 frischer Kohlrabi (ca. 500 g)
3 Eier
1 EL saure Sahne
2 EL Olivenöl
1 EL Senf (Menge nach Geschmack)
1 TL Gemüsebrühe (Pulver)
2 EL Gewürzgurkenwasser
½ TL Salz oder nach Belieben
½ TL Currypulver

100 g eingelegte Gurken
Schnittlauch

Kohlrabi schälen und in daumengroße Stücke schneiden. In einen Topf mit etwas Wasser und einer Prise Salz geben und bei geschlossenem Deckel etwa 15–20 Minuten dämpfen, bis er gar ist. Das überschüssige Wasser abgießen und den Kohlrabi auskühlen lassen.

Die Eier hart kochen, abschrecken und pellen. Das Eigelb zusammen mit saurer Sahne, Öl, Senf, Gemüsebrühe, Gurkenwasser, Salz und Currypulver in eine Schüssel geben und vermengen, bis eine cremige Sauce entsteht. Eiweiß und Gewürzgurken in kleine Stücke schneiden und zu dem Kohlrabi geben.

Alle Zutaten bis auf den Schnittlauch vermischen und über Nacht richtig durchziehen lassen. Am nächsten Tag nach Belieben mit etwas Salz und Pfeffer abschmecken und mit dem Schnittlauch garnieren.

Kathy's Geheimrezept:
Glutenfreies LowCarb Brot (vegan)

• vegetarisch • vegan • glutenfrei • LowCarb • Keto • sojafrei •

60 g Kokosöl
150 g Sonnenblumenkerne
50 g Kürbiskerne
80 g Leinmehl
40 g Flohsamenschalen
200 g gemahlene Mandeln
10 g Chia-Samen
6 g Salz
450 ml Wasser (warm)

Den Ofen auf 180 Grad Celsius vorheizen.

Das Kokosöl in warmem (nicht heißem) Wasser auflösen. Die trockenen Zutaten miteinander vermischen. Flüssiges Öl und Wasser mit den trockenen Zutaten vermischen und gut durchkneten. Den Teig in eine mit Backpapier ausgelegte Kastenform drücken. Am besten geht man hier schichtweise vor und drückt den Teig somit in alle Ecken.

Anschließend das Brot für 30 Minuten backen. Nach Ablauf der Zeit das Brot vorsichtig aus der Kastenform nehmen und weitere 30 Minuten bei gleicher Temperatur backen. Sollte sich das Brot noch etwas weich anfühlen, kann die Backzeit um 15 Minuten verlängert werden. Den Laib vollständig auskühlen lassen, bevor er angeschnitten wird – auch wenn er schon verlockend lecker riecht.

Das Brot hält sich eine Woche im Kühlschrank und kann super eingefroren werden.

Tipp: Getoastet oder angeröstet entwickelt das Brot einen besonderen Geschmack und steht einem Vollkornbrot um nichts nach.

Kathy's Geheimrezept: NoTella mit Honig gesüßt

· vegetarisch · glutenfrei · LowCarb · sojafrei ·

150 g Butter (Süßrahm)
100 g Haselnussmus (oder anderes Nussmus)
100 g Honig
4 EL Kakaopulver (Backkakao)
1 Prise Salz
½ TL Vanille
½ TL Zimt

LowCarb-Version:
anstelle von Honig 80 g Xylit oder 100 g Erythrit
2 EL Kokosöl

Butter schmelzen und mit den übrigen Zutaten verrühren. Alle Zutaten sollen dieselbe Temperatur haben, um sich optimal zu verbinden.

Für die LowCarb-Version alle Zutaten in einen Topf geben und bei niedriger Temperatur erwärmen, bis das Xylit geschmolzen ist (nicht kochen lassen!). Nach Bedarf nachsüßen.

Wichtig: Nicht zu warm abfüllen, da sich sonst das Fett (besonders Kokosöl) oben absetzt. Während des Abkühlens immer mal wieder umrühren.

Hält sich im Kühlschrank mehrere Wochen.

Kathy's Geheimrezept: Hausgemachte Zartbitterschokolade

• vegetarisch • vegan • glutenfrei • LowCarb • sojafrei •

200 g Kakaobutter
1 EL Kokosöl
150 g Kakaopulver (Backkakao)
1 EL Nuss- oder Mandelmus
20 g Honig
1 Prise Salz
1 Prise Vanille
1 Prise Zimt

Für die Füllung:
Nüsse
Saaten
Trockenobst

Kakaobutter und Kokosöl in einem Wasserbad zum Schmelzen bringen. Vorsicht, dass kein Wasser in die Masse kommt.

Das Kakaopulver durch ein Sieb zu der Kakaobutter geben und mit einem Schneebesen vermengen, bis eine cremige Masse entsteht. Nun das Nussmus deiner Wahl (bei mir am liebsten Mandelmus), Honig und Gewürze untermischen.

In kleine Silikonformen geben oder eine Kuchen- oder Auflaufform mit Frischhaltefolie auslegen und die Schokomasse eingießen. Jetzt können die Tafeln nach Belieben mit Nüssen, Saaten und Trockenobst garniert werden. Im Kühlschrank etwa 2 Stunden kaltstellen. Die fertige Schokolade aus den Förmchen oder der großen Form lösen und in beliebig große Stücke brechen. Et voilà – die hausgemachte Schokolade ist fertig!

Im Kühlschrank hält sich die Schokolade mehrere Wochen.

Kombucha

• vegetarisch • vegan • glutenfrei • LowCarb • Keto •
sojafrei • nussfrei

Grundansatz für Kombucha
1 l Wasser
8 g getrocknete Teeblätter
80–100 g Rohrzucker
1 Kombuchapilz
100–200 ml Ansatzflüssigkeit

Das Wasser aufkochen und (pro Liter) rund 8 g Tee hinzugeben. 15 Minuten ziehen lassen. Am besten sind Schwarz- sowie Grüntee für den Ansatz geeignet.

80–100 g Rohrzucker im fertigen Tee vollständig auflösen und diesen auf Zimmertemperatur abkühlen lassen. Der Zucker stellt die Nahrung für den Pilz da und wird durch den Fermentationsprozess weitestgehend abgebaut. Mit Kokosblütenzucker, Honig oder auch Roh-Rohrzucker läuft dieser Fermentationsprozess nicht optimal ab, und es bleiben zu viel Zucker und Malz im Getränk. Rohrzucker ist hier mein klarer Favorit.

Den Pilz mit der Ansatzflüssigkeit (mindestens 100 ml pro Liter) in ein Gärgefäß gegeben. Es wird ein sauberes, ausreichend großes Glasgefäß benötigt, die Öffnung sollte einen größeren Durchmesser haben, damit sich der Pilz schön entspannt breit machen kann. Den abgekühlten Tee aufgießen.

Das Glas mit einem sauberen Küchentuch abdecken und mit einem Gummiring verschließen. An einen warmen Platz stellen (mindestens 21 Grad) und die nächsten Tage nicht bewegen. Nach drei Wochen ist der Grundansatz fertig. Das Getränk sollte säuerlich riechen und nicht mehr süß schmecken. Ist die gewollte Reifung erreicht, wird der Kombucha (ohne Pilz) in saubere Flaschen abgefüllt.

Mindestens 10 Prozent des fertigen Getränks dienen zusammen mit dem Kombuchapilz als Ansatzflüssigkeit für die nächste Kultur. (Mehr schadet nicht, sondern beschleunigt die Gärung. 15–20 Prozent Ansatzflüssigkeit sind ideal.)

Wichtig: Bei jedem Neuansatz sollte der Pilz herausgenommen werden und unter fließendem kaltem Wasser gesäubert werden. Dabei die untersten, dunkel verfärbten Schichten entfernen. Der Pilz ist nun wieder einsatzfähig für den nächsten Ansatz.

Kathy's Geheimtipp:
Apfel-Ingwer Kombucha

1 l Kombucha
1 Apfel
10 cm Ingwer

Vielen ist reiner Kombucha zu sauer, daher kann dieser einem zweiten Reifungsprozess unterzogen werden, bei dem der säuerliche Geschmack durch eine Fruchtnote ersetzt wird.

In den fertigen Kombucha pro Liter einen aufgeschnittenen Apfel und etwas Ingwer gegeben. Für eine weitere Woche im Kühlschrank fertig reifen lassen. Nun schmeckt der Kombuccha nicht mehr sauer, sondern schön fruchtig.

Alternativ können anstelle von Apfel und Ingwer auch frische Beeren im zweiten Ansatz verwendet werden. Hierbei sind der Kreativität keine Grenzen gesetzt.

Kathy's Geheimrezept:
Schokopudding

• vegetarisch • vegan • glutenfrei • sojafrei • nussfrei •

1 reife Avocado
½ Banane
30 g Kakaopulver (Backkakao)
60 ml ungesüßte Pflanzenmilch
½ TL Vanille
1 Prise Salz
1–3 Datteln nach Belieben
Lebkuchengewürz oder Zimt nach Belieben
Mandelmus nach Belieben

Für das Topping:
frische Beeren
Zimt
Nüsse

Für alle, die es zu Beginn noch etwas süßer brauchen, die Datteln für eine Stunde in heißem Wasser einweichen. Nach der Einweichzeit das Wasser abgießen.

Die Avocado halbieren, den Kern entfernen und das Fruchtfleisch mithilfe eines Löffels aus der Schale lösen. Die Banane schälen und zusammen mit den restlichen Zutaten in einem Mixer oder mit dem Pürierstab zu einer geschmeidigen Creme verarbeiten.

In ein Glas füllen und mit einem Topping nach Belieben anrichten.

Kathy's Geheimtipp:
Heiße Schokolade mit MCT-Öl

• vegetarisch • glutenfrei • LowCarb • Keto • sojafrei • nussfrei •

300 ml heißes Wasser
1–2 TL Kakaopulver (Backkakao)
1 EL MCT-Öl
20 g Butter (Süßrahm)
1 Prise Vanille
1 Prise Zimt

Alle Zutaten im Mixer 30 Sekunden auf höchster Stufe mixen.

FettKaffee

• vegetarisch • glutenfrei • LowCarb • Keto • sojafrei • nussfrei •

300 ml Kaffee aufbrühen
20 g Butter oder Ghee
1 EL MCT-ÖL
1 Prise Vanille oder Zimt nach Belieben

Alle Zutaten im Mixer 30 Sekunden auf höchster Stufe mixen.

Leberwickel

Für die Durchführung eines Leberwickels sollten Ruhe und Zeit eingeplant werden, sowie:

2 TL Schafgarbenkraut
1/2 Liter Wasser
1 Wärmflasche
1 Handtuch
1 großes Tuch zum Umwickeln

Anleitung:
2 TL getrocknetes Schafgarbenkraut mit einem halben Liter kochendem Wasser übergießen und 5 Minuten ziehen lassen. Währenddessen eine Wärmflasche mit nicht zu heißem Wasser füllen. Den Aufguss abseihen, davon eine Tasse Tee abgießen und in den verbleibenden Sud ein trockenes Handtuch tränken. Gut ausdrücken und direkt auf der Haut über dem rechten Rippenbogen platzieren. Wärmflasche darüberlegen und mit einem Tuch fest um den Körper wickeln.
   Nun sollte an einem gemütlichen Ort, für etwa 30 Minu-

ten im Liegen geruht und währenddessen die Tasse Schafgarbentee in kleinen Schlucken getrunken werden. Wenn der Wickel direkt vor dem Schlafengehen angelegt wird, kann auf den Tee auch verzichtet werden.

In der traditionellen Chinesischen Medizin (TCM) ist laut Organuhr die beste Zeit für die Entgiftung der Leber von ein bis drei Uhr nachts. Gleich im Anschluss daran folgt die aktive Zeit für den Dickdarm, der die gelösten Schadstoffe direkt über die Morgentoilette ausscheidet.

Ballaststoff-Shake

1 Teelöffel fein gemahlenes Flohsamenschalenpulver
1 Teelöffel Heilerde (Zeolith-Bentonit-Mischung)
500 ml lauwarmes Wasser

Die Schleimstoffe aus den Flohsamenschalen quellen im Darm auf, wodurch sich das Volumen des Stuhls vergrößert und die Darmtätigkeit angeregt wird. In Kombination mit der abführenden Wirkung des in den Samen enthaltenen Öls wirken Flohsamen auf natürliche Weise gegen Verstopfung und reinigen den Darm. Vorhandene Schadstoffe werden von der Heilerde gebunden und über den vermehrten Stuhl mit ausgeschieden. Wichtig: 30 Minuten nach dem Shake noch einmal 300 ml Wasser trinken, da bei einer zu geringen Wasserzugabe zusätzlich Wasser aus dem Körper entzogen wird und es dadurch eher zu Verstopfung führen kann, welche den Entgiftungsprozess wiederum hemmt.

Ernährungstagebuch

_____

_____

_____

_____

_____

_____

_____

_____

_____

_____

_____

_____

_____

_____

309